ANTJE THIEL

IN GUTEN WIE IN SCHLECHTEN WERTEN

Was das Leben mit Diabetes für Paare & Familien bedeutet

Ein Mutmach-Buch in Zusammenarbeit mit
Dr. Jens Kröger und Prof. Bernhard Kulzer

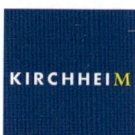

Impressum

Bibliografische Information der Deutschen Bibliothek

Die Deutsche Bibliothek verzeichnet diese Publikation in der Deutschen Nationalbibliografie; detaillierte bibliografische Daten sind im Internet über <http://dnb.ddb.de> abrufbar.
ISBN 978-3-87409-673-7

Disclaimer

Die Hintergrundinformationen in diesem Buch wurden mit größter Sorgfalt und nach bestem Wissen recherchiert. Dennoch können sie niemals eine ärztliche oder psychotherapeutische Diagnose, geschweige denn eine fachkundige Beratung oder Behandlung ersetzen. Medizin und Wissenschaft entwickeln sich ständig weiter. Jegliche Anpassungen an der eigenen Diabetestherapie sollten daher immer mit dem behandelnden Diabetesteam abgesprochen werden.

Bitte denken Sie daran, dass insbesondere Informationen im Internet nicht statisch sind, Internetadressen sich manchmal verändern und Beiträge gelegentlich gelöscht werden. Die in diesem Buch genannten Quellen wurden zuletzt im Frühjahr 2018 geprüft.

Bildnachweis

www.markopriske.de: S. 10-119, 125-126, 146, 156-157 // Fotolia: S. 131, 135, 139, 143, 144, 147, 150, 153 // Frank Schuppelius: S. 134

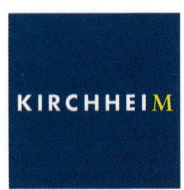

1. Auflage 2018
Alle Rechte vorbehalten
© Verlag Kirchheim + Co GmbH
Kaiserstraße 41, 55116 Mainz
www.kirchheim-shop.de
Printed in Germany

WARUM DIESES BUCH?

Liebe Leserin und lieber Leser,

erstaunlicherweise beschäftigt sich die Wissenschaft erst seit wenigen Jahren damit, wie es sich für die Angehörigen anfühlt, wenn jemand in der Familie auf einmal Diabetes hat und was es bedeutet, diese Erkrankung im Alltag gemeinsam zu bewältigen. Die 2012 veröffentlichte DAWN2-Studie (siehe Seite 110) war die erste große Untersuchung zu diesem Thema. Sie hat gezeigt, dass Angehörige von Menschen mit Diabetes ähnlich große Ängste in Bezug auf die Erkrankung haben wie die Betroffenen selbst: Sie sorgen sich um Unterzuckerungen und Folgeerkrankungen. Sie sind stärker als die Gesamtbevölkerung gefährdet, an Depressionen zu erkranken. Und sie wünschen sich mehr Informationen, Aufklärung und Schulung zum Umgang mit Diabetes.

Um die Sorgen und Nöte der Angehörigen von Menschen mit Diabetes ging es deshalb auch in der Titelgeschichte für das Magazin „Focus Diabetes", die ich im Frühjahr 2015 schreiben durfte. Als ich mich an die Recherche machte, ging ich noch ganz unbedarft davon aus, dass es längst unzählige Ratgebertitel für Lebenspartnerinnen und -partner sowie Familienmitglieder von Menschen mit Diabetes geben muss.

Bücher, in denen Angehörige nach dem ersten Schock der Diagnose nachlesen können, wie der Diabetes vielleicht auch ihren Alltag verändern wird. In denen erklärt wird, warum die Diagnose Diabetes möglicherweise die Beziehungen der Familienmitglieder untereinander beeinflussen wird – und wie man mit diesen Veränderungen umgehen kann. Mit vielen Fallbeispielen und Tipps, wie Angehörige ihre eigenen Ängste und Sorgen bewältigen können, die sie aufgrund des Diabetes belasten. Bücher, die Trost spenden und Mut machen: „Du bist nicht allein mit deinem Problem, es gibt noch viele andere Familien und Paare, die mit Diabetes leben – das Leben geht weiter!"

Dennoch fand ich bei meinen Recherchen nicht einen einzigen deutschsprachigen Titel, der diese Erwartungen auch nur halbwegs erfüllt hätte. Es gibt zwar unzählige Bücher mit Fachinformationen über Typ-1- und Typ-2-Diabetes. Und diese Ratgeber sind fraglos unverzichtbar, wenn man sich mit seiner eigenen Erkrankung oder der eines Familienmitglieds auseinandersetzen muss. Doch wie sich das Leben mit Diabetes für Lebenspartnerinnen und -partner sowie Angehörige anfühlt, spielt in diesen Büchern nur eine untergeordnete Rolle.

Dieser Mangel war für mich nur schwer nachvollziehbar. Denn viele Lebenspartnerinnen und -partner sowie Angehörige fühlen sich mit ihren Ängsten und Sorgen alleingelassen. Manchmal fällt es ihnen schwer, in Sachen Diabetes eine gesunde Balance zwischen Anteilnahme und Bevormundung zu finden. Sie haben Angst vor Komplikationen und Folgeerkrankungen bei ihren Liebsten. Und doch scheuen sie sich oft, ihre eigenen Emotionen zur Sprache zu bringen, weil sie ja „nur" indirekt betroffen sind.

In diesem Buch kommen deshalb nun die Lebenspartnerinnen und -partner sowie Angehörigen von Menschen mit Diabetes zu Wort. Über viele Monate hinweg habe ich in ganz Deutschland Familien und Paare besucht, in denen mindestens ein Familienmitglied Typ-1- oder Typ-2-Diabetes hat. Sie haben mir erzählt, wie schwankende Blutzuckerwerte auf einmal ihre Beziehungen prägen. Worüber es Streit gibt und welche Herausforderungen sich im Umgang mit dem Diabetes auftun. Aber auch, wie der Umgang mit der Erkrankung sie zum Teil näher zusammengeführt und gestärkt hat.

Die Porträts, die daraus entstanden sind, sind keine konstruierten Fallbeispiele aus dem Lehrbuch, sondern beschreiben echte Menschen in ihrem ganz normalen Alltag. Sie zeigen einige der unzähligen Facetten, die das Leben mit Diabetes für die Betroffenen und ihre Angehörigen haben kann. Nicht immer repräsentativ, aber ehrlich und authentisch – auch wenn einige der Porträtierten sich im Buch nicht mit vollem Namen oder mit ihrem Gesicht zu erkennen geben möchten.

Ich freue mich, dass ich mit dem Diabetologen Dr. Jens Kröger und dem Psychologen und Psychotherapeuten Prof. Bernhard Kulzer zwei renommierte Experten für dieses Buch begeistern konnte. Beide engagieren sich seit geraumer Zeit sehr für die Belange von Menschen mit Diabetes und ihren Familien. So setzt sich Dr. Kröger als Vorstandsvorsitzender der Deutschen Diabetes-Hilfe unter anderem für die Einbeziehung der Betroffenen in Entscheidungsprozesse ein. Prof. Kulzer wiederum hat als Studienleiter der DAWN2-Studie in Deutschland ganz maßgeblich dazu beigetragen, dass den Angehörigen von Menschen mit Diabetes endlich mehr Gehör geschenkt wird.

Die Expertenkommentare zu den einzelnen Porträts in diesem Buch sollen dabei helfen, die persönlichen Schicksale in den größeren Zusammenhang einzuordnen. Die beiden Experten erläutern Hintergründe und ergänzen die individuellen Geschichten um typische Beobachtungen aus ihrer täglichen Arbeit, in der sie immer wieder neuen Menschen mit Diabetes und deren Angehörigen begegnen.

Es ist mein Wunsch und meine Hoffnung, dass Sie sich vielleicht in dem einen oder anderen Porträt wiederfinden können. Dass die Geschichten anderer betroffener Angehöriger Ihnen Trost spenden, Sie zum Nachdenken anregen und Ihnen Ideen für den eigenen Weg geben, auf den Sie sich als Familie oder Paar mit der Diagnose Diabetes wohl oder übel begeben müssen.

Ich weiß übrigens ziemlich genau, wovon ich bei diesem Weg spreche: Seit 2010 habe ich selbst Typ-1-Diabetes, eine Zufallsdiagnose beim Blutspenden im Alter von 40 Jahren. Der Moment, in dem ich die alles verändernde Nachricht erhielt, hat sich tief in mein Gedächtnis eingebrannt. Es waren mein Ehemann Christoph, meine Familie und mein Freundeskreis, die mich auffingen und davor bewahrten, nach der Diagnose in ein tiefes Loch zu fallen.

Christoph, mit dem ich damals erst seit einem Jahr zusammen und noch nicht verheiratet war, reagierte großartig: „Wir schaffen das, meine Kleine!", sagte er ganz einfach und ließ sich im ersten Moment nicht anmerken, wie viele Gedanken ihm selbst durch den Kopf jagten. Meine Eltern und Geschwister trösteten mich, studierten Kohlenhydrat-Tabellen und Rezeptbücher. Mein pubertierender Sohn war auf einmal merkwürdig zahm, wollte aber auch alles über das erbliche Risiko für Typ-1-Diabetes wissen. Freundinnen klopften an und erkundigten sich, ob ich denn weiterhin alles essen darf, was mir schmeckt. Auf Facebook und im wahren Leben traf ich ein wenig später in verschiedenen Gruppen auf andere Menschen mit Diabetes, die seither meinen Horizont erweitern und mein Leben bereichern.

In der Diabetes-Community werden die Angehörigen und das Umfeld von Menschen mit Diabetes mittlerweile häufig als „Typ-F-Diabetiker" bezeichnet. Das F steht dabei für Familie und Freunde. Diese Wortschöpfung ist wohl der beste Beleg dafür, dass man Diabetes niemals allein hat. Familie, Lebenspartnerinnen und -partner sowie das nahe Umfeld sind immer mit dabei – in guten wie in schlechten Werten.

Antje Thiel im April 2018

INHALTSVERZEICHNIS

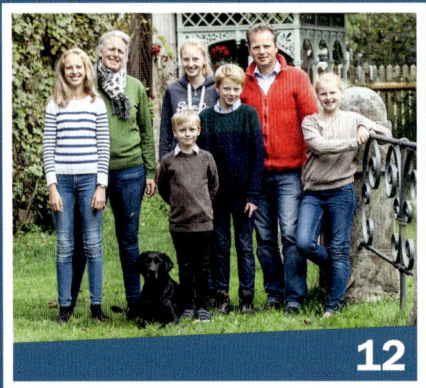

12

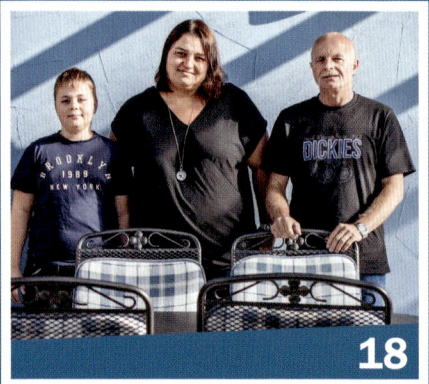

18

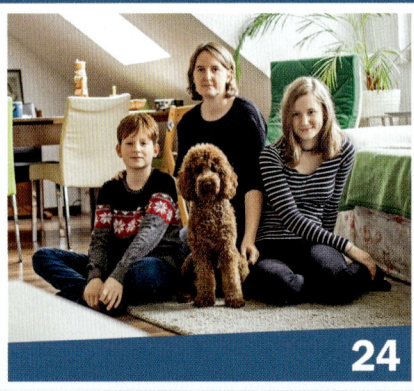

24

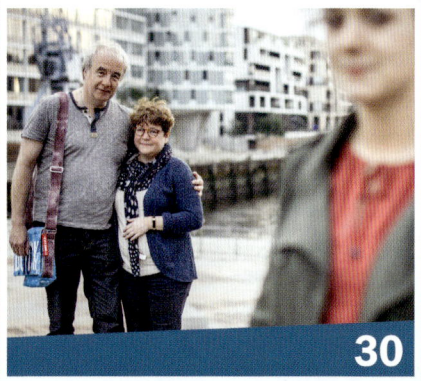

30

WIE KÖNNEN WIR DAS GEMEINSAM MEISTERN?

Wenn der Diabetes in Familienleben und Partnerschaft dazwischenfunkt

Wenn ein Familienmitglied die Diagnose Diabetes erhält, dann tritt eine chronische Erkrankung in sein Leben, die es für den Rest seines Lebens begleiten wird. Bei einem autoimmun bedingten Typ-1-Diabetes gilt es von Anfang an, die Blutzuckerwerte engmaschig zu kontrollieren und das fehlende körpereigene Insulin mit einem Insulinpen (ICT) oder einer Insulinpumpe (CSII) zuzuführen. Lautet die Diagnose Typ-2-Diabetes, reichen meist zunächst Gewichtsabnahme und mehr Bewegung, möglicherweise in Kombination mit Medikamenten, um den Stoffwechsel in Schach zu halten. Später kann auch bei Typ-2-Diabetes Insulin erforderlich werden.

Ob Kind oder Erwachsener, Typ-1- oder Typ-2-Diabetes – die Erkrankung bringt zwangsläufig Veränderungen im Alltag mit sich, die auch das Familienleben und die Partnerschaft beeinflussen. Auf einmal ist da einer, der Kohlenhydrate zählen, Insulineinheiten berechnen und seine Sportschuhe schnüren soll. Der sich vielleicht körperlich nicht mehr so fit fühlt und manchmal etwas mehr Unterstützung braucht als zuvor.

Die folgenden Porträts erzählen die Geschichten von vier Familien, die in ganz unterschiedlichen Lebensphasen mit dem Diabetes konfrontiert wurden und entsprechend unterschiedlich mit der Herausforderung umgehen.

DER DIABETES HAT DIE GESCHWISTER NOCH ENGER ZUSAMMENGESCHWEISST

**„Was wir nicht ändern können, das integrieren wir in unser Leben."
Mit dieser Maxime gingen Viktoria und Hans Ludwig K. an die neue
Herausforderung heran, als bei ihrem Jüngsten Typ-1-Diabetes festgestellt wurde. Ihre Kinder lernten auf diese Weise, dass man auch
einschneidende Veränderungen gemeinsam bewältigen kann.**

Ein Kleinkind mit hochrotem Kopf und unstillbarem Durst ist für alle Eltern ein Zeichen, dass etwas nicht stimmt, auch wenn nicht jeder die Symptome mit Typ-1-Diabetes verbindet. Doch Viktoria K. ahnte schon, welche Diagnose ihr bevorstand, als sie mit dem damals zweijährigen Gustav ins Krankenhaus eilte. „Ich hatte als Jugendliche einmal einen spannenden Wissenschaftskrimi gelesen, in dem es um die Entdeckung des Insulins ging. Daran musste ich denken, als ich versuchte, Gustavs Symptome einzuordnen."
Dennoch warf die Gewissheit die resolute Geschäftsfrau erst einmal aus der Bahn: „Nach der Diagnose habe ich einen halben Tag lang nur geheult." Der Diabetes veränderte nicht nur den Alltag ihres kleinen Sohns, sondern warf auch die Lebensplanung seiner Eltern über den Haufen: „Wir wollten nach

unserem fünften Kind keinen weiteren Nachwuchs und hatten uns darauf gefreut, als Paar bald wieder mehr Zeit miteinander zu haben", erinnert sich Viktoria. „Als mir klar wurde, dass wir durch den Diabetes noch für eine lange Zeit stark eingebunden sind, musste ich schon ordentlich schlucken."
Doch Viktoria besann sich auf die pragmatische Maxime, mit der sie auch anderen Herausforderungen des Lebens begegnet: „Wenn mich etwas stört, das ich ändern kann, dann ändere ich es. Und was ich nicht ändern kann, das integriere ich." Noch während ihr Kind in der Klinik am Insulintropf hing, sprach sie mit Freunden über die Diagnose und recherchierte im Internet. Sie ließ gegenüber den Ärzten im Krankenhaus nicht locker, bis Gustav mit Insulinpumpe und CGM-System ausgestattet war.

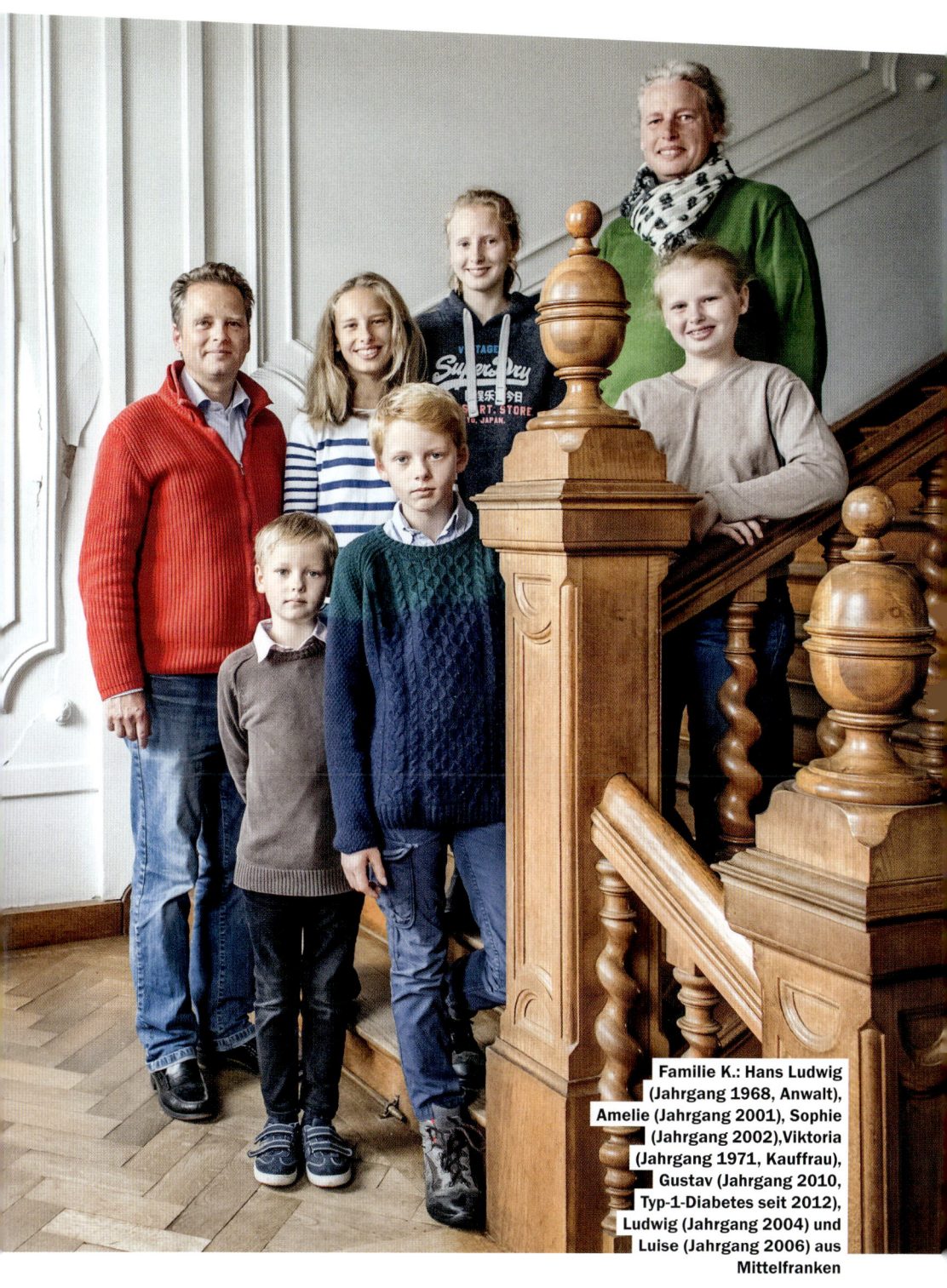

Familie K.: Hans Ludwig (Jahrgang 1968, Anwalt), Amelie (Jahrgang 2001), Sophie (Jahrgang 2002), Viktoria (Jahrgang 1971, Kauffrau), Gustav (Jahrgang 2010, Typ-1-Diabetes seit 2012), Ludwig (Jahrgang 2004) und Luise (Jahrgang 2006) aus Mittelfranken

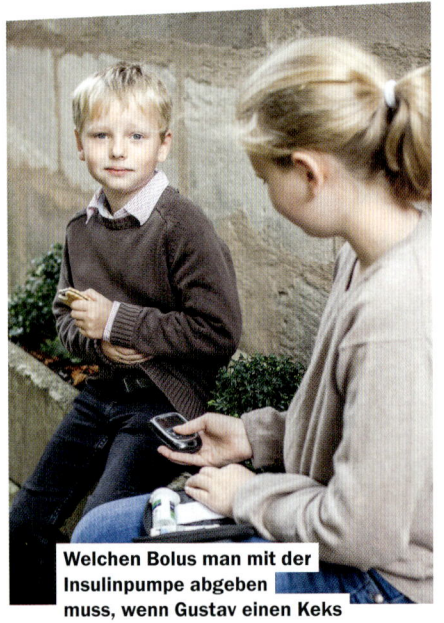

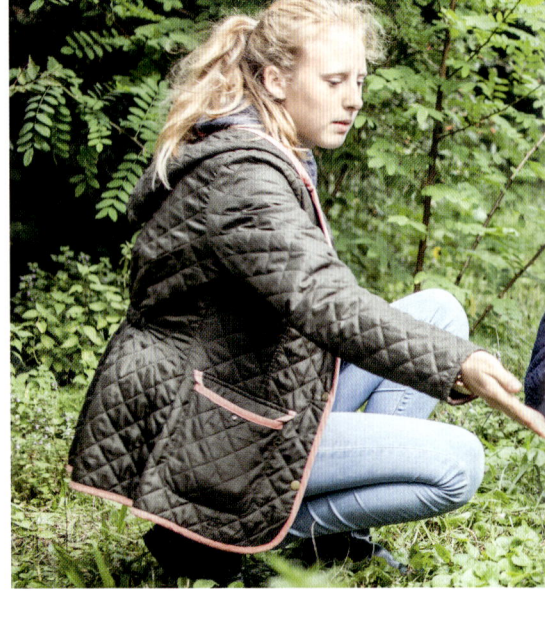

Welchen Bolus man mit der Insulinpumpe abgeben muss, wenn Gustav einen Keks naschen möchte, wissen auch seine älteren Geschwister.

Den Kontakt zu anderen Eltern von Kindern mit Typ-1-Diabetes hingegen mied Viktoria: „Bei vielen von ihnen spielte der Diabetes eine sehr große und negative Rolle, das wollte ich für mich nicht. Das ist sicherlich eine Typfrage. Mir jedenfalls war dieser Austausch ebenso fremd wie die typischen Windelgespräche unter Müttern." Stattdessen suchte sie nach Wegen, den Diabetes ohne größeres Aufheben in ihren Familienalltag einzubauen.

„Viele denken, mit Diabetes müsse man seine Ernährung komplett umstellen. Bei uns war das nicht nötig, denn wir haben schon immer frisch gekocht. Ich hatte mich schon vor Gustavs Diagnose intensiv mit Ernährung beschäftigt und wusste daher, in welchen Lebensmitteln Kohlenhydrate enthalten sind", erzählt die Mutter. „Unsere Kinder haben beim Essen ganz unterschiedliche Vorlieben.

Der eine mag Erbsen, der andere lieber Möhren ... Deshalb tische ich ohnehin alles in separaten Schüsseln auf. Das erleichtert nebenbei das Berechnen der Kohlenhydrate für Gustav."

Ein wenig Sonderbehandlung genießt das Nesthäkchen beim Essen aber doch. Seine Schwester Luise erzählt: „Bei Tisch bekommt Gustav immer zuerst sein Essen, weil Mami es oft abwiegen muss. Wenn wir anderen richtig Hunger haben und warten müssen, ist das ein bisschen blöd. Aber man gewöhnt sich daran." Auch wenn sie nicht mit ihrem Bruder tauschen möchten, empfinden die Geschwister Gustavs Diabetes als sehr ungerecht. So sagt Ludwig: „Als Mami mit ihm in der Klinik war und man dort Typ-1-Diabetes festgestellt hatte, waren wir alle ein bisschen traurig, dass es gerade den Kleinsten von uns getroffen hat."

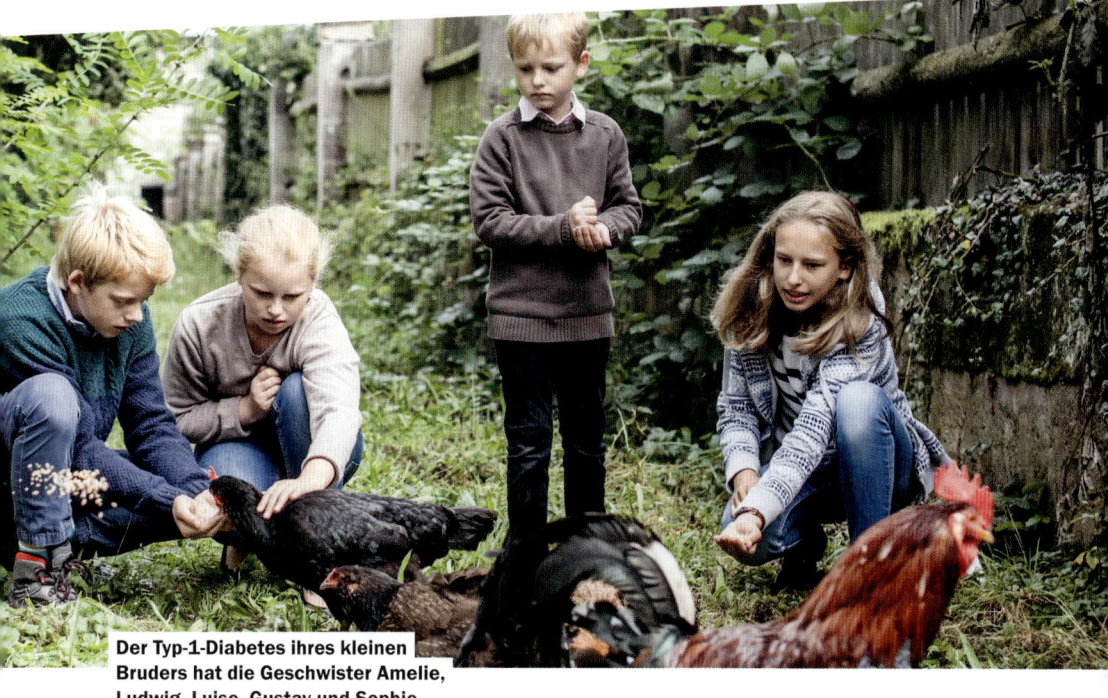

Der Typ-1-Diabetes ihres kleinen Bruders hat die Geschwister Amelie, Ludwig, Luise, Gustav und Sophie enger zusammengeschweißt.

Auch der kleine Gustav hat eine eindeutige Meinung zu seinem Diabetes: „Ich wollte ihn nicht haben. Ich mag es nicht, dass wir das Essen immer abwiegen müssen. Die Nadel nervt, der Gürtel und der Schlauch nerven, besonders beim Fußballspielen." Immerhin kann der Erstklässler sich mittlerweile schon recht gut allein um seinen Diabetes kümmern.

Viktoria berichtet: „Als er noch in den Kindergarten ging, hatte seine Erzieherin eine Schulung besucht, um seine Zuckerwerte managen zu können. Der Grundschullehrerin haben wir nur erklärt, was im Fall einer Hypo zu tun ist." Gustav bringt morgens sein Frühstück in einer Brotdose mit in die Schule. Seine Mutter notiert darauf, wie viele Kohlenhydrate es enthält. „Gustav weiß dann, wie viel Insulin er dafür abgeben muss – und er weiß auch, dass er weniger Insulin braucht, wenn der Zuckerwert niedrig ist", erklärt Viktoria.

Auch Gustavs Geschwister sind gut im Bilde, wenn es um das Berechnen der passenden Insulindosis geht. Ludwig weiß, dass eine Portion Müsli 6 BE enthält und wie viel Bolus man dafür über die Pumpe abgeben muss. „Das ist ja auch wichtig, wenn Mami einmal nicht da ist", betont der 13-Jährige. Ludwig springt auch ein, wenn seine Eltern sonntags einen Fernsehabend genießen wollen. „Gustav schläft im Moment noch bei Mami und Papi im Schlafzimmer, weil sie sonst den Alarm des CGM nicht hören würden. Wenn sie sonntags Tatort schauen möchten, schlafe ich bei ihm und passe auf ihn auf, bis unsere Eltern ins Bett gehen. Wenn der Alarm geht, weil der Zuckerwert zu niedrig ist, wecke ich Gustav und gebe ihm Traubenzucker."

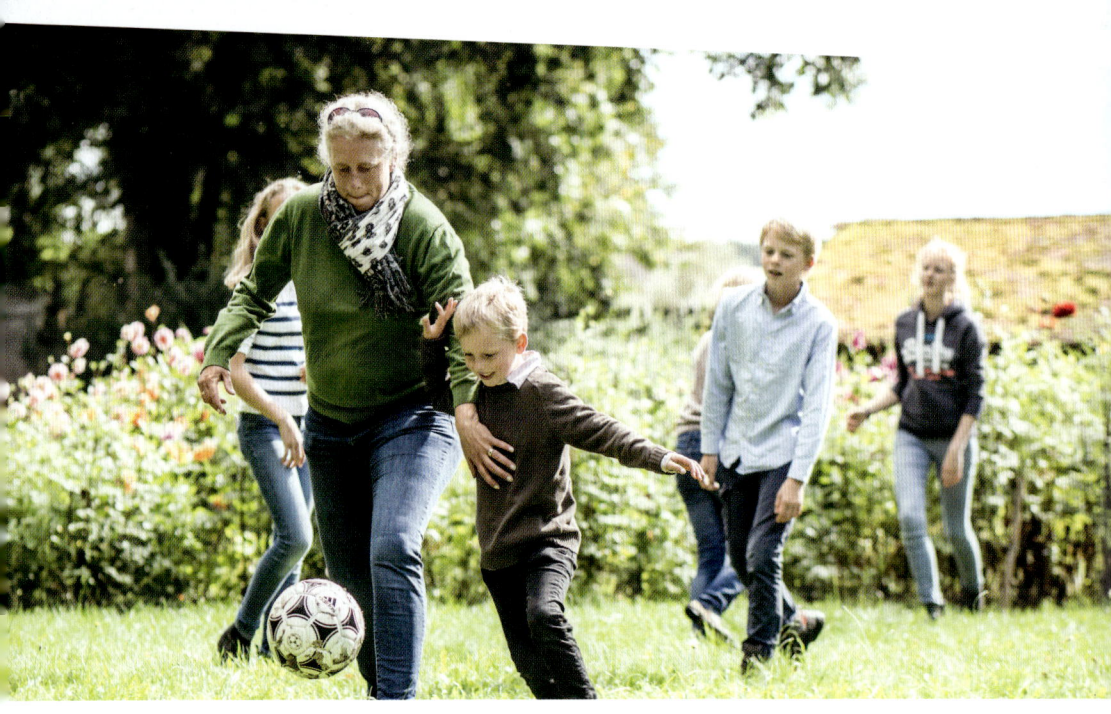

Auch Gustavs Schwestern springen ohne zu murren ein. Amelie erzählt: „Wenn Mami mal nicht da ist und Gustav etwas essen möchte, dann berechnen wir selbst, wie viel Insulin wir spritzen müssen. Das ist ja ein einfacher Dreisatz." Viktoria weiß diese Unterstützung zu schätzen: „Ich hatte noch nie Sorge, dass es Probleme geben könnte, wenn ich gelegentlich zu einem Termin fahren muss. Meine großen Kinder kriegen das prima hin."

Die Geschwister sind im Umgang mit dem Diabetes ihres kleinen Bruders sogar routinierter als ihr Vater. Hans Ludwig gibt zu: „Den Katheter der Pumpe zu wechseln oder Essen zu berechnen – das ist bei uns Mamasache. Ich bin damit ehrlich gesagt überfordert, auch wenn ich diese Dinge eigentlich auch beherrschen müsste. Doch da alles so gut läuft, entziehe ich mich da ganz gern …"

Viktoria nimmt es ihrem Mann nicht übel: „Für uns war von Anfang an klar, dass in unserer Ehe Kinderversorgung mein Ressort ist. Bei fünf Kindern kann man die Aufgabenverteilung nicht jeden Tag neu aushandeln. Ich respektiere es, dass die Krankheit für ihn ein Buch mit sieben Siegeln ist."

Hans Ludwig kann dem Diabetes auch positive Seiten abgewinnen: „Unsere Kinder haben schon immer zusammengehalten. Doch mit Gustavs Diagnose hat der Zusammenhalt sich noch verstärkt. Sie wissen, dass man aufeinander achtgeben muss, auch wenn es mal Streit gibt. Ich glaube, sie haben durch den Typ-1-Diabetes gelernt, dass es einschneidende und schlimme Veränderungen im Leben geben kann, mit denen man aber klarkommen kann, wenn man sie gemeinsam bewältigt."

EXPERTEN-TIPP

Prof. Bernhard Kulzer: Herausforderungen des Lebens annehmen

Familie K. hat vieles richtig gemacht. Vor allem die Reaktion nach der Diabetesmanifestation von Gustav ist vorbildlich: „Annehmen, was man nicht ändern kann", sich schnell um Informationen über den Diabetes bemühen, sich darum kümmern, dass Gustav die bestmöglichen Therapieformen bekommt, den Austausch mit anderen Eltern suchen und die ganze Familie in die Bewältigung dieser chronischen Erkrankung und das praktische Diabetesmanagement zu integrieren ... toll!

Aus Studien weiß man, dass solche „problemlösenden Verhaltensweisen" helfen, schneller und besser mit dem Diabetes zurechtzukommen, als zu lange bei Gefühlen wie Trauer, Wut und Enttäuschung über die lebenslange Erkrankung zu verweilen. All die Dinge, die Familie K. gemacht hat, helfen ihnen, den Diabetes in das Familienleben zu integrieren und sich nicht von ihm beherrschen zu lassen.

Es ist das gute Recht von Gustav, über den Diabetes genervt zu sein – das ist normal. Aber er und die ganze Familie lernen in der Auseinandersetzung mit dem Diabetes auch, wie man mit schwierigen Dingen im Leben umgehen und Probleme konstruktiv lösen kann. Das wirkt sich – wie der Vater auch richtig bemerkt – positiv auf den Familienzusammenhalt aus, kann aber auch für alle Kinder eine wichtige Lebenserfahrung sein.

Erziehung heißt auch, Kinder zu befähigen, mit verschiedenen Situationen im Leben zurechtzukommen und die verschiedensten Herausforderungen des Lebens anzunehmen. Das hilft Gustav sehr gut, um auch als Erwachsener gut mit dem Diabetes klarzukommen, aber auch, mit anderen schwierigen Situationen im Leben positiv umzugehen.

„Generalisierbare Problemlösestrategien" nennen das Psychologen – oder auch „Resilienz". Eine andere Mutter eines Kindes mit Typ-1-Diabetes drückte das mir gegenüber einmal anders aus: „Mein Sohn ist durch den Diabetes reifer geworden, ich habe den Eindruck, er kommt im Leben gut zurecht. Nicht nur Red Bull verleiht Flügel, auch der Diabetes kann Flügel für das Leben verleihen, wenn es gut klappt. Bei uns war das so."

EIN MUSTERBEISPIEL AN DISZIPLIN – DAS KANN DIE FAMILIE AUCH MAL NERVEN ...

Als Georg Leinfelder 2015 erfuhr, dass er Typ-2-Diabetes hat, war für ihn klar: Er will auf keinen Fall Insulin spritzen. Also stellte er seine Ernährung radikal um, bewegte sich viel und nahm in anderthalb Jahren 18 Kilo ab. Seine Frau Mandy ist beeindruckt und zugleich genervt von seiner Disziplin.

Die Symptome waren eindeutig: Abgeschlagenheit, Müdigkeit, unstillbarer Durst und ständiger Harndrang. Georg Leinfelder kannte sie von seinem Sohn Timo, der bereits 2010 an Typ-1-Diabetes erkrankt war. „Ein paar Wochen lang verdrängte ich die Anzeichen erfolgreich, doch im Januar 2015 ging ich zum Hausarzt. Ich war nicht sonderlich überrascht, als er bei mir einen Blutzucker von 450 mg/dl (25,0 mmol/l) maß und Typ-2-Diabetes feststellte."
Der Hausarzt erläuterte ihm die Zusammenhänge, verschrieb ihm Metformin-Tabletten und riet ihm dringend dazu, endlich abzunehmen. Georg erinnert sich: „Er warnte mich, dass ich bald Insulin spritzen müsste, wenn ich meine Ernährung und meine Gewohnheiten nicht grundlegend ändere."
Die ärztliche Mahnung fruchtete, schließlich wusste Georg von seinem Sohn, was es im Alltag bedeutet, zu jeder Mahlzeit Kohlenhydrate zu berechnen und Insulin zu spritzen. „Bei Timo führt kein Weg am Insulin vorbei, er hat ja Typ-1-Diabetes. Doch ich wollte das Insulinspritzen auf jeden Fall vermeiden. Ich bin meinem Arzt sehr dankbar, dass er mir nicht einfach wortlos Tabletten verschrieben, sondern mir klargemacht hat, dass man beim Typ-2-Diabetes das Ruder oft noch herumreißen kann."
Und genau das tat Georg. „Anfangs hatte ich Angst, dass es mir nicht gelingen würde, Gewicht zu verlieren, doch ich habe es geschafft, 18 Kilo in anderthalb Jahren." Wer Georg heute begegnet, sieht einen schlanken, drahtigen Mann. Von Übergewicht keine Spur.
Sein Erfolgsrezept in Sachen Ernährung: deutlich weniger Kohlenhydrate, viel Salat, viele Milchprodukte und kei-

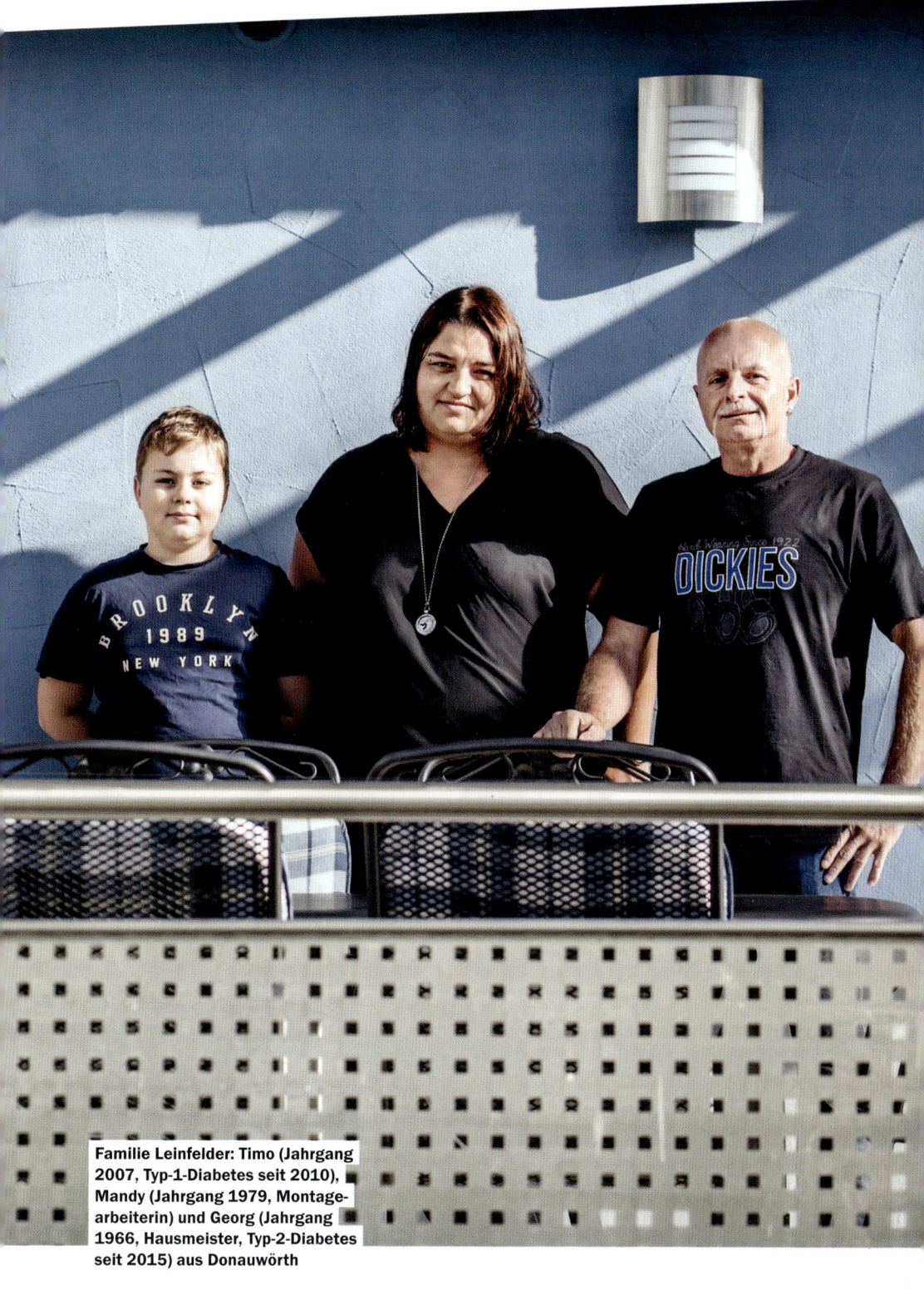

Familie Leinfelder: Timo (Jahrgang 2007, Typ-1-Diabetes seit 2010), Mandy (Jahrgang 1979, Montagearbeiterin) und Georg (Jahrgang 1966, Hausmeister, Typ-2-Diabetes seit 2015) aus Donauwörth

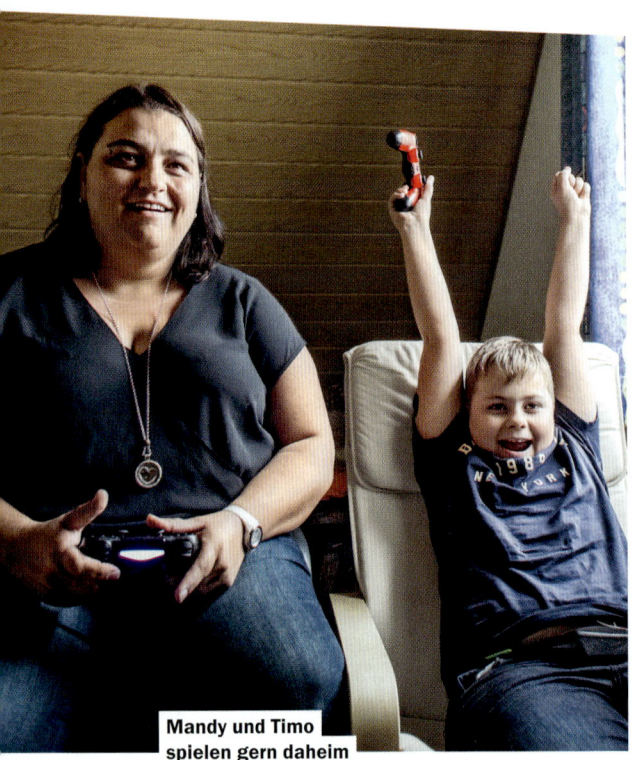

Mandy und Timo spielen gern daheim mit der Playstation.

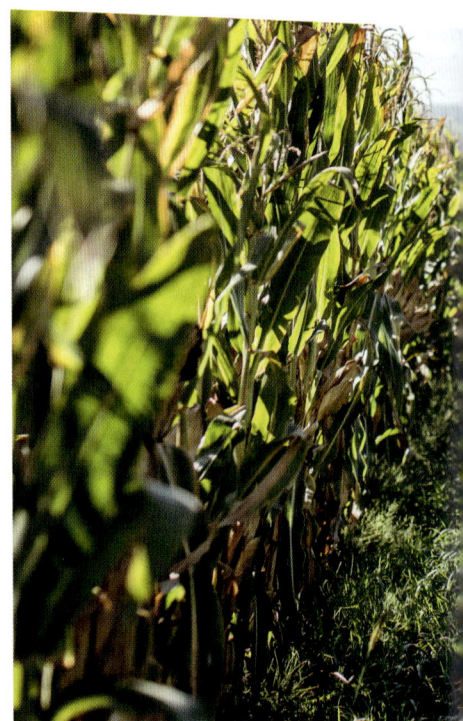

ne industriell gefertigten Lebensmittel. „Wenn ich Müsli esse, dann nur selbstgemachtes. Müslis aus dem Supermarkt enthalten viel zu viel Zucker, so wie fast alle Fertigprodukte."

Drei Monate dauerte es, bis sein Körper sich an die neue Ernährung gewöhnt hatte. Georg berichtet: „Anfangs war es schwer, zum Beispiel auf Brezeln oder auf Weißsemmeln zu verzichten. Doch heute fühlt sich alles besser an. Ich bin weniger krankheitsanfällig und schwitze auch viel weniger als mit Übergewicht. Inzwischen mag ich gar kein Weißmehl mehr, es liegt mir schwer im Magen."

Der Genuss kommt für ihn trotzdem nicht zu kurz, „aber wenn ich eine Kugel Eis esse, dann lasse ich eben die Waffel weg", erklärt Georg. Auf Partys und an Buffets hat er ebenfalls keine Probleme: „Ich esse gern Fleisch, Salat gibt es auch überall, und bei Kartoffeln und Nudeln greife ich halt nicht mehr so zu wie früher."

Doch Georg stellte mehr als nur seine Ernährung um, er hörte auch mit dem Rauchen auf. Und obwohl er als Hausmeister ohnehin viel auf den Beinen ist, machte er sich nach Feierabend und an den Wochenenden stramme Spaziergänge zur Gewohnheit. Pro Tag kommen so locker 20 bis 25 gelaufene Kilometer zusammen. „Wenn wir zum Beispiel abends mit Freunden im Restaurant verabredet sind, dann mache ich mich anderthalb Stunden früher auf den Weg und gehe zu Fuß hin", erzählt Georg. Das Laufen bedeutet für ihn keine lästige Pflicht, sondern Vergnügen und Entspannung: „Im Urlaub ste-

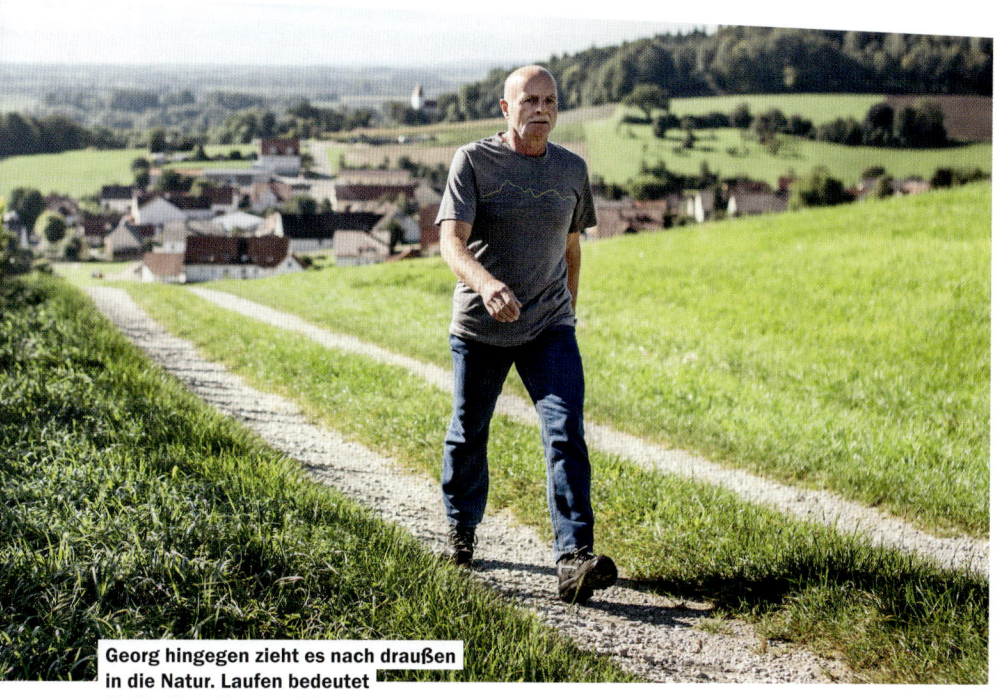
Georg hingegen zieht es nach draußen in die Natur. Laufen bedeutet für ihn Vergnügen und Entspannung.

he ich gern schon gegen vier oder fünf Uhr auf und laufe bis zum Frühstück in der Gegend umher. Das ist schön, man sieht so viel mehr vom Urlaubsland."

Georgs Frau Mandy findet den neuen gesunden Lebensstil ihres Mannes zwar bewundernswert, aber auch gewöhnungsbedürftig. „Ich bin schon gut damit beschäftigt, mich beim Kochen auf Timos Ernährungsvorlieben und seinen Diabetes einzustellen. Timo kann mittlerweile schon recht gut selbst abschätzen, wie viele Kohlenhydrate eine Mahlzeit hat, doch ganz ohne Hilfe klappt es halt noch nicht. Nun auch noch für Schorsch extra zu kochen, das schaffe ich einfach nicht."

Georg und Mandy mögen Zucchini-Spaghetti, Timo kann sie nicht ausstehen. Mandy und Timo essen gern Rosenkohl und Karotten, Georg hingegen meidet sie. Gemeinsame Mahlzeiten sind für Mandy zur Geduldsprobe geworden. „Solange ich Fleisch und Salat serviere, ist alles in Ordnung. Doch bei Nudeln, Kartoffeln und Gemüse wird es schwierig. Ich finde schon, dass Georg mit seiner neuen Ernährung sehr eingeschränkt ist."

Doch es ist nicht allein die Logistik beim Einkaufen und Kochen, die Mandy zu schaffen macht. „Georg ist so sehr diszipliniert, dass es mich schon nervt. Mit seiner Konsequenz reibt er mir meine eigenen Unzulänglichkeiten unter die Nase." Ihr selbst ist es nämlich bislang nicht gelungen, sich das Rauchen abzugewöhnen. Und sie weiß natürlich, dass ein paar Kilos weniger auf den Rippen auch ihrer Gesundheit

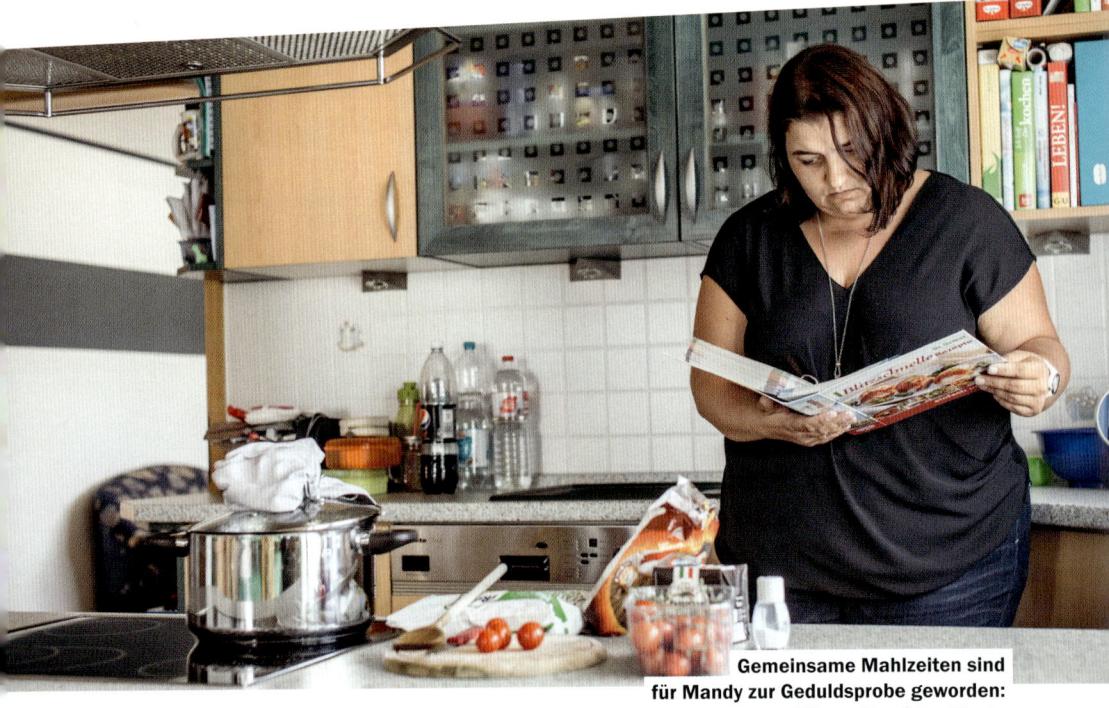

**Gemeinsame Mahlzeiten sind
für Mandy zur Geduldsprobe geworden:
Was soll auf den Tisch,
wenn jeder andere Vorlieben hat?**

guttun würden. „Wenn Schorsch dann nach einer gesunden Low-Carb-Mahlzeit zu einem seiner Spaziergänge aufbricht, dann sehe ich da mein wandelndes schlechtes Gewissen", gibt Mandy zu.

In den ersten Monaten, nachdem Georg seinen Lebensstil so radikal umgestellt hatte, gab es deshalb häufig Diskussionen und Streit. Mandy sagt: „Schorsch wollte sich zwar anders ernähren, doch für Kochrezepte interessiert er sich eigentlich nicht. Es wäre alles an mir hängen geblieben."

Mittlerweile hat sich die Familie aber damit arrangiert, dass jeder von ihnen andere Vorlieben hat. Mandy kocht, wie sie selbst es für richtig hält: „Wenn Schorsch es mag, dann ist es gut. Und wenn er es nicht mag, dann isst er es eben nicht." Ihr Mann ist damit durchaus einverstanden: „Es muss für mich nicht unbedingt eine warme Mahlzeit sein. Ich bin auch zufrieden, wenn ich einfach nur Salat, Käse, Quark und Vollkornbrot esse."

Zweimal Diabetes in einer Familie binnen weniger Jahre – das ist eine Herausforderung, die es erst einmal zu meistern gilt. Mandy findet: „Man muss die Diagnose und die damit verbundenen Veränderungen akzeptieren. Es bringt schließlich nichts, mit seinem Schicksal zu hadern." Und Georg ergänzt: „Es ist aber auch klar, dass man aktiv werden muss, wenn man etwas verändern möchte."

EXPERTEN-TIPP

Dr. Jens Kröger: Hut ab vor so viel Selbstdisziplin!

Wow, Herr Leinfelder hat wirklich verstanden, wie man den Typ-2-Diabetes mit einer Ernährungsumstellung und viel Bewegung angehen kann. So kann man das Voranschreiten der Erkrankung tatsächlich häufig enorm hinauszögern. Das heißt allerdings umgekehrt nicht, dass Menschen versagt haben, denen dies nicht in diesem Maße gelingt. Wenn ein Typ-2-Diabetes diagnostiziert wird, sind meist schon 50 Prozent der insulinproduzierenden Betazellen in der Bauchspeicheldrüse geschädigt. Es wäre deshalb falsch, Typ-2-Diabetikern damit zu drohen, dass sie bei unzureichenden Therapieanstrengungen auf Insulin umsteigen müssen. Insulin ist doch kein Teufelszeug, sondern ein lebensrettendes Medikament!

Georg möchte so lange wie möglich ohne Insulin auskommen, hat für sich Low Carb als passende Ernährungsvariante entdeckt und praktiziert sie konsequent. Hut ab vor so viel Selbstdisziplin! Ich hoffe allerdings, dass sein neues mustergültiges Diabetikerleben nicht irgendwann in Frust umschlägt, wenn es möglicherweise nicht mehr ganz so perfekt klappt. Denn der Drang zum Perfektionismus ist für viele Menschen mit Diabetes ein Problem. Sie werden bombardiert mit Empfehlungen für die richtige Ernährung und für mehr Bewegung – und sind dann schnell enttäuscht von sich selbst, wenn sie diese Ziele nicht sofort erreichen.

Dabei gibt es beim Typ-2-Diabetes viele kleine Dinge, mit denen sich die Stoffwechseleinstellung verbessern lässt und die alle für sich steigerungsfähig sind. So kann es schon ein großer Fortschritt sein, das tägliche Bewegungspensum auf 4.000 Schritte zu steigern, selbst wenn die empfohlenen 10.000 Schritte noch weit entfernt sind. Auch Georgs Frau Mandy, die ihren vorbildlichen Gatten manchmal ein bisschen anstrengend findet, könnte so vielleicht eine kleine Veränderung finden, die in ihren Alltag passt und die ihr bei ihren eigenen gesundheitlichen Zielen hilft.

Was Mandys Problem mit den gemeinsamen Mahlzeiten angeht, habe ich hingegen volles Verständnis: Es kann im Alltag nicht funktionieren, für drei Menschen jeden Tag drei verschiedene Gerichte zu kochen. Da sollte man sich als Familie einmal zusammensetzen und besprechen, was der kleinste gemeinsame Nenner ist, der allen schmeckt und für alle funktioniert.

„BEIM ZWEITEN KIND FÜHLT ES SICH ROUTINIERTER AN. ABER NICHT LEICHTER."

Kindererziehung ist immer ein Balanceakt zwischen Kontrolle und Loslassen – umso mehr, wenn eine chronische Erkrankung wie Typ-1-Diabetes im Spiel ist. Sandra Neumann hat die Diagnose aus zwei verschiedenen Perspektiven kennengelernt: Ihre Tochter Emily erkrankte als vierjähriges Kleinkind, ihr Sohn Tobias neun Jahre später, eine Woche vor seinem elften Geburtstag.

Es waren die klassischen Symptome, die an Ostern 2008 auf Diabetes hinwiesen: Die vierjährige Emily trank ungewöhnlich viel und nässte nachts wieder ein. Nachdem das Blutzuckermessgerät beim Hausarzt „HI" angezeigt hatte, fand sich die besorgte Familie auf einmal mit der Diagnose Typ-1-Diabetes in der Berliner Virchowklinik wieder. Das Mädchen verbrachte zwei Wochen im Krankenhaus, die Familie wurde im Umgang mit Kohlenhydratangaben, Blutzuckermessgerät und Insulinpen geschult. „Zu Beginn wussten wir rein gar nichts über Typ-1-Diabetes", erinnert sich Emilys Mutter Sandra.

Die erste Zeit nach der Diagnose war schwierig: „Emilys und Tobias' Vater hielt sich aus vielem heraus. Der Klinikaufenthalt, Spritzen lernen, Broteinheiten berechnen, die Nacht-wachen, Blutzucker kontrollieren, das erfolglose Kämpfen um den bestehenden Kitaplatz, der Wechsel in eine Integrations-Kita – und nebenbei der kleine Tobias, der noch nicht einmal zwei Jahre alt war", erzählt Sandra, „um alles habe ich mich allein kümmern müssen, das hat mich damals sehr verletzt."

Die Partnerschaft hielt der zusätzlichen Belastung nicht stand, anderthalb Jahre später trennte sich das Paar nach zehn Jahren Beziehung. „Wahrscheinlich lag vorher schon einiges im Argen, der Diabetes hat es eben zum Vorschein gebracht", sagt Sandra heute.

Trotz anfänglicher Schwierigkeiten gelang es den Eltern, die Trennung friedlich zu gestalten. Lange lebte Emilys und Tobias' Vater nur wenige Türen weiter. Jetzt sind die Kinder alle zwei Wochenenden bei ihm. „Anfangs war ich ein

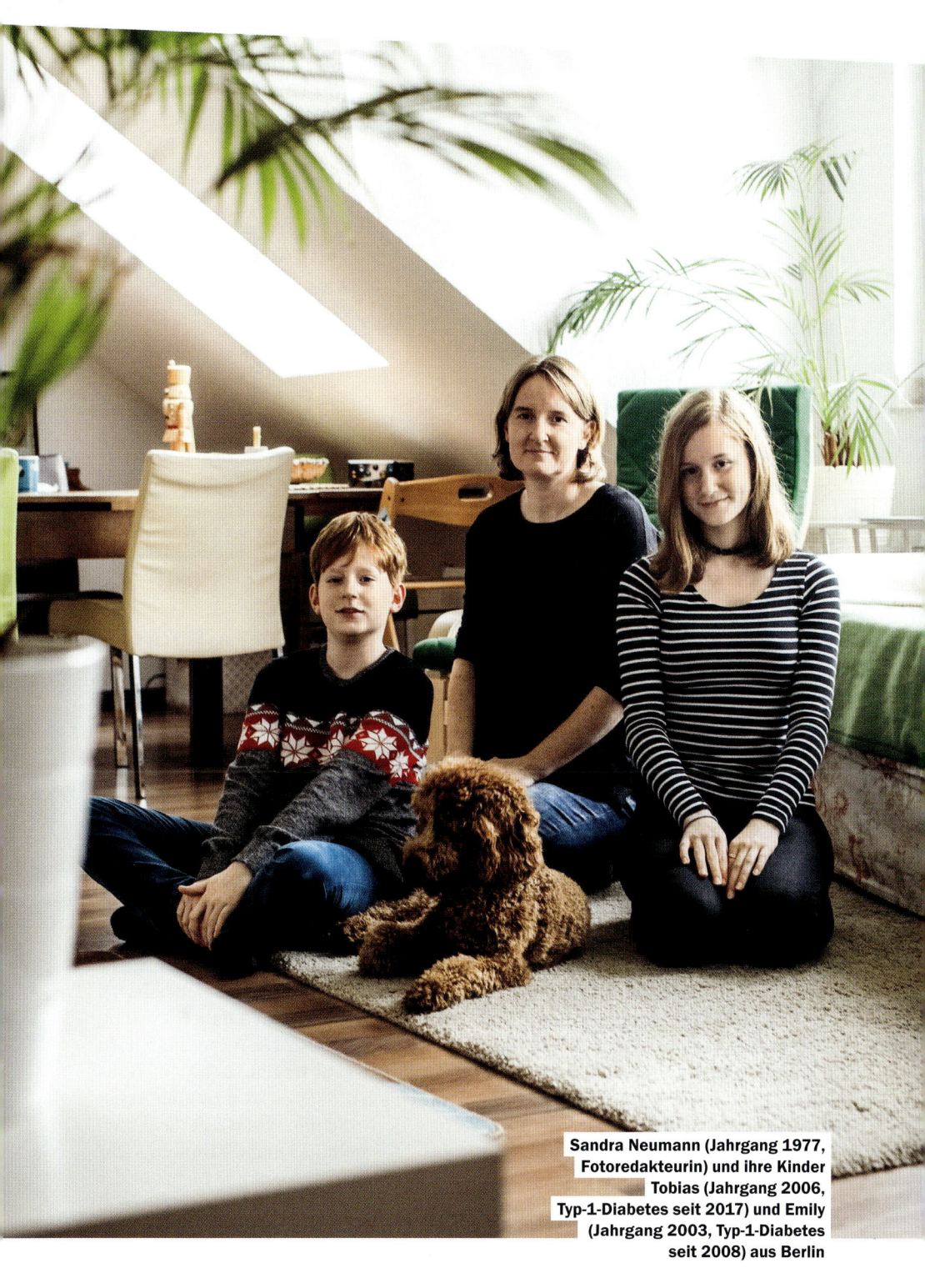

Sandra Neumann (Jahrgang 1977, Fotoredakteurin) und ihre Kinder Tobias (Jahrgang 2006, Typ-1-Diabetes seit 2017) und Emily (Jahrgang 2003, Typ-1-Diabetes seit 2008) aus Berlin bisschen in Sorge, ob es mit dem Diabetes auch bei Papa so gut läuft. Doch es musste irgendwie laufen und spielte sich auch recht schnell ein", berichtet Sandra, „das Loslassen fiel mir anfangs zwar sehr schwer, aber es war dringend notwendig. Ich brauchte diese Zeit, um für mich selbst wieder Kraft zu sammeln." Hierbei erfuhr sie auch viel Unterstützung von den Großeltern, die auch heute einspringen, wo sie nur können.

In den kommenden Jahren versuchte Sandra, sich im Alltag an einem Ratschlag zu orientieren, den ihr die Ärzte im Klinikum nach der Diabetesdiagnose mit auf den Weg gegeben hatten: „Der Diabetes wird eine große Rolle in Emilys Leben spielen, doch er sollte nicht alles bestimmen." Sandra rang um möglichst viel Normalität in Emilys Leben. Ob in der Schule, zu Hause oder im Sportverein, wollte sie ihrem Kind immer vermitteln, dass der Diabetes sie an nichts hindern muss.

Emilys gute Diabeteseinstellung bestärkte sie darin: „Sie hat ein tolles Körpergefühl und hat es schon immer gut gespürt, wenn ihr Blutzucker zu niedrig war", sagt Sandra. Emily nickt: „Meist merke ich schon bei ungefähr 80 mg/dl (4,4 mmol/l), dass ich unterzucker und etwas essen sollte." Seit ihrer Diabetesdiagnose gab es noch keine schwere Über- oder Unterzuckerung, meist hat Emily ihren Diabetes gut im Griff. „So gut, dass meine Ärztin einverstanden ist, dass ich kein Blutzuckerta-

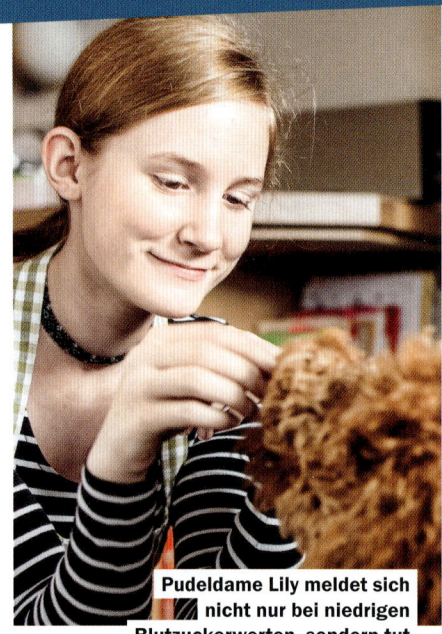

Pudeldame Lily meldet sich nicht nur bei niedrigen Blutzuckerwerten, sondern tut auch Emilys Psyche gut.

gebuch mehr führen möchte, weil mich das nervt", sagt Emily stolz. Und ihre Mutter bestätigt: „Ja, ihr Langzeitzuckerwert ist in Ordnung, die Ärztin zufrieden. Deshalb habe ich irgendwann aufgehört, sie ständig zu kontrollieren. Das Wichtigste ist schließlich, dass sie gut im Leben steht."

Trotzdem fragt Sandra sich immer wieder einmal, ob sie Emilys Diabetes mehr Aufmerksamkeit schenken und die Blutzuckerwerte stärker im Blick haben sollte. Emily hingegen fürchtet nichts mehr als allzu strenge Kontrolle: „Ich habe bei anderen Kindern mit Diabetes erlebt, wie nervig das ist. Da rufen die Eltern ständig an und fragen nach dem Blutzuckerwert, oder es kommt eine Assistenz in die Schule und wiegt das Essen aus – das geht gar nicht!" Emily möchte wegen ihrer Erkrankung nicht aus der Reihe fallen. „In meiner alten Klasse in der Schule gab es manchmal dumme

Sprüche über meinen Diabetes", erzählt sie. „Viele Klassenkameraden waren laut und hatten schlechte Noten. Ich habe immer aufgepasst und gute Noten bekommen. Da hieß es dann, die Lehrer würden mir meine Noten schenken, nur weil ich Diabetes habe."

Anfangs fand Sandra den Ehrgeiz ihrer Tochter positiv. Es gefiel ihr, dass Emily den Diabetes nicht als Ausrede benutzt, wenn ihr einmal etwas nicht so gut gelingt. Doch mit dem Wechsel zum Gymnasium zeigte sich, dass Emily manchmal eben nicht so belastbar ist wie andere Kinder. „Es ist allerdings gar nicht so leicht, ihr zu vermitteln, dass eine 3 in Englisch kein Drama ist, wenn sie zu Beginn der Klassenarbeit einen Blutzucker von 60 mg/dl (3,3 mmol/l) hatte. Auch zehn Minuten Nachschreibezeit wegen der Hypo ändern nichts daran, dass eine Englischarbeit in so einem Zustand nun einmal nicht so gut gelingt", meint Sandra.

Ein Vorfall im Jahre 2015 machte die Mutter nachdenklich: „Emily begann, ihre Pumpe absichtlich so einzustellen, dass sie vor allem nachts in Unterzuckerungen rutschte." Zum Glück fiel die Manipulation rechtzeitig auf und ging glimpflich aus. Rückblickend sagt Sandra: „Emily konnte nicht so recht erklären, warum sie niedrige Zuckerwerte selbst provoziert hatte." Präpubertäre Rebellion? Austesten von Grenzen? Ein stummer Hilferuf nach mehr Aufmerksamkeit?

Nach dieser Episode beschloss Sandra, ihrer Tochter einen lang gehegten Herzenswunsch zu erfüllen und kaufte ihr einen Hund. Die wuschelige braune Pudeldame, die auf den Namen Lilly hört, wird außerdem zum Diabetikerwarnhund (siehe Seite 149) ausgebildet. „Dass sich Lilly bei niedrigen Blutzuckerwerten bemerkbar macht, ist aber nicht der entscheidende Punkt. Es geht mir auch um Emilys psychische Stabilität", erzählt sie. „Außerdem ist Lilly unser gemeinsames Projekt und könnte uns dabei helfen, miteinander in Kontakt zu bleiben, wenn Emily in die Pubertät kommt. Das ist ja auch ohne Diabetes schon eine schwierige Zeit."

Für Emilys drei Jahre jüngeren Bruder Tobias bedeutete der Diabetes seiner Schwester lange Zeit vor allem, dass er immer mal wieder zurückstecken musste. „Wenn Emmi eine Hypo hatte, dann hörte Mama abends einfach auf, mir meine Geschichte vorzulesen", sagt er. Es kränkte ihn, dass Emily dann von einem Moment auf den anderen im Mittelpunkt stand, obwohl eigentlich er gerade an der Reihe war. Das änderte sich schlagartig im Juli 2017, als Tobias selbst die Diagnose Typ-1-Diabetes erhielt. Bei ihm wurde die Erkrankung sehr frühzeitig erkannt, weil Sandra schon bei den ersten Symptomen seinen Blutzucker checkte.

„Es war für mich natürlich ein großer Schock, dass nun auch mein zweites Kind Diabetes hat", erzählt Sandra, **27**

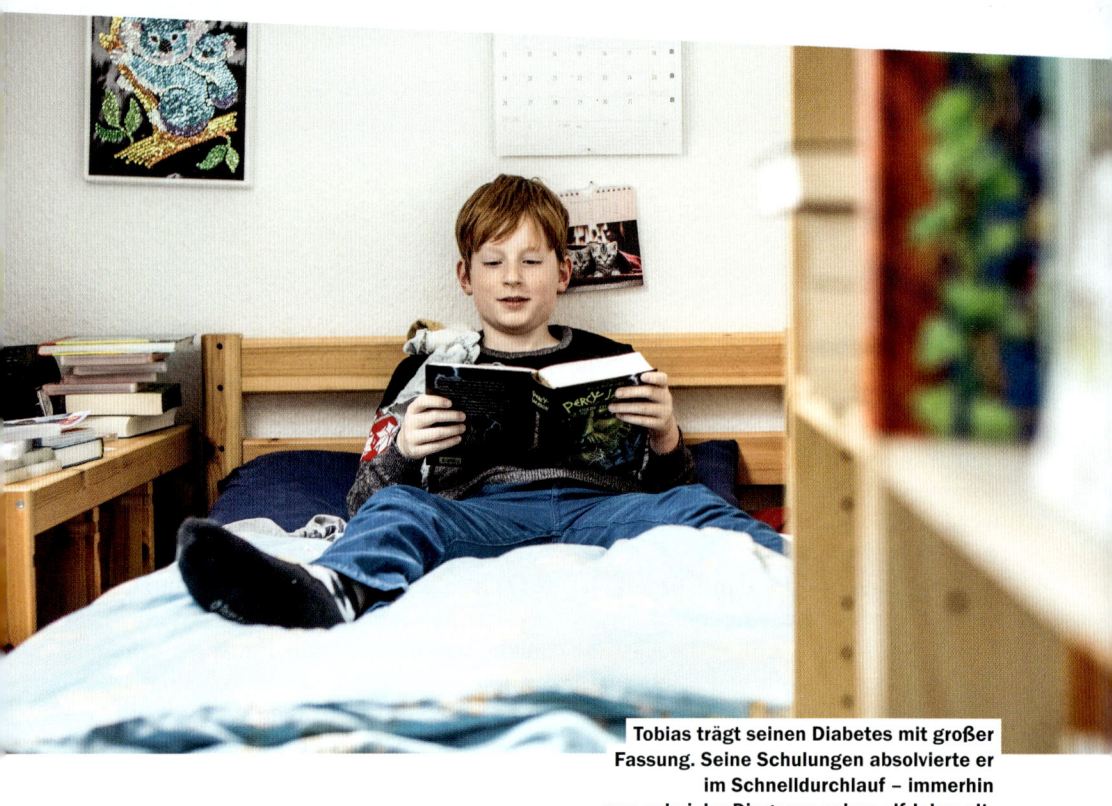

Tobias trägt seinen Diabetes mit großer Fassung. Seine Schulungen absolvierte er im Schnelldurchlauf – immerhin war er bei der Diagnose schon elf Jahre alt.

„doch insgesamt läuft es bei Tobias viel entspannter als bei Emily." Zum einen war ihr Sohn zum Zeitpunkt seiner Diagnose schon elf Jahre alt. Zum anderen hatte die Familie bereits Routine mit dem Diabetesmanagement: „Tobias trägt alles mit großer Fassung. Er konnte schon nach vier Tagen das Krankenhaus verlassen, weil er seine Schulungen im Schnelldurchlauf absolvierte", erzählt Sandra, „er berechnete gleich allein seine Kohlenhydrate und spritzte sich auch sein Insulin rasch selbst." Als große Erleichterung empfand sie es, dass Emilys und Tobias' Vater dieses Mal alle Schulungen mitbesuchte und sich deutlich stärker engagierte als noch bei Emilys Diagnose.

Tobias selbst meint: „Es ist zwar manchmal ein bisschen anstrengend, aber ich bin ja mit dem Diabetes aufgewachsen und wusste schon über alles Bescheid." Das Verhältnis zu seiner großen Schwester hat sich seit Tobias Diagnose verbessert. Emily erzählt: „Als Tobias im Krankenhaus lag, habe ich viel mit ihm geredet und ihm erklärt, dass man mit Diabetes gut leben kann und er keine Angst haben muss. Mama fand es gut, dass ich mich um ihn sorge und für ihn verantwortlich fühle. Wir sind seitdem nicht mehr so gemein zueinander wie vorher." Sandra glaubt, dass sich Tobias seiner Schwester durch den Diabetes nun gleichgestellt fühlt, „das erleichtert es ihm, seine Erkrankung zu akzeptieren. Und so blöd das alles auch ist – es ist schön zu sehen, dass der Diabetes nun für die beiden eher etwas Verbindendes als etwas Trennendes ist."

EXPERTEN-TIPP

Prof. Bernhard Kulzer: Der Hund als gemeinsames Projekt war eine tolle Idee!

Familie Neumann gelingt es vorbildlich, den Diabetes ihrer beiden Kinder in den Alltag zu integrieren. Es ist richtig, nach dem Prinzip größtmöglicher Normalität zu leben – und je normaler die Eltern mit dem Diabetes umgehen, desto normaler werden auch die Kinder ihn erleben.

Normalität schließt nicht aus, dass ein Kind mit Diabetes in der Schule manchmal eine kleine Sonderbehandlung genießt. Mit technischen Helfern wie CGM oder FGM (siehe Seite 152) können Kinder Lehrkräften und Mitschülern gegenüber besser nachweisen, dass es ihnen gerade nicht gut geht und sie z. B. bei einer Klassenarbeit Nachschreibezeit benötigen, die ihren Nachteil ausgleicht. Sie fordern einen solchen „Bonus" nicht als Person ein, sondern für die besondere Situation, in der sie sich wegen ihrer Blutzuckerwerte gerade befinden.

Normal ist auch, dass ein Kind auch einmal andere Wege sucht, sich gegen Regeln auflehnt und eigene Erfahrungen sammelt. Aus psychologischer Sicht ist das nicht tragisch, sondern ein gesundes Verhalten. Emily hat also zeitweilig mithilfe ihrer Pumpe absichtlich Hypoglykämien ausgelöst und ihre Mutter hat sehr gut darauf reagiert: Sie hat kein Drama daraus gemacht, nicht die Erkrankung in den Vordergrund gestellt, sondern ihr Kind als Person gesehen, die gerade ein besonderes Bedürfnis hat. Der Hund als gemeinsames Projekt, um miteinander in Kontakt zu bleiben, war eine tolle Idee!

Auch Sandras Wunsch, nach diesem Vorfall die Blutzuckerwerte ihrer Tochter wieder etwas genauer im Blick zu behalten, halte ich für genau richtig. Wir raten Eltern immer, ihre Kinder den Diabetes so weit wie möglich eigenständig managen zu lassen – und trotzdem immer dranzubleiben. Sie also quasi an der langen Leine laufen zu lassen, aber eben nicht ganz ohne Leine. Dann können sie als Eltern immer noch überzeugend eingreifen, wenn einmal etwas kurzzeitig aus dem Ruder laufen sollte.

Sandras bestärkende Haltung gegenüber Emilys Diabetes hat sicher auch dazu beigetragen, dass Tobias seinen Diabetes sehr rasch und unaufgeregt akzeptiert hat. Vor seiner eigenen Diagnose hatte er offenbar manchmal das Gefühl, dass es zwischen ihm und seiner Schwester ungerecht zugeht, weil Emily mehr Aufmerksamkeit erfuhr als er. Mit seiner eigenen Diagnose hat sich genau dieser gefühlte Nachteil ausgeglichen, und damit ist der Diabetes für ihn gar keine so negative Sache, wie man denken würde.

„WENN ICH AN MEINE KINDHEIT ZURÜCKDENKE, WAR MAMA EIGENTLICH IMMER KRANK"

Alleinerziehend mit Diabetes und diversen Folgeerkrankungen – da bleiben die Bedürfnisse eines Kindes schnell auf der Strecke. Marie kannte ihre Mutter während ihrer gesamten Kindheit nur als Kranke. Mit 14 Jahren empfand sie die Situation zu Hause als so bedrückend, dass sie in eine betreute Jugendwohnung auszog.

Christine Waerneckes Krankenge-schichte begann als Sechsjährige mit der Diagnose Typ-1-Diabetes. In den 1970er-Jahren war es noch deutlich schwieriger als heute, einen Diabetes gut einzustellen. „Zweimal täglich habe ich Mischinsulin gespritzt und musste zu festgelegten Zeiten essen. Ich habe meinen Diabetes zwar nie schlimm schleifen lassen, doch es hat mit diesem fixen Therapieschema einfach nicht gut geklappt", erinnert sich Christine. „Als Kind hatte ich häufig schwere Keto-azidosen, einmal bin ich auch mit einem Blutzuckerwert von 1.000 mg/dl (55,5 mmol/l) auf der Intensivstation gelandet." Erst als junge Erwachsene erfuhr sie von der Möglichkeit, auf eine Basis-Bolustherapie mit einem Lang-zeit- und einem Mahlzeiteninsulin um-zusteigen.

Doch als Christine lernte, ihren Dia-betes besser in den Griff zu bekommen, hatten sich schon Folgeschäden entwik-kelt. Die Gefäße in ihrer Netzhaut hatten Schäden davongetragen. Nach einer Fehlbehandlung durch einen Augenarzt war sie auf einem Auge blind – im Alter von nur 22 Jahren. Es blieben nicht die einzigen gesundheitlichen Baustellen: Christine litt unter Bronchialasthma, Atemnot und nächtlichen Atemausset-zern, ihre Schilddrüse musste entfernt werden, und sie nahm 20 Kilogramm zu. Woran diese vielfältigen Beschwer-den lagen, konnte ihr kein Arzt erklä-ren. Im Jahr 2001 hatte sich ihr Zustand so verschlechtert, dass sie ihre Arbeit als

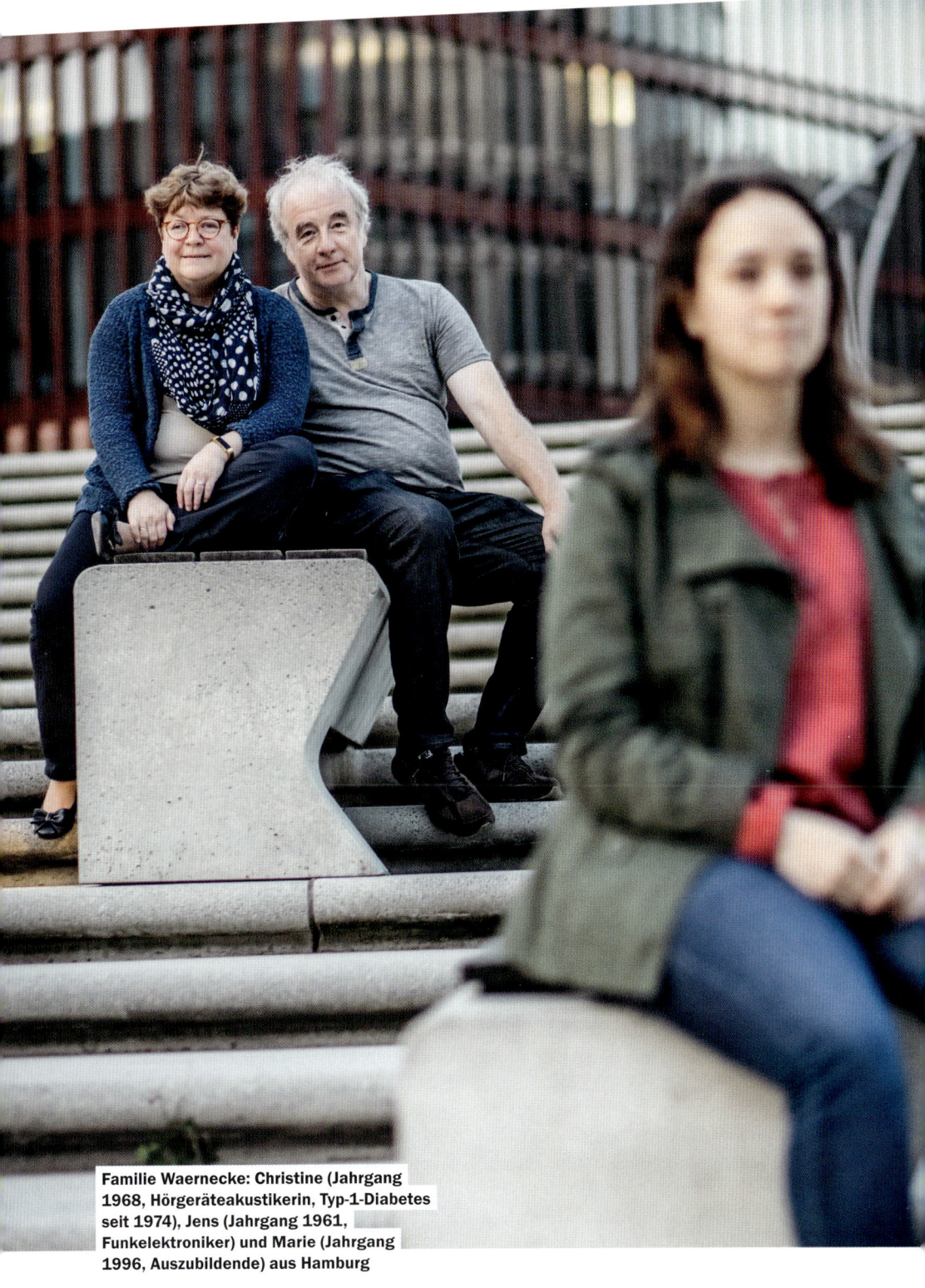

Familie Waernecke: Christine (Jahrgang 1968, Hörgeräteakustikerin, Typ-1-Diabetes seit 1974), Jens (Jahrgang 1961, Funkelektroniker) und Marie (Jahrgang 1996, Auszubildende) aus Hamburg

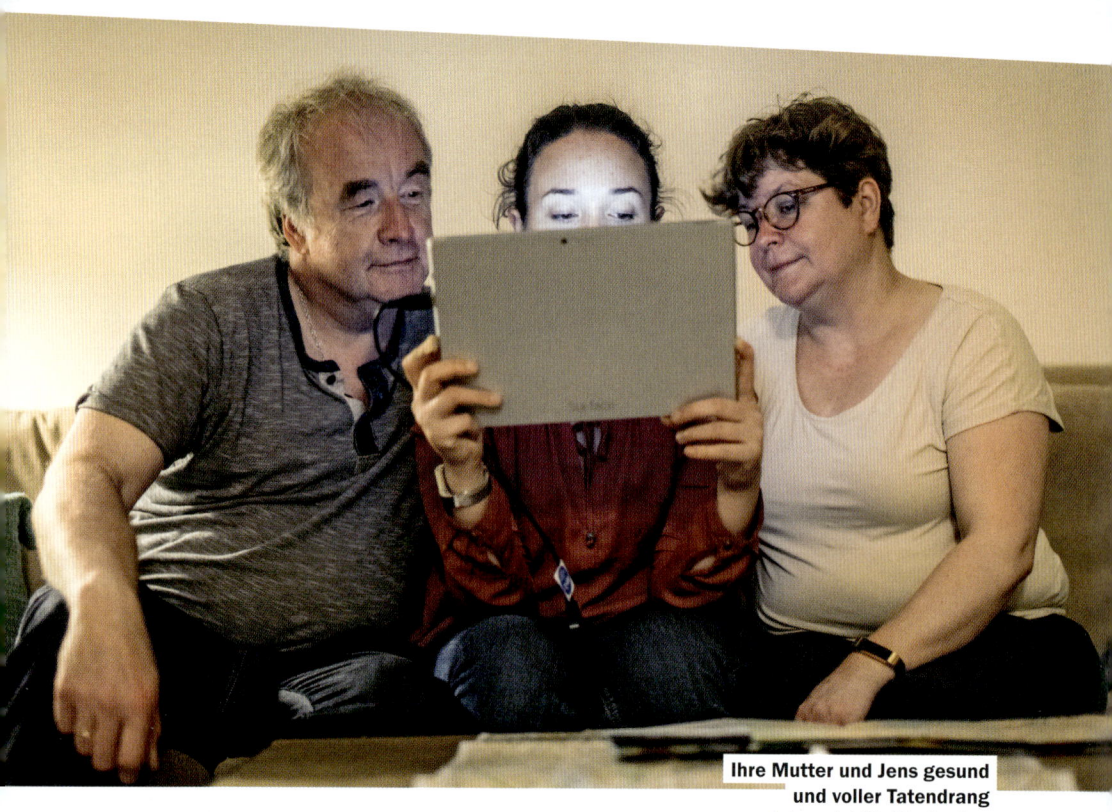

Ihre Mutter und Jens gesund und voller Tatendrang zu erleben, ist für Marie eine ganz neue Erfahrung.

Hörgeräteakustikerin aufgeben musste. Zu diesem Zeitpunkt war ihre Tochter Marie fünf Jahre alt. Ihr Vater war zwei Jahre zuvor in seine brasilianische Heimat zurückgekehrt, das Mädchen lebte allein mit seiner Mutter. „Wenn ich an meine Kindheit denke, war Mama immer krank", erinnert sich Marie. „Ich bin oft zu spät zur Schule gekommen, weil Mama hohe Zuckerwerte hatte und mich nicht bringen konnte – doch ich war noch zu klein, um den Weg allein zu gehen."

Auch auf den Spielplatz konnte Christine ihre Tochter nur selten begleiten. Marie sagt: „Viele normale Aktivitäten, wie andere Kinder sie mit ihren Eltern unternehmen, kannte ich nicht. Außerdem hatte ich immer Angst um Mama, das war einfach der Normalzustand. Das war nicht schön, aber ich habe das Gefühl lange Zeit einfach verdrängt."

2006 trat Jens in das Leben der alleinerziehenden Mutter. Zunächst wusste er nicht so recht mit Christines Krankheit umzugehen. „Meine Eltern stammen noch aus der Kriegsgeneration. Wenn mal jemand krank war, dann wurde nicht darüber geredet oder es wurde heruntergespielt. Ich habe lange Zeit in denselben Mustern gedacht", erklärt er. Erst im Zusammenleben mit Christine begriff er nach und nach, welche Rolle eine chronische Erkrankung im Alltag spielen kann.

Im Jahre 2007 landete Jens dann selbst als Notfall in der Klinik. Diagnose: Herzinfarkt. „Ich hatte zu lange ignoriert, dass etwas mit mir nicht stimmt", erinnert er sich, „obwohl ich bei der Arbeit immer wieder mal kurzzeitig bewusstlos geworden, bin ich mit diesen Symptomen nicht zum Arzt gegangen." Der Herzinfarkt war für ihn ein Wendepunkt. Gemeinsam mit Christine gab Jens endlich das Rauchen auf. Er fühlte sich lange Zeit nicht mehr leistungsfähig, musste kürzertreten. „Immerhin waren wir dann beide nicht gut zu Fuß und hingen gemeinsam krank auf der Couch", sagt Jens.

Durch den bewussteren Umgang mit seiner eigenen Gesundheit wuchs sein Interesse für Christines Erkrankung. „Wir redeten viel mehr darüber als vorher. Ich nahm zum Beispiel an einer Hyposchulung teil, beschäftigte mich mit den technischen Möglichkeiten zur Glukosemessung und mit den Wechselbeziehungen der verschiedenen Krankheiten untereinander", berichtet Jens.

Christine war dankbar für seine Fürsorge, denn es ging ihr nach wie vor schlecht. Sie erinnert sich: „Ich fühlte mich konstant krank, ohne dass mir jemand erklären konnte, woran das lag. Daher taten die Ärzte meine Beschwerden als psychosomatisch ab. Woraufhin das Arbeitsamt mir als alleinerziehender halbblinder Mutter mit 70 GdB Schwerbehinderung vorwarf, ich wolle mich in der sozialen Hängematte ausruhen." Jens ist immer noch wütend, wenn er an diese Zeit zurückdenkt: „Es ist unglaublich, wie hilflos man gegen-

über Ärzten und Behörden sein kann." Was Christine und Jens als Paar enger zusammenschweißte, war für die mittlerweile pubertierende Marie irgendwann nicht mehr zu ertragen. Als sie 14 Jahre alt war, eröffnete sie ihrer Mutter, dass sie in eine betreute Jugendwohnung ziehen möchte. In der Wohngemeinschaft verbrachte Marie zwei Jahre, doch sie fühlte sich unwohl. „Ich wollte gerade wieder zurück nach Hause ziehen, doch dann ging es mit Mama gesundheitlich noch weiter bergab", erzählt die junge Frau.

Immerhin: Endlich hatte man 2012 den Grund für Christines chronische Atemnot und Abgeschlagenheit gefunden. Drei Hauptarterien in ihrem Herzen waren verstopft und mussten dringend mit Bypässen versorgt werden. „Es wäre beinahe zu spät gewesen", sagt Christine. Sie überstand die Operation mehr schlecht als recht: „Ich wusste lange Zeit jeden Abend nicht, ob ich am nächsten Morgen wieder aufwachen würde."

Marie fand einen Platz in einem Internat, in dem sie dann den Rest ihrer Schulzeit verbrachte. Christine litt darunter, nicht für ihre Tochter da sein zu können. Doch rückblickend versteht sie genau, was ihre Tochter quälte: „Kinder wollen und müssen in der Pubertät aufbegehren. Wenn sie aber spüren, dass ihre Eltern das gesundheitlich nicht verkraften, suchen sie das Weite – sonst sucht sich die Rebellion am Ende andere Kanäle. Marie ist noch gut aus der Krise herausgekommen. Doch ich habe von vielen anderen Eltern mit Typ-1-Diabetes gehört, deren Kinder massive psychische Probleme haben." Typische pubertäre Machtkämpfe hätte Christine nach ihrer Operation tatsächlich nicht gut verkraftet, denn sie erholte sich nur langsam von ihrem Eingriff. Doch mit der Zeit wurde sie agiler und krempelte ihr Leben um. „Wir zogen in eine neue Wohnung in zentraler Lage, nicht weit von einem großen Einkaufszentrum entfernt. Dort bin ich von Geschäft zu Geschäft gelaufen. Das Praktische an einer Einkaufsmeile ist, dass man sich zwischendurch immer wieder hinsetzen und ausruhen kann. Ich habe mich also quasi gesund geshoppt", lacht sie.

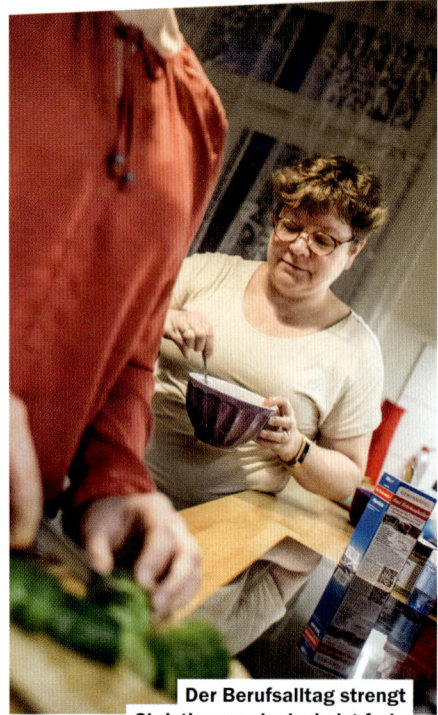

Der Berufsalltag strengt Christine an, doch sie ist froh, erstmals wieder eine Zeit ohne Katastrophen zu erleben.

Christine begann, Sport zu treiben, und verlor einiges an Gewicht: „Schon als die Waage vier Kilo weniger anzeigte, spürte ich, dass ich viel mehr Luft habe." Das Verhältnis zu ihrer Tochter entspannte sich. Marie sagt: „Es ist schön, sie endlich einmal gesund zu erleben, das ist für mich eine ganz neue Erfahrung!"
Nach 15 Jahren Pause konnte Christine 2016 wieder in Teilzeit in ihren Beruf einsteigen. „Es ist anstrengend, am PC zu arbeiten, wenn man nur auf einem Auge Sehkraft hat. Mein Berufsalltag spiegelt mir ständig, dass ich nicht voll leistungsfähig bin", erzählt sie. „Leider haben viele Menschen nicht die geringste Ahnung, wie anstrengend der Alltag mit Diabetes und anderen Erkrankungen sein kann. Zum Beispiel, wenn sie drängeln und schimpfen, weil ich wegen meines fehlenden räumlichen Sehens nicht so schnell in den Bus springe wie sie."
Die Erkrankungen von Christine und Jens haben bei allen Familienmitgliedern das Bewusstsein dafür geschärft, dass jederzeit etwas passieren und das Leben vorbei sein kann. Christine sagt: „Jens könnte wieder einen Herzinfarkt haben, ich könnte komplett erblinden. Ich könnte meinen Diabetes perfekt im Griff haben und trotzdem vom Auto überfahren werden." Daher genießen sie, dass sie reisen können, eine schöne Wohnung mit netten Nachbarn haben und erstmals eine Zeit ohne Katastrophen erleben.

EXPERTEN-TIPP

Dr. Jens Kröger: Kinder von Eltern mit Diabetes brauchen Unterstützung!

Die Geschichte von Christines Diabetes zeigt deutlich, wie sehr sich die Therapiemöglichkeiten des Typ-1-Diabetes in den vergangenen Jahrzehnten gewandelt haben: Es gibt Pumpen, neue Insuline und bessere Methoden zur Glukosemessung. Schwere Folgeerkrankungen können heutzutage viel besser vermieden werden. Dazu haben auch die verbesserten Versorgungsstrukturen in Diabetesschwerpunktpraxen beigetragen.

Was in Diabetespraxen immer noch zu kurz kommt, ist die Einbeziehung von Angehörigen. Denn wie wir dank der DAWN2-Studie (siehe Seite 110) mittlerweile wissen, fühlen sich Familienmitglieder durch den Diabetes beinahe ebenso stark belastet wie die Betroffenen selbst. Glücklicherweise sollen die bisherigen Schulungsprogramme durch eigene Schulungsprogramme für Angehörige ergänzt werden (siehe Seite 136) – in den bislang verfügbaren Schulungen werden Angehörige leider nur in einer Sitzung von 1,5 Stunden berücksichtigt. Das reicht nicht aus, um über die eigene Belastung zu sprechen und zu lernen, im Kreis der Familie oder in der Partnerschaft über die Bedeutung des Diabetes zu sprechen!

Denn nicht alle Angehörigen sind gleichermaßen bereit, sich über Krankheit, Krankheitsrisiken und ihre Bedeutung für das Familienleben auszutauschen. Jens ist ein typisches Beispiel dafür, dass viele Menschen sich erst mit dem Thema Krankheit auseinandersetzen mögen, wenn es sie selbst erwischt hat. Dieser Unsicherheit und diesen Verdrängungsmechanismen kann man am besten in umfassenden Schulungen begegnen, die sich an die Angehörigen von Menschen mit Diabetes richten.

Schulung und Begleitung hätte auch Christines Tochter Marie dringend gebraucht. Denn es tut Kindern nicht gut, ihre Eltern permanent hilflos und krank zu erleben und möglicherweise im Falle von Hypos selbst helfen zu müssen. Diese Kinder müssen stark sein, wenn es eigentlich Sache der Eltern wäre, stark zu sein.

Es gibt hierzu noch keine Studien speziell zu den Kindern von Eltern mit Diabetes, doch man weiß zum Beispiel von den Kindern dialysepflichtiger Eltern, dass sie häufiger psychische Probleme entwickeln und schlechtere Schulleistungen zeigen als andere Kinder. Es ist daher die Aufgabe von Kinderärzten, diesen Kindern gezielt psychosoziale Unterstützung zu vermitteln, wenn sie mitbekommen, dass sie ein Elternteil mit einer schweren chronischen Erkrankung haben.

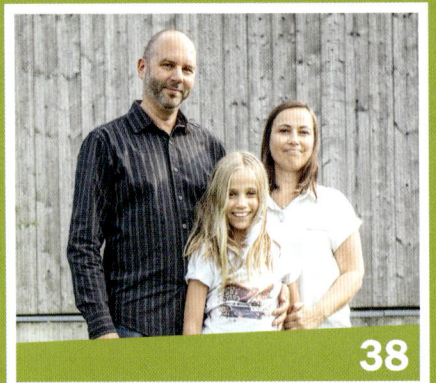

38

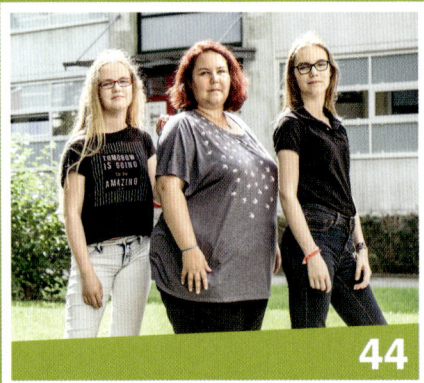

44

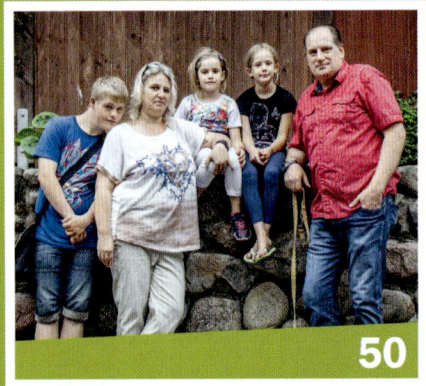

50

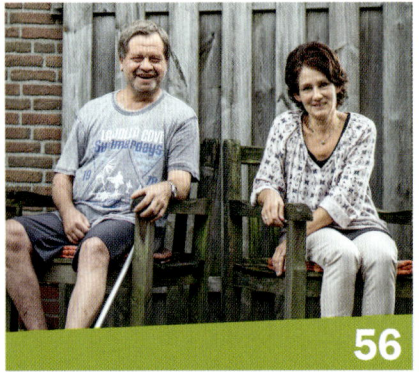

56

WIE SOLL ICH DAS ALLES UNTER EINEN HUT BRINGEN?

Welche Unterstützung Familien mit Diabetes im Alltag fehlt

Wenn ein Kind die Diagnose Typ-1-Diabetes erhält, dann sind zunächst seine Eltern für das Management der Erkrankung zuständig. In Schulungen lernen sie, Kohlenhydrate zu schätzen, Insulineinheiten zu berechnen und mit Unterzuckerungen umzugehen. Erst nach und nach führen sie ihr Kind an ein eigenverantwortliches Diabetesmanagement heran.

Doch wer übernimmt die Verantwortung für Blutzuckerwerte und Insulindosierung, wenn das Kind in der Kita, im Kindergarten oder in der Schule ist? Wer kümmert sich um den Diabetes, wenn das Kind in der Freizeit im Sportverein, in der Musikschule oder bei Freunden – wie andere Kinder auch – seinen Hobbys nachgeht? Häufig ist keine zuverlässige Betreuung gesichert, sodass immer ein Elternteil auf Abruf bereitstehen muss – ein Bereitschaftsdienst, der mit einer normalen Berufstätigkeit kaum zu vereinbaren ist.

Ähnliche Probleme haben Paare, bei denen ein Partner aufgrund von Folgeerkrankungen des Diabetes pflegebedürftig ist. Allzu oft verweigern Krankenkassen notwendige Therapien und Pflegeleistungen, oder es fehlen Hilfestellungen im Alltag. Die Betroffenen müssen nicht nur mit dem Diabetes zurechtkommen, sondern auch mit bürokratischen Hürden kämpfen.

Die folgenden Porträts zeigen, wie vier Familien sich mit der zusätzlichen Belastung durch den Diabetes im Alltag arrangiert haben.

„MAN MUSS ALS ELTERN VIEL MITEINANDER REDEN UND EINANDER VERTRAUEN."

Die Diagnose Typ-1-Diabetes bei einem Kind wirft in vielen Familien zumindest ein Elternteil auch beruflich aus der Bahn. Wer sollte auch sonst die Diabetesversorgung gewährleisten? Nicht so bei Kathy und Uwe Dalinger: Beide sind berufstätig, und dennoch klappt die Arbeitsteilung beim Diabetesmanagement für ihre Tochter Leonie reibungslos.

Natürlich hat Familie Dalinger den Diabetes ihrer Tochter Leonie nicht herbeigesehnt. Sie würde dem ungebetenen Gast auch keine Träne nachweinen, wenn der sich auf einmal wieder verabschieden wollte. Doch Kathy, Uwe und Leonie gelingt es erstaunlich gut, ihr Familienleben so zu gestalten, dass der Diabetes nicht die Oberhand gewinnt. Wie in den allermeisten Familien, traf die Diagnose Typ-1-Diabetes Leonies Eltern völlig unvorbereitet. „Ich wusste von einem Arbeitskollegen, dass seine Tochter Typ-1-Diabetes hat. Doch abgesehen davon hatten wir überhaupt keinen Bezug dazu. Welchen Raum der Diabetes im Alltag einnimmt und was es zu beachten gilt, war uns überhaupt nicht klar", erzählt Uwe.
Seine Frau Kathy erinnert sich: „Damals ging Leonie in die Kita. Ich ar-

beitete halbtags, Uwe in Vollzeit. In unserer Freizeit trafen wir Freunde, unternahmen Ausflüge, im Urlaub häufig Flugreisen ins Ausland. Leonie war schon recht selbstständig und besuchte oft auf eigene Faust ihre Freunde im Dorf zum Spielen. Nach der Diagnose hatten wir erst überhaupt keine Ahnung, ob all dies auch mit Diabetes möglich sein würde."
Eines war den beiden Eltern aber von Anfang an klar, ohne dass es auch nur einmal laut ausgesprochen werden musste: Das Diabetesmanagement ihrer Tochter geht sie beide an. „Wir hatten insgesamt zwei Wochen Elternschulung in der Klinik. Die erste Woche habe ich wahrgenommen, die zweite Woche war Uwe dort", sagt Kathy. „Ob Blutzucker messen, Kohlenhydrate berechnen, Insulinpumpe programmieren oder Ka-

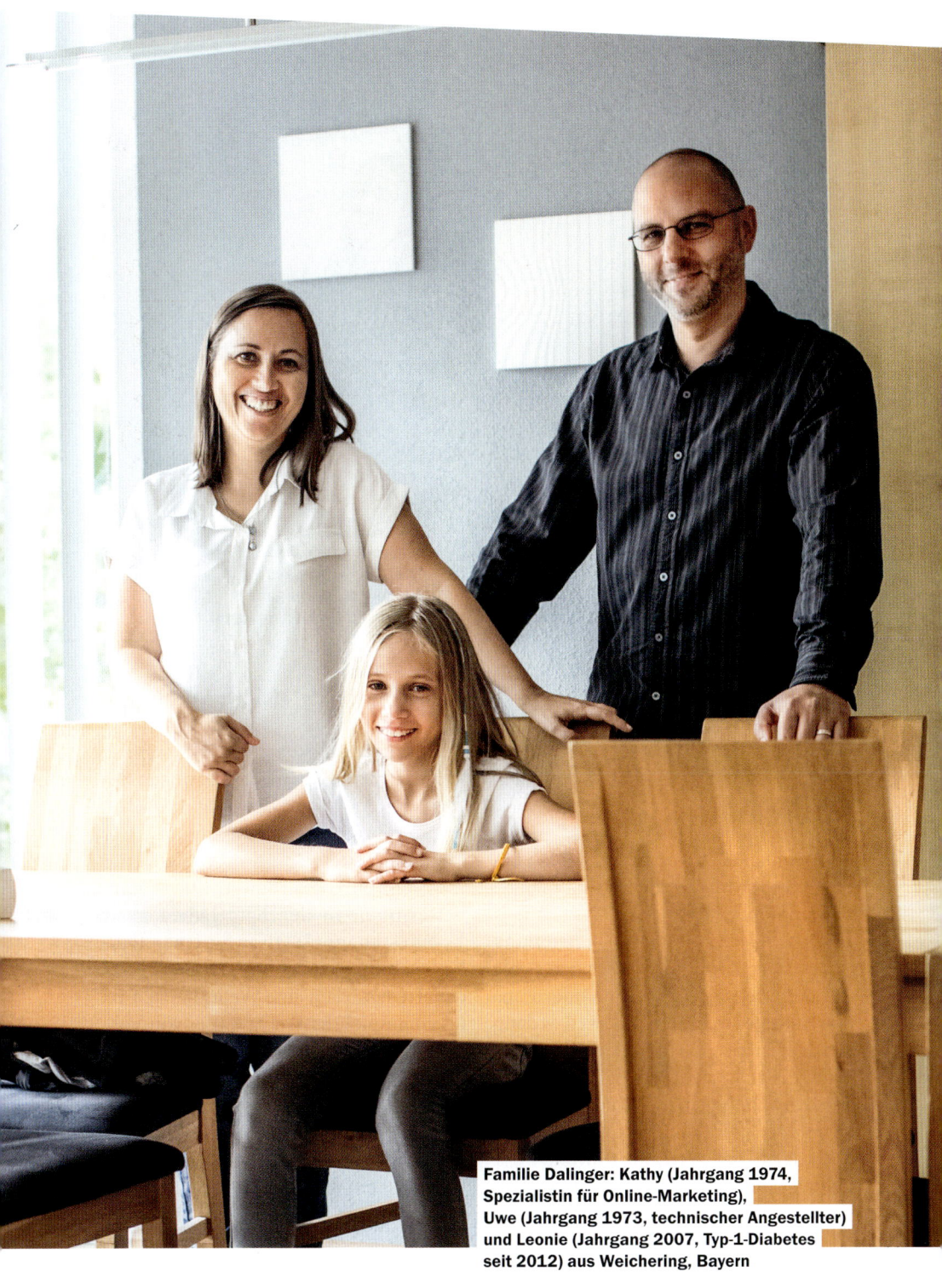

Familie Dalinger: Kathy (Jahrgang 1974, Spezialistin für Online-Marketing), Uwe (Jahrgang 1973, technischer Angestellter) und Leonie (Jahrgang 2007, Typ-1-Diabetes seit 2012) aus Weichering, Bayern

theter wechseln – wir haben das beide gelernt, beherrschen es gleichermaßen und teilen uns die Arbeit im Alltag auch."

Eltern von Kindern mit Diabetes wissen, dass der Diabetesalltag gerade bei Kindern keinen Feierabend kennt. Uwe erzählt: „Leonies Blutzuckerwerte sind jede Nacht anders. Deshalb müssen wir mindestens einmal pro Nacht messen, der Wecker klingelt in der Regel um 2:30 Uhr." Die beiden Eltern wechseln sich mit dem Aufstehen konsequent ab. Kathy gelingt dabei, was nicht bei allen Diabetes-Müttern funktioniert: Sie vertraut ihrem Mann. „Wenn Uwe nachts dran ist und sein Wecker klingelt, dann wache ich nicht einmal auf. Ich schlafe einfach weiter, wenn er aufsteht und Leonies Blutzucker misst, denn ich weiß, dass er das gut macht. Es wäre doch blöd, wenn ich auch aufstehen und noch einmal nachmessen würde. Ich habe auch so schon mit dem Schlafmangel zu kämpfen."

Ihr Kind akzeptiert die Arbeitsteilung ihrer Eltern anstandslos: „Da gab es nie Gejammere, dass nur Mama oder Papa den Katheter wechseln soll, weil es dann weniger ziept", berichtet Kathy. Eine große Erleichterung, schließlich führen genau solche Vorlieben von Kindern in vielen Diabetesfamilien zu Streit – oder eben dazu, dass am Ende nur einer der beiden Elternteile sich verantwortlich um das Diabetesmanagement kümmert. „Man muss miteinander reden und ei-

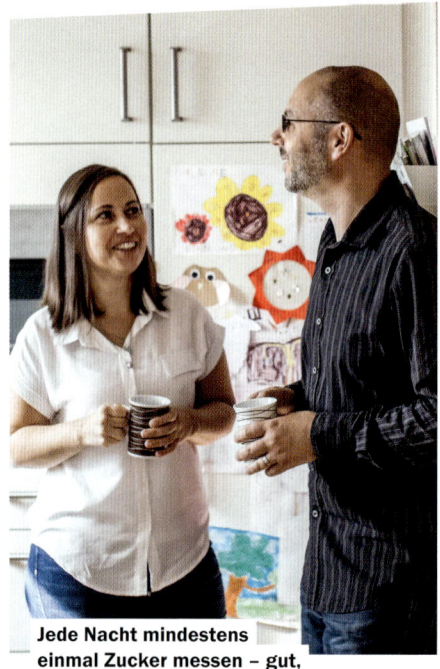

Jede Nacht mindestens einmal Zucker messen – gut, wenn man diese Aufgabe partnerschaftlich teilen kann.

nander vertrauen", finden Leonies Eltern.

Selbst unmittelbar nach der Diagnose kam Kathy nie der Gedanke, wegen des Diabetes auch nur zeitweilig ihren Beruf an den Nagel zu hängen: „Ich habe in der ersten Zeit drei Monate lang im Heimbüro gearbeitet. Die Mitarbeiterinnen in der Kita haben nach Leonies Diagnose zwar an einer Diabetesschulung teilgenommen. Doch es dauerte natürlich eine Weile, bis sich alles eingespielt hatte. Da war es von Vorteil, dass ich von zu Hause aus schneller in der Kita war, wenn es einmal Fragen oder Probleme gab."

Dass ihr Arbeitgeber so anstandslos mitspielte, hängt auch mit ihrer langen Betriebszugehörigkeit zusammen: „Ich arbeite mittlerweile seit 14 Jahren in demselben Unternehmen. Auch in der

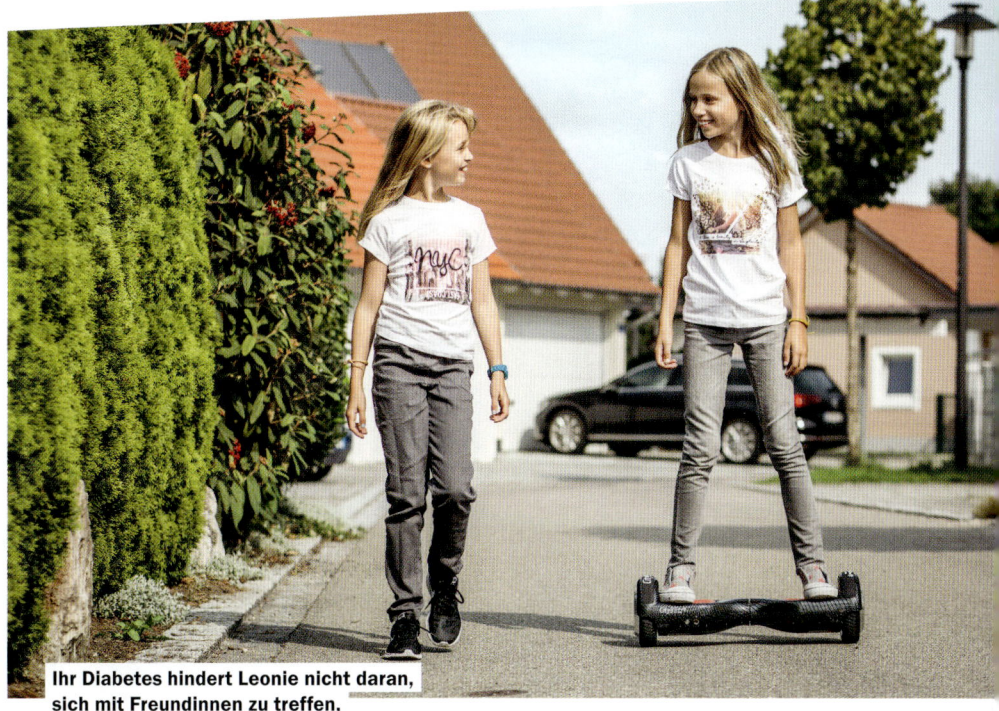

Ihr Diabetes hindert Leonie nicht daran, sich mit Freundinnen zu treffen, auf Geburtstagsfeiern oder Pyjamaparties zu gehen.

Schwangerschaft und nach der Geburt habe ich streckenweise von zu Hause aus gearbeitet. Mein Chef wusste also bereits, dass ich meinen Job auch im Heimbüro ordentlich erledige", erzählt Kathy.

Lediglich in der ersten Zeit nach der Diagnose ging es im Hause Dalinger ein wenig ruhiger zu als zuvor: „Wir unternahmen weniger Reisen, waren vorsichtiger. Leonie war zunächst nicht bei ihren Freunden zu Besuch, sondern hat lieber andere Kinder zu sich eingeladen", erinnert sich Kathy. Doch bald hielt der gewohnte Trubel wieder Einzug: Die Eltern von Leonies Freunden waren sehr interessiert, wollten alles über den Diabetes erfahren und das Mädchen wieder wie zuvor ins Dorfleben integrieren.

„Wir haben in diesem Punkt sicher einen Vorteil, weil wir in einem Dorf leben, in dem die Nachbarn sich füreinander interessieren und Anteil nehmen. Unsere Freunde und Nachbarn haben alles Wesentliche zum Diabetesmanagement gelernt, damit Leonie ganz normal zu Kindergeburtstagen oder Pyjamapartys gehen kann", berichtet Kathy. „Wir haben für solche Fälle eine Tasche mit einer Digitalwaage und einer Tabelle mit den Kohlenhydratangaben für die wichtigsten Lebensmittel, außerdem die dazugehörigen Insulinfaktoren. Diese Tasche nimmt Leonie selbst mit, wenn sie Freunde besucht."

Reibereien? Fehlanzeige. Bei den Dalingers gibt es allenfalls marginale Differenzen. „Im Allgemeinen herrscht zwischen Uwe und mir Einigkeit, was den Diabetes angeht", betont Kathy. Und wenn die beiden einmal nicht ganz einer Meinung sind, dann liegt es eher

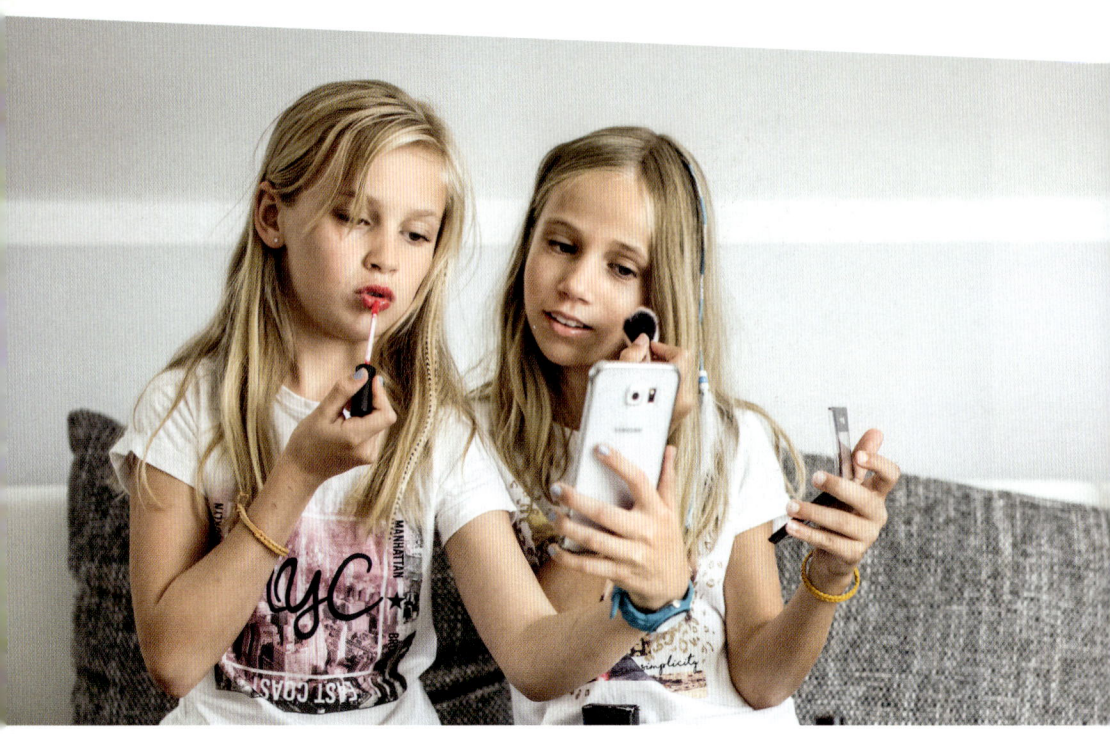

an ihrem individuellen Erziehungsstil als am Diabetes. „Ich bin generell etwas vorsichtiger. Wenn die Blutzuckerwerte zu hoch sind, wechsele ich daher eher einmal öfter den Katheter als Uwe." Auch Leonie kennt die feinen Unterschiede: „Bei Papa darf ich mehr Süßigkeiten essen als bei Mama!", strahlt das zierliche blonde Mädchen.

Obwohl sie den Diabetes konfliktfrei in ihren Familienalltag integriert haben, vermissen Kathy und Uwe manchmal ungestörte Zeit zu zweit als Paar. Vor Leonies Diabetesdiagnose verbrachte das Mädchen häufiger einmal ein Wochenende bei ihrem Opa. Doch der hält sich aus allem heraus, was mit dem Diabetes zu tun hat – Übernachtungen hat es seither nicht mehr gegeben.

„Leonie ist mit ihren zehn Jahren nun zwar eigentlich in einem Alter, in dem man ein Kind so langsam abends allein zu Hause lassen kann, um als Paar spontan essen zu gehen", sagt Uwe. „Das mögen wir derzeit aber noch nicht riskieren, weil der Blutzucker ja jederzeit verrücktspielen kann." Und ein bisschen wehmütig ergänzt Kathy: „Vor einer Weile war Leonie für ein Wochenende zur Schulung in der Diabetesklinik. Da waren Uwe und ich zum ersten Mal seit vier Jahren wieder einmal als Paar miteinander in einem Restaurant."

EXPERTEN-TIPP

Dr. Jens Kröger: Eine Beziehung ohne Schuldzuweisungen

Die Geschichte von Kathy und Uwe zeigt sehr schön, wie wichtig es ist, dass beide Elternteile an den Diabetesschulungen teilnehmen, damit sie sich beide gleichermaßen um den Diabetes ihres Kindes kümmern können. Weil sie weiß, dass ihr Mann ebenso gut den Blutzucker überwachen, Insulindosen berechnen und Insulinpumpen-Katheter wechseln kann wie sie selbst, kann Kathy nachts beruhigt schlafen, wenn ihr Mann die Verantwortung für die Nacht übernommen hat.

Ohne dieses Vertrauen kommt es in Partnerschaften schnell zu gegenseitigen Schuldzuweisungen: An einem hohen Blutzuckerwert ist dann immer der Elternteil schuld, der gerade für das Kind zuständig war. Ein solches Klima belastet das Verhältnis der beiden Partner ebenso wie die Angst vor Stoffwechselentgleisungen. Es ist toll, dass es Kathy und Uwe offenbar gelingt, ihre Beziehung nicht von Schuldgefühlen und Schuldzuweisungen vergiften zu lassen.

Damit sie ihre stabile gemeinsame Basis nicht verlieren, sollten sie vielleicht ab und zu die Ansprüche an sich selbst herunterschrauben. Denn mit allzu hohen Ansprüchen legt man sich leicht enge Fesseln an, die einem die Luft zum Atmen rauben. Und spätestens, wenn ein Kind in die Pubertät kommt, ist es für Eltern immens wichtig, beim Diabetesmanagement die Zügel lockerer zu lassen.

Es wäre doch schön, wenn Kathy und Uwe nicht nur dann miteinander ausgehen können, wenn ihre Tochter mal ein Wochenende in der Diabetesklinik verbringt. Schließlich brauchen auch Familien, in denen es vorbildlich läuft, im Alltag Unterstützung. Wir sollten Familien mit Diabeteskindern jede Hilfe gewähren, mit der sich die Belastung verringern lässt. Dazu zählen insbesondere technische Helfer wie CGM- oder FGM-Systeme, mit denen sich der Glukoseverlauf viel leichter überwachen lässt – übrigens auch von anderen Eltern, wenn das Kind einmal bei Freunden übernachten möchte.

Der technische Fortschritt wird Familien mit Diabeteskindern künftig sicher noch weitere Freiheiten schenken. Mit einer Smartphone-App, an der Forscher derzeit arbeiten und die den Nutzer beim Schätzen von Kohlenhydraten unterstützt, wäre zum Beispiel die Digitalwaage überflüssig, die Leonie zu Kindergeburtstagen mitschleppt.

DIAGNOSE DIABETES: AUF EINMAL IST DER KITA-PLATZ WEG, UND DAMIT AUCH DER JOB

Was tun, wenn sich der Hort weigert, ein Kind mit Typ-1-Diabetes weiter zu betreuen? Für die alleinerziehende Jamilah Fahel bedeutete die Kündigung durch den Hort nach der Diagnose ihrer Tochter Milena erst einmal 2,5 Jahre Arbeitslosigkeit. Heute blickt sie mit gemischten Gefühlen auf die schwere Zeit zurück.

Man sollte eigentlich meinen, dass in Deutschland alle Kinder Anspruch auf einen Kindergartenplatz oder einen Platz im Hort nach der Schule haben, wenn ihre Mutter alleinerziehend ist und ohne zuverlässige Betreuung nicht arbeiten gehen könnte. Im Fall von Jamilah Fahel und ihrer Tochter Milena war diese Annahme ein Trugschluss. Denn als Milena 2008 an Typ-1-Diabetes erkrankte und nach 14 Tagen Klinikaufenthalt wieder in den Hort gehen sollte, bekam Jamilah die Kündigung des Betreuungsvertrags in die Hand gedrückt.

„Die Leitung der Einrichtung weigerte sich, die Verantwortung für Milenas Diabetes zu übernehmen. Keine der Erzieherinnen war bereit, sich schulen zu lassen. Und einen Pflegedienst, der ins Haus gekommen wäre und das Diabetesmanagement übernommen hätte, wollte man auch nicht akzeptieren", erzählt Jamilah.

„Milenas Diabetologin empfahl mir, juristisch gegen die Kündigung durch den Hort vorzugehen. Doch ich wollte auf keinen Fall mein Kind in einer Einrichtung betreuen lassen, in der es nicht erwünscht war", sagt die Mutter. Alternative Betreuungsmöglichkeiten hätte es in Innenstadtnähe vielleicht gegeben, doch nicht im Hamburger Randbezirk Hummelsbüttel, in dem Jamilah mit Milena und ihrer jüngeren Tochter Leonie lebt.

Die Kündigung durch den Hort war ein zusätzlicher Schock in einer ohnehin schweren Zeit. Schließlich hatte Jamilah nach der Diagnose bereits genug damit zu tun, im Eiltempo zu lernen, wie man Blutzucker misst, Kohlenhydrate berechnet und Insulin spritzt. Sie fand zwar Rückhalt bei

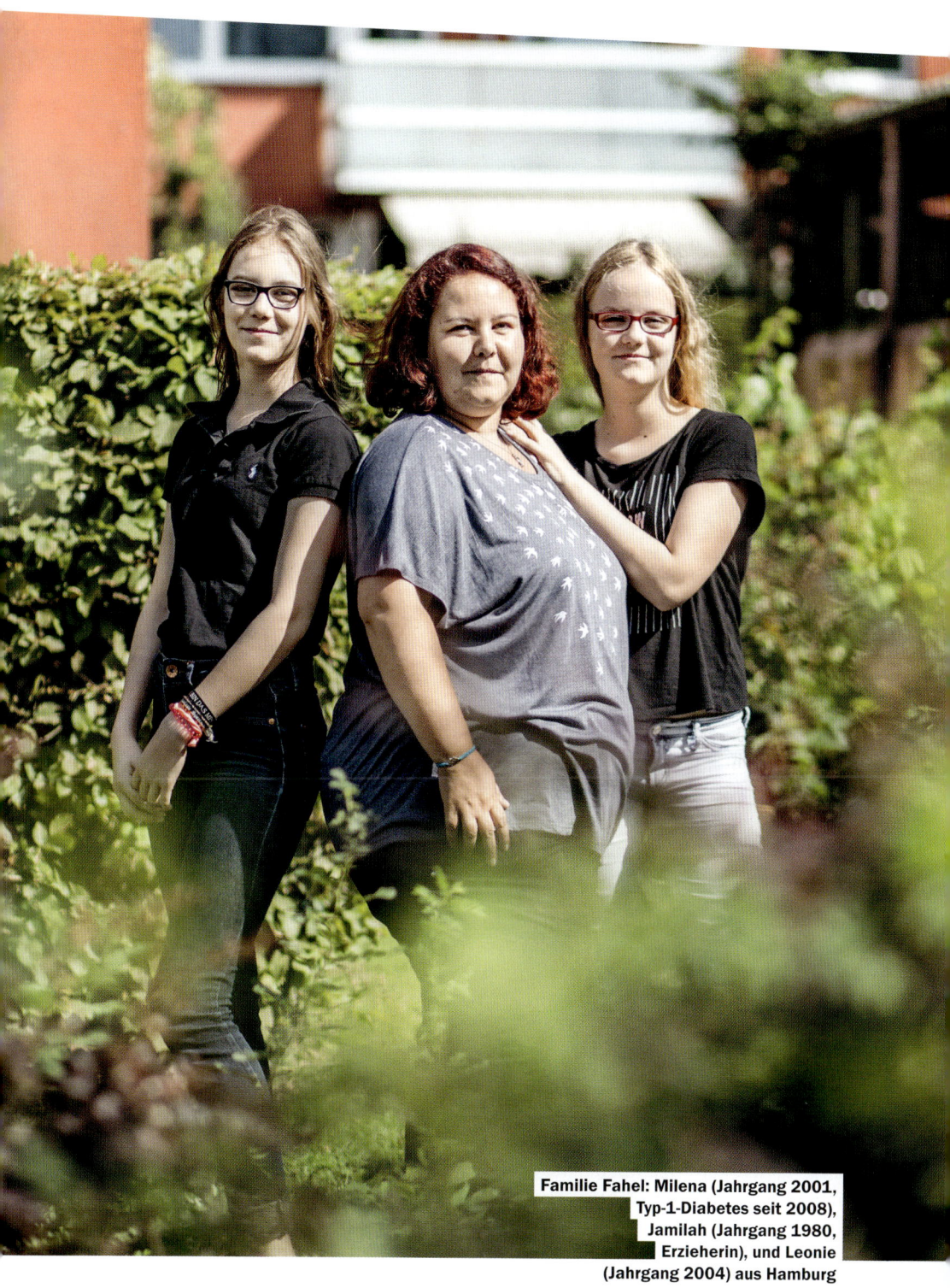

Familie Fahel: Milena (Jahrgang 2001, Typ-1-Diabetes seit 2008), Jamilah (Jahrgang 1980, Erzieherin), und Leonie (Jahrgang 2004) aus Hamburg

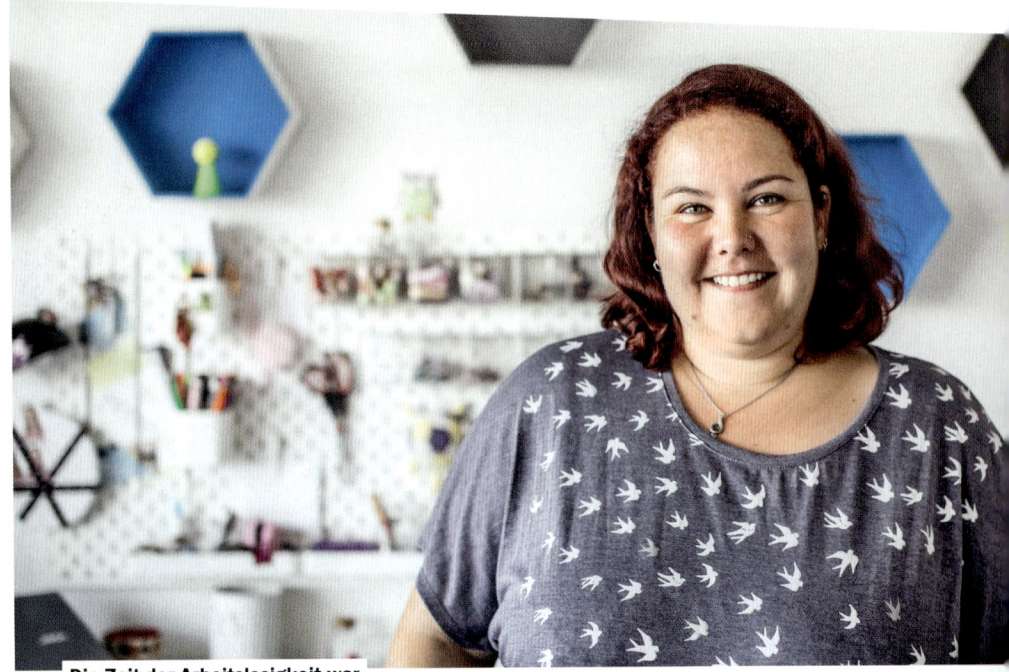

Die Zeit der Arbeitslosigkeit war hart, doch nun steht Jamilah beruflich wieder auf eigenen Beinen.

ihrer Familie, doch im Alltag fehlte die Unterstützung eines Lebenspartners: „Vom Vater meiner Kinder lebte ich bereits getrennt, mit ihm konnte ich nicht rechnen. Er weigerte sich sogar, an einer Diabetesschulung teilzunehmen – das sei doch nicht nötig, wenn ich mich schon um alles kümmere. Doch für mich war es schließlich auch ein Sprung ins kalte Wasser!", erinnert sich Jamilah. „In den ersten Tagen nach der Diagnose, als Milena noch in der Klinik war, war ich so verzweifelt, dass ich abends allein in den Park ging und heulte."

Zu ihrer persönlichen Belastung gesellten sich außerdem berufliche Probleme. „Ich hatte damals einen befristeten Arbeitsvertrag, der gerade erst ausgelaufen war. Eigentlich hätte ich einen unbefristeten Anschlussvertrag bekommen, doch mit der fehlenden Kinderbetreuung für Milena wurde daraus

nichts." Jamilah musste sich arbeitslos melden und blieb über zwei Jahre lang ohne Job.

Auf der Warteliste für eine Nachmittagsbetreuung in der Schule, die Milena statt des Horts hätte besuchen können, ging es einfach nicht voran. „Die Zeit der Arbeitslosigkeit war hart, auch finanziell", erzählt Jamilah. „Zu allem Überfluss glaubte mir die Arbeitsagentur nicht, dass ich überhaupt einen Job annehmen möchte, und setzte mich unter Druck. Dabei hätte ich liebend gern gleich weitergearbeitet."

Das Blatt wendete sich erst, als Jamilah nachmittags auf dem Spielplatz zufällig eine Frau kennen lernte, die gerade ihre Ausbildung zur Tagesmutter abgeschlossen hatte und noch Kinder suchte, die sie betreuen konnte. „Sie hatte keine Bedenken, die Verantwortung für ein Kind mit Typ-1-Diabetes zu überneh-

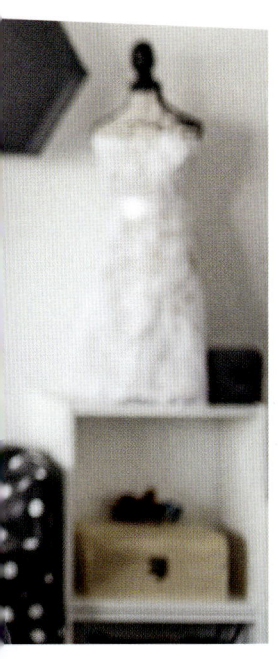
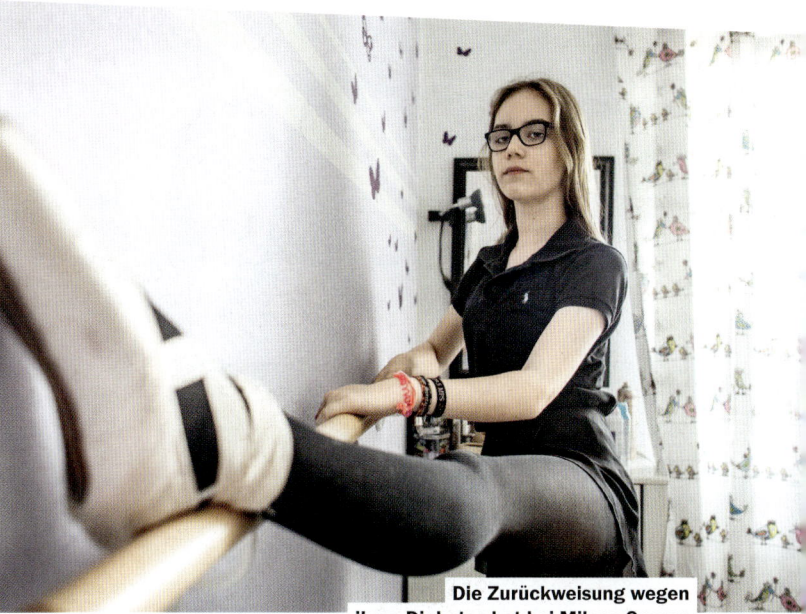

Die Zurückweisung wegen ihres Diabetes hat bei Milena Spuren hinterlassen. Sie hat ihre Erkrankung bis heute nicht recht akzeptiert.

men. Außerdem ging ihre eigene Tochter in die Parallelklasse meiner zweiten Tochter Leonie, die Kinder konnten also nach der Schule alle gemeinsam von der Schule zur Tagesmutter gehen", berichtet die Mutter. „Sie hat sich in puncto Diabetes alles von mir erklären lassen, und mittags telefonierten wir einmal, um uns abzusprechen. Das lief gut."

Die Kinderbetreuung nach der Schule war also für beide Mädchen wieder gesichert. Und auch beruflich taten sich neue Perspektiven auf, wenn auch zunächst nur in Form eines Ein-Euro-Jobs in einer Kindertagesstätte. „Doch ich hatte großes Glück, denn mir wurde nach ein paar Monaten in genau dieser Kita eine feste Stelle angeboten", berichtet Jamilah. „Seither bin ich dort unbefristet als Erzieherin beschäftigt."

Seit einer Weile hat sie auch wieder einen neuen Lebensgefährten, den sie an den Wochenenden sieht.

Jamilahs Alltag läuft heute wieder in geregelten Bahnen, doch bei Milena hat die Zurückweisung wegen ihres Diabetes Spuren hinterlassen. Denn auch die Lehrkräfte in der Schule ließen lange Zeit Verständnis und Unterstützung vermissen. Die 16-Jährige erzählt: „Ich bin in der 7. Klasse im Matheunterricht einmal unterzuckert und konnte eine einfache Aufgabe wie 5 x 5 nicht lösen. Meine Lehrerin hat nicht geschaltet, obwohl sie gesehen hat, dass ich zittere und meinen Blutzucker messe. Alle anderen in der Klasse haben gelacht, bis meine Freundin ihnen endlich gesagt hat, dass ich unterzuckert bin und mich deshalb nicht konzentrieren kann."

Von enttäuschenden Momenten mit der Schule kann auch Jamilah berichten: „Im Vorfeld einer Klassenfahrt hat-

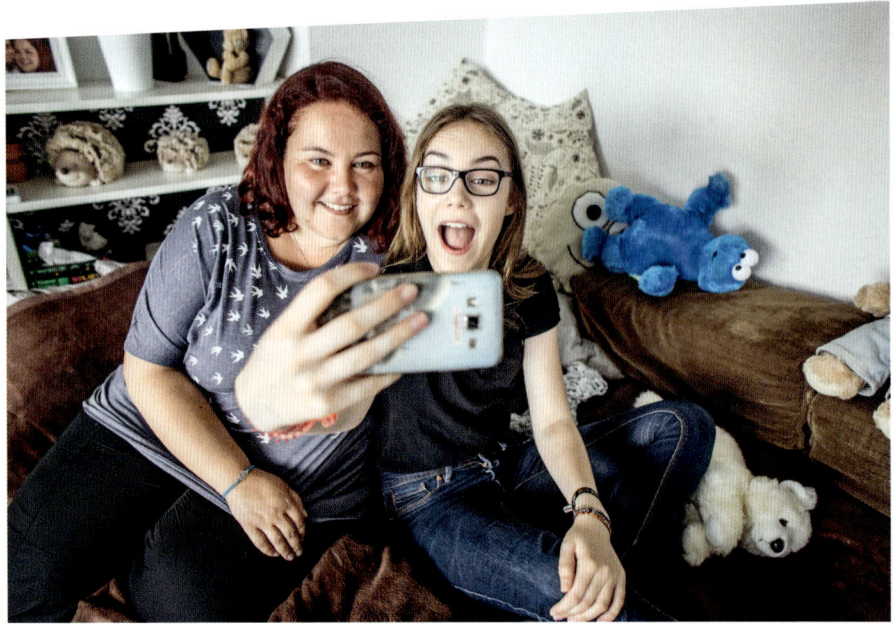

te mir Milenas Lehrer zugesagt, dass er sich um das Diabetesmanagement kümmern würde. Doch das Infomaterial, das ich ihm hierfür mitgebracht habe, hat Milena am nächsten Tag im Mülleimer gefunden." Auch in der Klassengemeinschaft hatte ihre Tochter es lange Zeit nicht leicht. Milena erzählt: „Viele dachten, es sei cool, Diabetes zu haben, weil man dann häufiger mal den Klassenraum verlassen oder im Unterricht essen darf. Auch meine Freundinnen waren nicht immer nett zu mir. Sie sagten manchmal, wenn sie selbst Diabetes hätten, würden sie es besser hinkriegen als ich."

Erst durch ihren neuen Klassenlehrer hat Milena in der Schule an Selbstvertrauen gewonnen. Jamilah ist erleichtert, dass der Lehrer das Mädchen im Blick hat und darauf achtet, dass sie regelmäßig ihren Blutzucker misst. Milena sagt: „Er hat mir die Gelegenheit gegeben, in der Klasse einen Vortrag über Typ-1-Diabetes zu halten, damit die anderen besser verstehen, worum es dabei geht."

Doch wirklich akzeptiert hat Milena ihren Diabetes bis heute nicht: „Ich mag das Messen und Spritzen einfach nicht. Ich gehe deswegen auch zur Therapie. Anfangs war ich skeptisch, aber meine Therapeutin redet nicht nur über den Diabetes mit mir, sondern über alles, was sonst noch anliegt. Das tut gut."

Wenn Jamilah auf die vergangenen Jahre zurückblickt, fühlt sie sich zwiegespalten. Auch wenn sich mittlerweile alles zum Positiven gewendet hat, macht ihr die Enttäuschung durch die Bildungseinrichtungen zu schaffen, in denen Milena wegen ihres Diabetes diskriminiert wurde: „Ich hatte eigentlich immer gedacht, dass Kitas und Schulen soziale Einrichtungen sind, doch in dem Punkt lag ich offenbar falsch."

EXPERTEN-TIPP

Dr. Jens Kröger: Wir brauchen mehr rechtlichen Spielraum für Erzieherinnen und Lehrkräfte.

Es ist furchtbar, was Familie Fahel da passiert ist. Denn Kinder mit einer chronischen Erkrankung haben einen Rechtsanspruch auf einen Kindergartenplatz wie andere Kinder auch. Außerdem stehen ihnen bei Bedarf Integrationshilfen in der Kita, im Kindergarten und in der Schule zu. Das ist im Sozialgesetzbuch genau geregelt (siehe Seite 145). Und es bedeutet zum Beispiel, dass ein Schulbegleiter mit dem Kind in die Schule geht und es während des Unterrichts hinsichtlich des Diabetes betreut. Wenn Kindern diese Unterstützung verweigert wird, können Eltern im Eilverfahren durchsetzen, dass die Hilfen gewährt werden. Eltern dürfen nicht aufgrund der Erkrankung eines Kindes aus dem Erwerbsleben ausgeschlossen werden. So sieht zumindest die juristische Seite aus.

Auf der menschlichen Seite kann ich natürlich gut nachempfinden, dass man sein Kind nicht dorthin geben mag, wo es aufgrund seiner Krankheit bzw. der damit möglicherweise verbundenen Schwierigkeiten nicht erwünscht ist. Gleichzeitig kann ich auch Erzieherinnen und Lehrkräfte verstehen, die Angst vor der zusätzlichen Verantwortung haben und die nicht wissen, wie sie mit einer Erkrankung wie Diabetes umgehen sollten. Hilfreich ist für sie deshalb der Besuch einer auf diese Zielgruppe zugeschnittene Schulung, die in vielen Bundesländern angeboten wird.

Rein rechtlich sind Erzieherinnen und Lehrkräfte allerdings nur dazu verpflichtet, im Notfall Erste Hilfe zu leisten. Blutzuckermessungen, Insulingabe oder das Verabreichen einer Glukagonspritze im Falle einer Hypoglykämie zählen nicht zu ihren Pflichten. Hierüber können sie mit den Eltern allenfalls einen privaten Vertrag abschließen, vor dem viele – verständlicherweise – aus Angst vor haftungsrechtlichen Grauzonen zurückschrecken. Denn es gibt durchaus auch Eltern, die in ihrer Sorge weit über das Ziel hinausschießen und Erzieherinnen, Lehrkräfte oder Schulbegleiter für jeden hohen Blutzuckerwert zur Rechenschaft ziehen.

In meinen Augen werden Erzieherinnen und Lehrkräfte hier vom Staat ganz kläglich im Stich gelassen. Sie werden im Rahmen ihrer Berufsausübung bei Kindern mit Diabetes mit Risiken konfrontiert, die sie nur in einem privatrechtlichen Vertrag mit den Eltern regeln können. Hier brauchen wir dringend Klarstellung und mehr rechtlichen Spielraum für Erzieherinnen und Lehrkräfte.

„UNSERE TÖCHTER LERNEN VON ALLEIN, UNBEFANGEN MIT ANDERSARTIGKEIT UMZUGEHEN"

Gegenüber Behörden und der Krankenkasse muss Familie Jastrzembskis um jede Unterstützung für ihren Sohn Fin kämpfen. Der Junge kam mit Down-Syndrom und Herzfehler auf die Welt und erkrankte als Neunjähriger zusätzlich an Typ-1-Diabetes. Doch was seine kleinen Schwestern durch ihren großen Bruder lernen, ist unbezahlbar.

Eltern mit einem Diabeteskind finden häufig Trost in der Gewissheit, dass ihr Nachwuchs mit der Zeit eigenständig und vernünftig genug sein wird, selbst Verantwortung für seinen Typ-1-Diabetes zu übernehmen. Bei Kerstin und Michael Jastrzembskis ist das anders: Ihr Sohn Fin ist längst volljährig, doch er wird nie ohne intensive Betreuung leben, geschweige denn seinen Diabetes managen können.

Fin hat das Down-Syndrom, außerdem einen Herzfehler. Es fällt ihm schwer, Unterhaltungen zu folgen. Er spricht nicht in vollständigen Sätzen, seine Gedanken springen allzu schnell von einem Thema zu nächsten. Aus den Zahlen auf dem Display seines Messgeräts kann Fin nichts ableiten, und eine Insulinpumpe kommt für ihn nicht infrage, weil er an dem Gerät herumspielen und möglicherweise unkontrolliert Insulin abgeben würde. Mit dem Management seines Typ-1-Diabetes wäre er allein völlig überfordert – und so wird es auch bleiben.

Kerstin erinnert sich an die Diabetesdiagnose ihres Sohns: „Fin hatte binnen einer Woche über fünf Kilogramm abgenommen, doch es dauerte eine Weile, bis man im Krankenhaus schließlich darauf kam, dass er Typ-1-Diabetes hat." Für die Eltern war die Nachricht ein großer Schock: „Wenn das eigene Kind bereits das Down-Syndrom und einen Herzfehler hat, dann

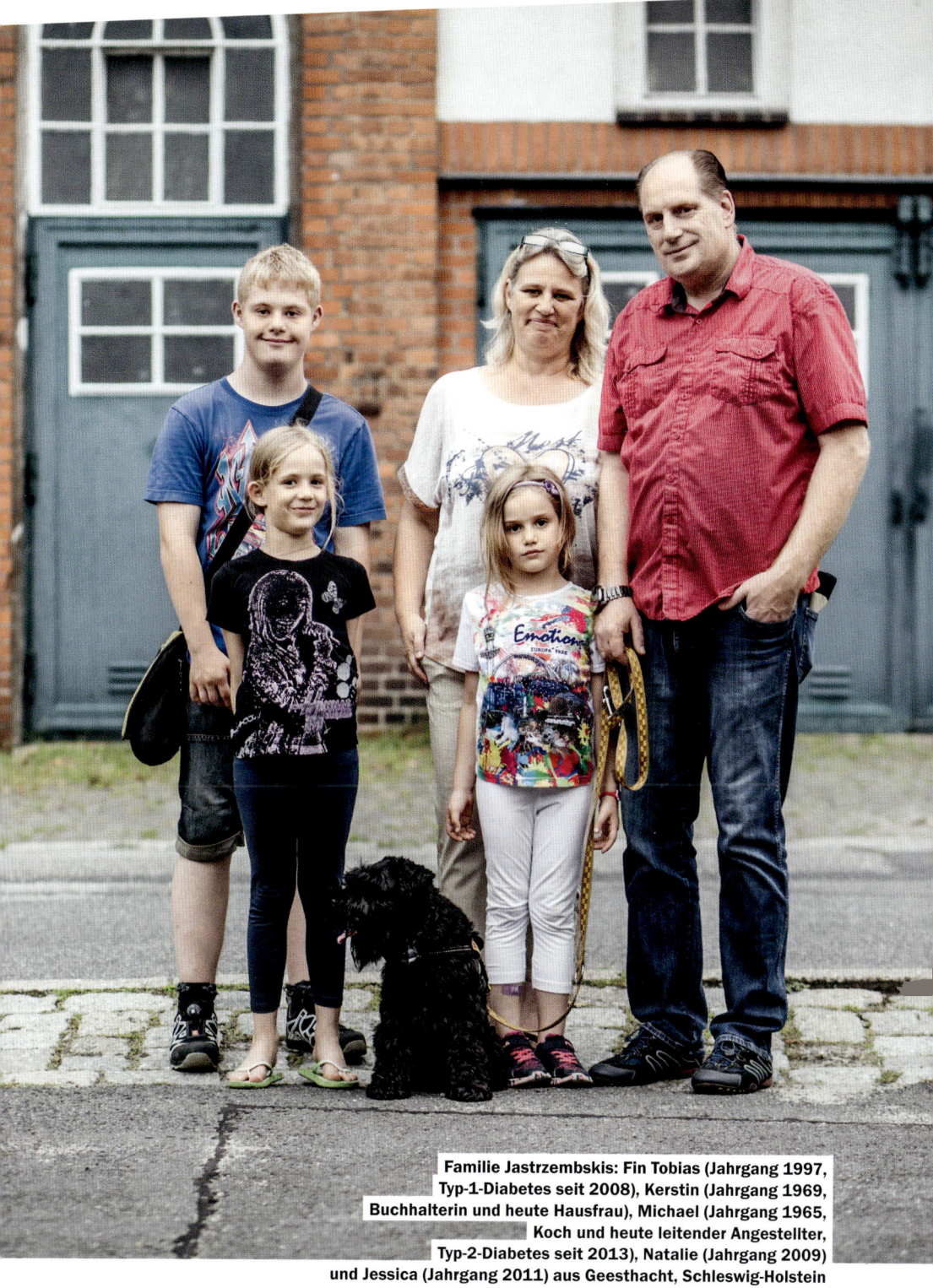

Familie Jastrzembskis: Fin Tobias (Jahrgang 1997, Typ-1-Diabetes seit 2008), Kerstin (Jahrgang 1969, Buchhalterin und heute Hausfrau), Michael (Jahrgang 1965, Koch und heute leitender Angestellter, Typ-2-Diabetes seit 2013), Natalie (Jahrgang 2009) und Jessica (Jahrgang 2011) aus Geesthacht, Schleswig-Holstein

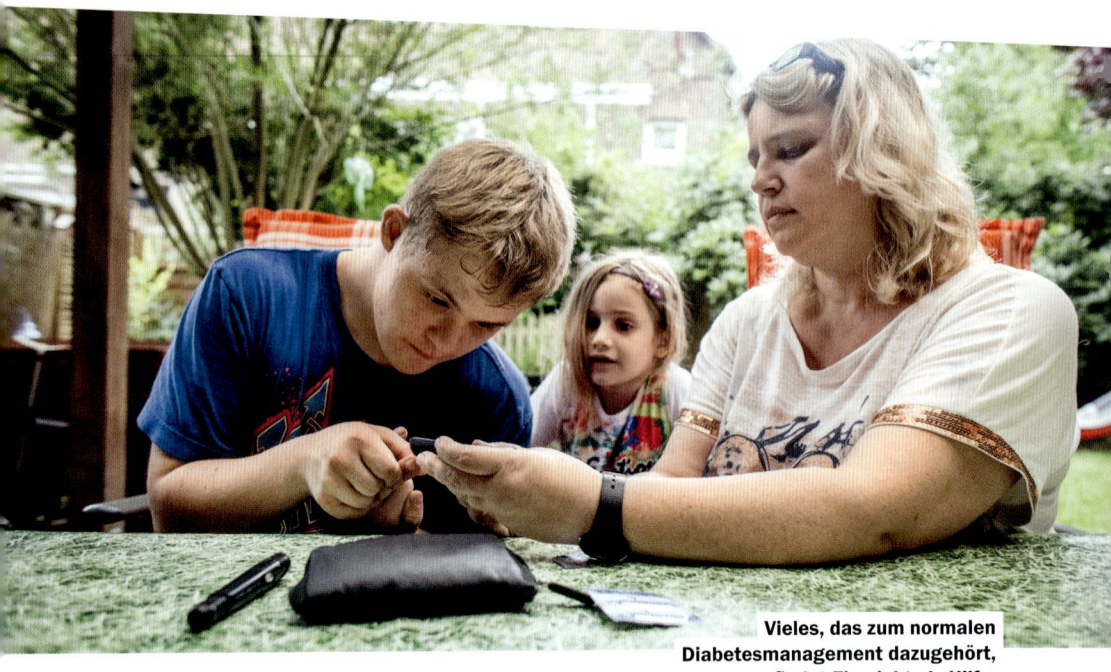

fragt man sich schon manchmal, warum nun noch etwas dazukommen musste."

Michael erklärt: „Besonders schwierig ist, dass Fin die Einsicht in seine Erkrankung fehlt. Er versteht zum Beispiel nicht, warum er bei hohen Zuckerwerten nicht naschen soll." Vieles, das zum normalen Diabetesmanagement dazugehört, empfindet Fin nicht als Hilfe, sondern als Strafe. Sein Vater sagt: „Wir versuchen einfach, ihn trotz alledem so behütet wie möglich aufwachsen zu lassen."

Für seine Frau Kerstin bedeutete die zusätzliche chronische Erkrankung ihres Sohns den Abschied von ihrem Job: „Natürlich hätte ich gern weitergearbeitet, aber es wäre anders nicht gegangen – die Gesundheit meines Kindes geht schließlich vor." Fin besuchte damals eine Schule für Kinder mit geistigen und körperlichen Behinderungen.

„Das lief soweit auch gut", erzählt seine Mutter, „doch mit dem Typ-1-Diabetes als zusätzliche Erkrankung kam man dort überhaupt nicht klar."

Stets musste Kerstin damit rechnen, dass jemand aus der Schule anruft und sie bittet, den Jungen vom Unterricht abzuholen: „Wenn Fin hohe Blutzuckerwerte hat, wird er leicht aggressiv. Leider können viele Menschen dieses Verhalten nicht richtig einordnen. Anstatt einfach mal seinen Blutzucker zu messen, verlangen sie von mir, dass ich ihn nach Hause hole." Erst als die Krankenkasse nach langem Hin und Her die Kosten für einen Pflegedienst bewilligte, der im Laufe des Schultages Fins Zuckerwerte kontrollierte und Insulin spritzte, besserte sich die Situation.

Mittlerweile arbeitet Fin in einer Holzwerkstatt für Menschen mit Behinderungen und stellt dort Kaminanzünder her. Kerstin berichtet: „Der Um-

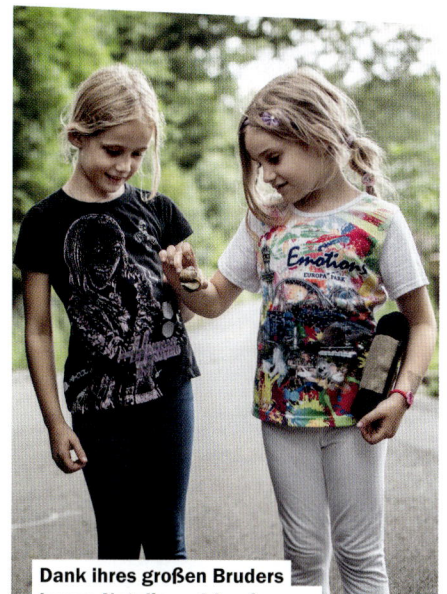

Dank ihres großen Bruders lernen Natalie und Jessica von klein auf, mit Andersartigkeit umzugehen

gang mit Holz macht ihm Spaß, auch wenn er eigentlich lieber wie sein Vater in der Küche gearbeitet hätte. Doch dort wäre die Versuchung zu groß gewesen, immer wieder zwischendurch unkontrolliert zu essen. Das hätte sich mit seinem Diabetes nicht gut vertragen." Leider ist man auch an Fins Arbeitsplatz auf Mehrfachbehinderungen nicht gut eingestellt. Auch hier kommt es immer wieder vor, dass Kerstin ihren Sohn im Laufe des Tages von der Arbeit abholen und nach Hause bringen muss. „Ich muss rund um die Uhr bereitstehen – doch das ist leider etwas, das insbesondere bei der Krankenkasse niemand so recht sehen mag."

Der ständige Streit mit der Krankenkasse um die Bewilligung von Leistungen zerrt an den Nerven der Eltern. „Von Anfang an mussten wir uns alle benötigten Hilfen selbst zusammensuchen. So viele Telefonate, so viele ärztliche Gutachten – als sei die Belastung selbst nicht schon groß genug", erinnert sich Michael. „Als Fin 18 Jahre alt wurde, hat die Krankenkasse von jetzt auf gleich sämtliche Leistungen eingestellt. Man ging offenbar davon aus, dass er nun alles allein bewerkstelligen kann. Dabei war doch klar, dass weder sein Down-Syndrom noch der Typ-1-Diabetes mit Erreichen der Volljährigkeit einfach verschwinden würde." Seine Frau ergänzt: „Es hat dann ein halbes Jahr gedauert, bis wir alle ärztlichen Gutachten und Befunde beisammenhatten und wieder dieselben Hilfen bekamen wie vor Fins 18. Geburtstag." An den Kosten für die Ausbildung und den Unterhalt von Fins Diabetikerwarnhund Baffi beteiligt sich die Krankenkasse bis heute nicht. Dabei reagiert der kleine Rüde, wenn Fin zu hohe oder zu niedrige Zuckerwerte hat, und hilft der Familie damit, Fins Diabetesalltag besser zu bewältigen. „Rollstühle werden doch auch von der Krankenkasse bezahlt, warum also nicht ein Diabetikerwarnhund?", ärgert sich Kerstin.

Trotzdem arbeitet die Familie darauf hin, dass Fin irgendwann von zu Hause ausziehen und sein eigenes Leben führen kann. „Allerdings werden einem viele Steine in den Weg gelegt", sagt sie. „Es gibt zwar Wohngruppen für Menschen mit Down-Syndrom und Herzfehler. Aber in Kombination mit Typ-1-Diabetes findet man nicht so ohne Weiteres ein geeignetes Angebot."

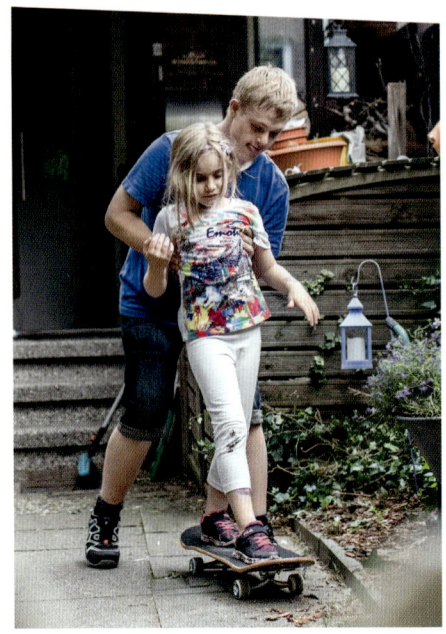

Michael findet: „Hier in Deutschland herrscht generell eine negative Grundstimmung gegenüber Menschen mit Behinderungen. Der Staat verabschiedet ein Teilhabegesetz, doch was dabei herauskommt, reicht einfach nicht aus. Gleichzeitig ist die Bürokratie immens, es gibt Vorschriften für so viele Dinge, bei denen der gesunde Menschenverstand einem sagt, dass es so nicht gehen kann."

Seit bei Michael selbst 2013 ein Typ-2-Diabetes festgestellt wurde, hat er einen noch aufmerksameren Blick als zuvor für die latente Diskriminierung im Alltag. So fällt ihm auf, dass viele Betroffene am Arbeitsplatz aus Angst vor den Vorurteilen ihrer Mitmenschen den Diabetes verschweigen. „Dabei ist Diabetes doch nicht ansteckend. Und es lebt sich mit Offenheit deutlich einfacher und besser. Ich kann das Verhalten meines Kollegen doch viel besser einschätzen, wenn ich weiß, dass möglicherweise ein hoher Zuckerwert dafür verantwortlich ist, dass er gerade übellaunig, müde oder unkonzentriert ist."

Er selbst machte vom ersten Tag an kein Geheimnis um seine Erkrankung: „Das war auch gut so, denn anfangs ist es mir in meinem Job als Koch in einer Kantine sehr schwergefallen, mit meinem Typ-2-Diabetes zurechtzukommen. Schließlich muss ich ja immer auch probieren, was ich koche." Michael hängte deshalb die Kochmütze an den Nagel und übernahm eine Stelle als leitender Angestellter in der Kantine seines Unternehmens. „Seither ist es etwas leichter geworden, meinen Diabetes im Joballtag zu managen."

Trotz der vielfältigen und andauernden Belastungen, denen ihre Familie ausgesetzt ist, blicken Kerstin und Michael positiv in die Zukunft: „Wenn man im Krankenhaus und in Behinderteneinrichtungen sieht, was Menschen sonst noch alles zustoßen kann, dann lernt man sein Leben wertzuschätzen", sagt Kerstin. Ihr Mann geht sogar noch einen Schritt weiter und sagt: „Fins kleine Schwestern haben Glück, mit einem großen Bruder aufzuwachsen, der nicht der Norm entspricht. Wir müssen ihnen Toleranz nicht erst beibringen – sie lernen es ganz von allein, unbefangen mit Andersartigkeit umzugehen."

EXPERTEN-TIPP

Dr. Jens Kröger: Krankenkassen machen Betroffenen das Leben oft unnötig schwer.

Es ist toll, wie Familie Jastrzembskis ihren Sohn in ihre Familienstruktur einbindet. Mehrfachbehinderungen erfordern noch viel mehr als ein Typ-1-Diabetes allein, dass sich alle Familienmitglieder austauschen und versuchen, einen gemeinsamen Weg zu finden. Dazu gehört auch, eine Therapieform zu finden, die Fin mit seiner Behinderung möglichst gut selbst beherrschen kann. Weniger erfreulich ist die Haltung der Krankenkassen. Eigentlich sollte ihnen klar sein, dass weder das Down-Syndrom noch der Typ-1-Diabetes irgendwann wieder verschwinden werden. Leider erlebe ich häufig, dass Sachbearbeiter bei Anträgen ihrer Versicherten nicht über den Tellerrand hinausschauen oder gesunden Menschenverstand einsetzen. Stattdessen werden immer wieder neue ärztliche Gutachten eingefordert, notwendige Leistungen verweigert und Familien das Leben schwer macht – einfach unbegreiflich.

Was die Ablehnung der Kostenübernahme für einen Diabetikerwarnhund (siehe Seite 149) angeht, ist die Lage weit weniger eindeutig. Viele Menschen mit Diabetes machen zwar positive Erfahrungen mit Hunden, die sie vor drohenden Unterzuckerungen warnen. Doch es fehlen bislang gesicherte wissenschaftliche Erkenntnisse darüber, dass Diabetikerwarnhunde die Qualität der Diabeteseinstellung tatsächlich messbar und zuverlässig verbessern. Ohne solche Studien wird es schwer, Diabetikerwarnhunde als „Hilfsmittel" wie z. B. beim Blindenhund in den GKV-Leistungskatalog zu bekommen.

Zum Glück können seit 2016 endlich CGM-Systeme (siehe Seite 152) zur kontinuierlichen Glukosemessung zulasten der Krankenkassen verordnet werden, die im Alltag zuverlässig vor Hypoglykämien warnen und damit Betroffenen und ihren Angehörigen den Alltag erleichtern. Nachdenklich macht mich, was Fins Vater Michael über die Diskriminierung von Menschen mit Typ-2-Diabetes erzählt. Leider gibt es in der Öffentlichkeit immer noch viel zu viele Vorurteile gegenüber Menschen mit Diabetes, in Deutschland fühlen sich etwa 10 Prozent von ihnen diskriminiert. Den Betroffenen fällt es deshalb schwer, sich zu ihrer Erkrankung zu bekennen, am Arbeitsplatz und in der Freizeit offen damit umzugehen. Wir brauchen mehr Aufklärung darüber, dass Menschen mit Typ-2-Diabetes eben nicht „selbst schuld" sind, denn dafür spielen zu viele unterschiedliche Aspekte bei der Entstehung der Erkrankung eine Rolle. Wir müssen auch immer wieder darauf hinweisen, dass Menschen mit Diabetes generell genauso leistungsfähige Mitglieder unserer Gesellschaft sind wie Menschen ohne diese chronische Erkrankung.

„KLEIN BEIZUGEBEN WAR NIE EINE OPTION – ES HEISST JA IN GUTEN WIE IN SCHLECHTEN TAGEN!"

Horst ist halbseitig gelähmt und kann nicht mehr sprechen – es sind die dramatischen Folgen eines Schlaganfalls. Seine Frau Nicole muss neben dem gemeinsamen Alltag seine Therapie und Pflege sowie sein Diabetesmanagement organisieren. Und fühlt sich dabei häufig alleingelassen.

Eine Weile, nachdem sich Nicole Amrein und Horst Dieter Eggers 2002 kennengelernt hatten, steckte er ihr einen Zettel zu, auf dem er die Faktoren für die Berechnung seiner Insulindosis aufgeschrieben hatte. „Nur für den Notfall", sagte er, denn natürlich kümmerte sich der Krankenpfleger, der seit seinem 13. Lebensjahr Typ-1-Diabetiker ist, allein um seinen Diabetes. Nicole ahnte damals nicht, dass dieser kleine Zettel 2010 ihre Rettung sein sollte. Denn da erlitt ihr Mann einen Schlaganfall, mit dessen Folgen beide bis heute zu kämpfen haben.

Horst ist halbseitig gelähmt. Er kann seinen rechten Arm nicht bewegen, beim Laufen stützt er sich mit einem Gehstock. Den größten Schaden aber hat das Sprachzentrum in seinem Gehirn genommen. Er kann nicht mehr sprechen, nur mit großer Mühe kann er ein wenig lesen. Die Fähigkeit zu schreiben und sein Zahlenverständnis hat er ganz verloren. Es gelingt ihm weder, seine Blutzuckerwerte zu interpretieren, noch die erforderlichen Insulineinheiten zu berechnen.

„Seit dem Schlaganfall bin ich für seinen Diabetes zuständig", berichtet Nicole. „Ich musste mich im Nullkommanix in das Thema einfuchsen, ohne große Hilfe oder gar Schulung. Dabei half mir am Anfang vor allem der kleine Zettel von damals." Ein halbes Jahr verbrachte Horst in verschiedenen Reha-Einrichtungen. „Das Diabetesmanagement dort war teilwei-

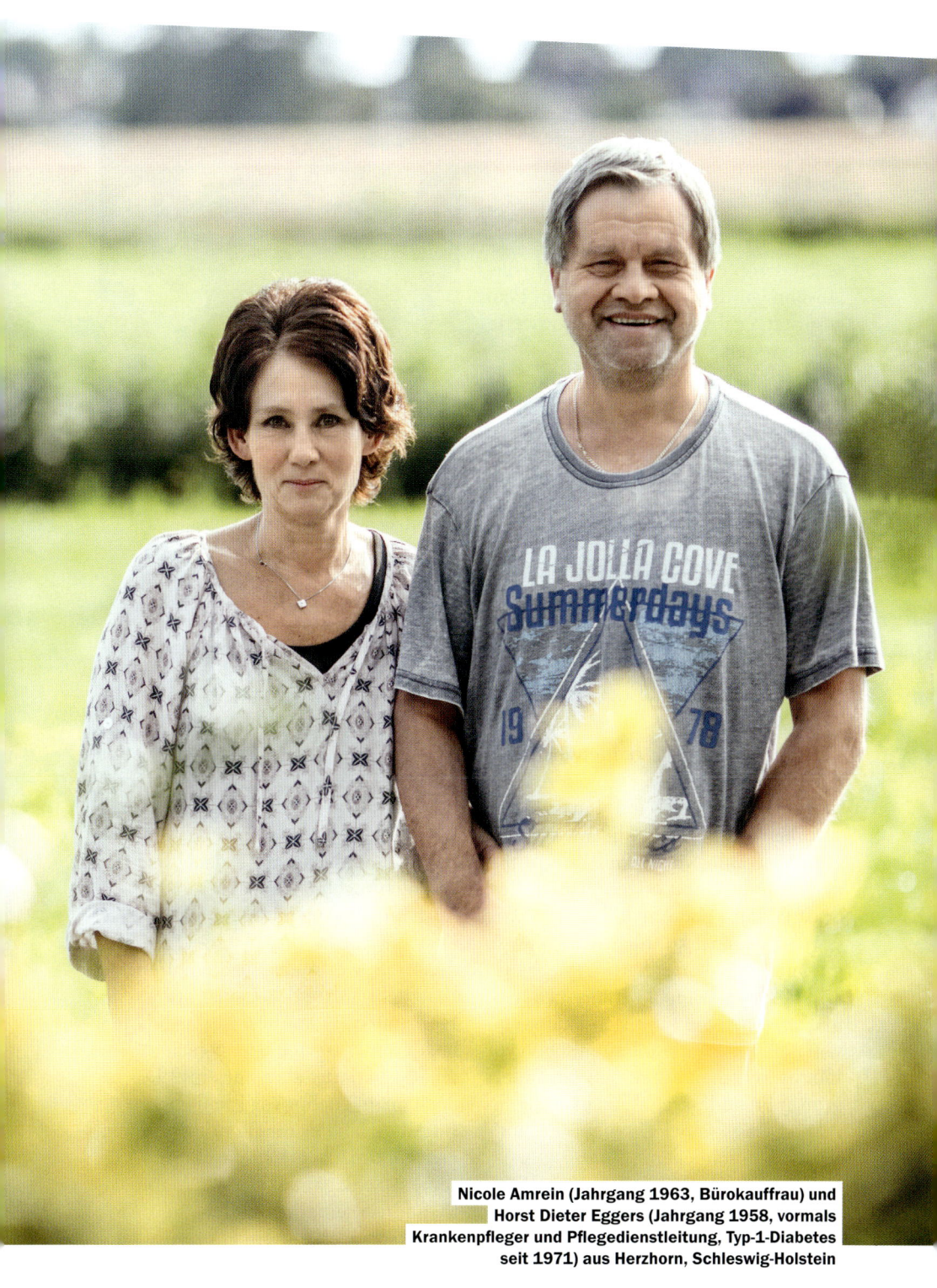

Nicole Amrein (Jahrgang 1963, Bürokauffrau) und
Horst Dieter Eggers (Jahrgang 1958, vormals
Krankenpfleger und Pflegedienstleitung, Typ-1-Diabetes
seit 1971) aus Herzhorn, Schleswig-Holstein

se katastrophal", erinnert sich Nicole. „Insulin wurde nach einem festen Plan gespritzt, egal wie die Blutzuckerwerte gerade waren."

Beide setzten große Hoffnungen auf die Zeit nach der Reha. Seit er wieder zu Hause lebt, versucht Horst, mithilfe von Krankengymnastik, Ergotherapie und Logopädie zurück in einen halbwegs normalen Alltag zu finden. Aber nach wie vor kann er sich sprachlich nicht artikulieren. Er nimmt Anteil an Gesprächen, versteht jedes gesprochene Wort und reagiert mit Nicken oder Kopfschütteln – doch wenn Horst selbst etwas erzählen möchte, formt sein Mund kaum mehr als einen einzigen Laut: „Wada wada wada."

Die Beziehung der beiden hat sich durch diese Einschränkungen dramatisch gewandelt: „Weil Horst nicht sprechen kann, bin ich die Einzige, die redet", erzählt Nicole und kämpft mit den Tränen. „Er versteht zwar alles, doch er kann eben nicht mehr richtig erwidern. Dabei konnte man früher so gut mit ihm reden, er hatte so viel zu erzählen. Heute können wir uns nicht einmal streiten." Sie fühlt sich häufig einsam und isoliert: „Wir hatten schon vor Horsts Schlaganfall keinen besonders großen Freundeskreis. Und in dieser Situation ist es schwierig, neue Freundschaften zu schließen."

Wenn sie gelegentlich in geselliger Runde mit Freunden zusammensitzen, ist Nicole manchmal unsicher, wie

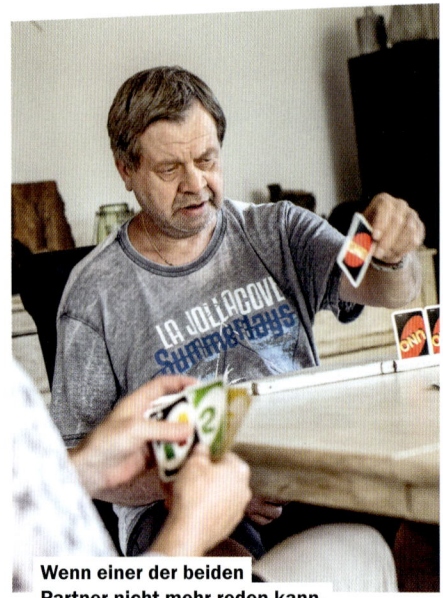

Wenn einer der beiden Partner nicht mehr reden kann, ist es nicht leicht, als Paar neue Freundschaften zu schließen

sie den Diabetes ihres Mannes managen kann – ohne ihn dabei zu bevormunden: „Ich möchte beim Diabetes gern alles richtig machen. Doch manche Dinge kriege ich bis heute nicht gut hin", erzählt sie, „zum Beispiel wenn wir zu Kaffee und Kuchen eingeladen sind. Oder sein Standardteller mit Gyros, Salat und Pommes – dabei verhaue ich mich regelmäßig!"

Auch im Umgang mit Alkohol ist Nicole unsicher: „Ein Bier ist in Ordnung, doch wenn es mehr wird, geraten die Blutzuckerwerte durcheinander. Wenn Horst aber ein zweites Bier angeboten bekommt, mag ich nicht gern sagen: ‚Spatz, du darfst aber nur eins!' Das ist doch unangenehm vor Freunden."

Im Alltag fehlt es ihr allerdings eher an ganz praktischer Unterstützung. Vor seinem Schlaganfall war ihr Mann aktiv und vielseitig interessiert, fuhr Motorrad und werkelte am Haus. „Er wür-

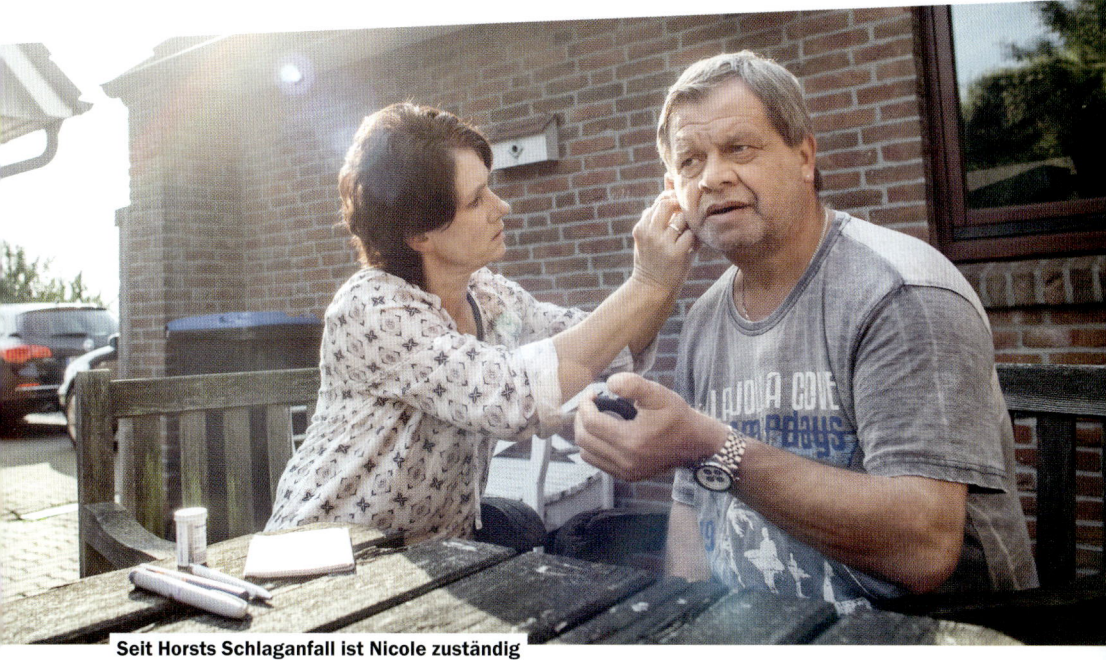

Seit Horsts Schlaganfall ist Nicole zuständig
für das Diabetesmanagement – und möchte immer
gern alles richtig machen

de auch jetzt gern hier mithelfen, Holz für den Kamin sägen, das eine oder andere reparieren – was ein Mann halt so macht im Haus", sagt Nicole. „Horst ist unglücklich darüber, dass all das nun zwangsläufig an mir hängenbleibt."

Auch die Pflege und Betreuung ihres Mannes muss Nicole koordinieren. Vormittags kümmert sich ein Pflegedienst um die Grundpflege, drei Tage pro Woche verbringt Horst in einer Tagespflegeeinrichtung. Wie es ihm dort gefällt? Er legt die gesunde Hand an seine Wange und schließt die Augen, um Schlaf anzudeuten. „Dort ist es langweilig", übersetzt Nicole, die seine Gestik und Mimik immer sehr aufmerksam beobachtet, „denn die anderen Gäste in der Tagespflege sind allesamt deutlich ältere Leute, mit denen er nicht viel anfangen kann."

Die fachliche Betreuung in der Tagespflege könnte ebenfalls besser sein, findet Nicole: „Meist sind seine Blutzuckerwerte schlecht, wenn er dort ist." Korrigiert wird strikt nach Plan: „Wenn der Wert bei 450 mg/dl (25,0 mmol/l) liegt, dann wissen sie schon nicht mehr, was zu tun ist, denn ihr Korrekturschema reicht nur bis 390 mg/dl (21,6 mmol/l)." Und so klingelt häufig das Telefon, wenn Nicole im Büro bei der Arbeit ist: „Meist fragt man mich dann, wie viel Insulin Horst bei diesem oder jenem Wert benötigt – oder teilt mir einfach mit, dass man jetzt kein Insulin spritzt, weil der Wert gut ist."

Als belastend empfindet Nicole darüber hinaus den ständigen Kampf um die benötigten Therapien. Mal verweigert ein Arzt Folgerezepte, weil sein Budget erschöpft ist. Dann wieder stellt sich die Krankenkasse bei der Kostenerstattung für Logopädie quer, obwohl die beiden auch zu Hause regelmäßig intensiv an Horsts Aussprache arbeiten. Wie zum

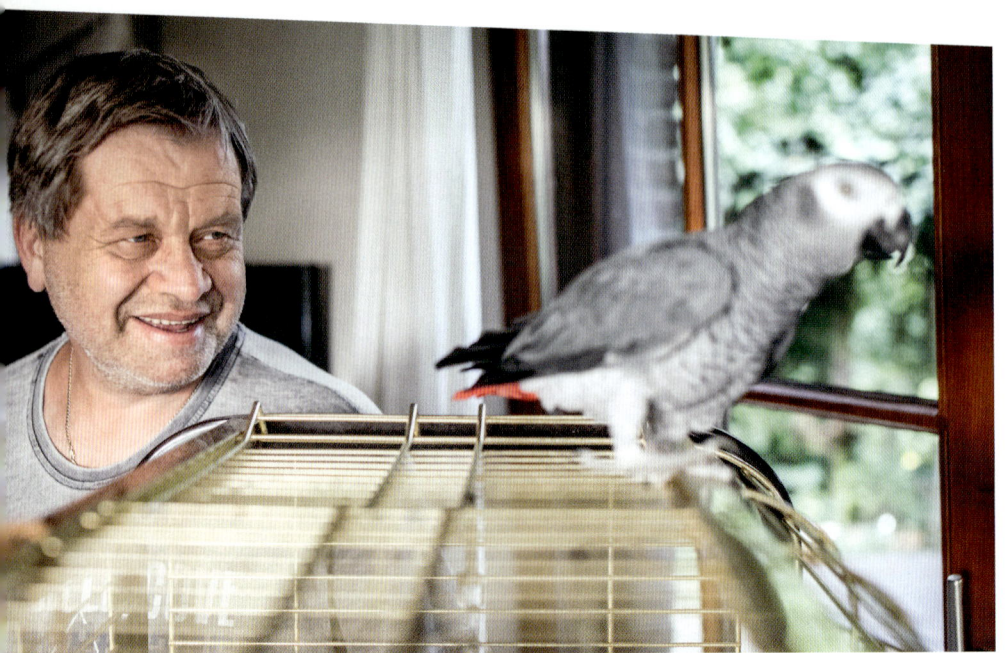

Beweis krächzt der Papagei der beiden: „Ohr! Ohr!" Nicole erklärt: „Wir haben neulich das Wort ‚Ohr' geübt. Normalerweise schließen wir für die Logopädie-Übungen die Tür, doch dieses Mal haben wir das vergessen, und so hat der Papagei mitgehört." Beide lachen. Überhaupt begegnen sie ihrem komplizierten Alltag mit erstaunlich viel Humor.

Doch Nicole wird schnell wieder ernst: „Die Krankenkasse findet, dass Horst bei der Logopädie nicht ausreichend große Fortschritte macht, und möchte die Leistungen nicht länger bewilligen. Für ihn fühlt sich das allerdings an, als habe man ihn aufgegeben." Horst nickt heftig. Er ist häufig frustriert und wütend. Schlägt hilflos mit der Faust auf den Tisch, wenn es ihm wieder nicht gelingt, seine Gedanken zu artikulieren. Und wenn ihm bewusst wird, dass seine gravierenden Einschränkungen ihn vermutlich bis an sein Lebensende begleiten werden.

Mehr als einmal schon hat Horst seiner Frau zu verstehen gegeben, dass er sich am liebsten erschießen würde, damit sie ihre Ruhe hat. Er nickt, hebt die gesunde Hand und setzt sie wie eine Pistole an seine Schläfe. Nicole zuckt ein wenig zusammen bei dieser drastischen Geste, doch sie sagt: „Ich kann ihn ja sogar verstehen. Und es ist wichtig, dass wir auch darüber offen miteinander reden. Es gibt Tage, an denen wir einfach nur hier sitzen und beide unendlich wütend sind – auch wenn wir ansonsten versuchen, den Humor nicht zu verlieren und viel miteinander lachen."

Klein beizugeben und ihren Mann in einem Pflegeheim unterzubringen, war für Nicole nie eine Option: „Das würde ich mir nicht verzeihen. Ich weiß trotz alledem, dass er dasselbe auch für mich getan hätte. Und genau dafür heißt es schließlich – in guten wie in schlechten Tagen."

EXPERTEN-TIPP

Dr. Jens Kröger: Niemand kann jemals alles richtig machen ...

Heutzutage können die meisten Typ-1-Diabetiker dank moderner Therapieformen ein hohes Alter auch ohne Folgeerkrankungen erreichen. Doch jemand wie Horst, der 1971 als 13-jähriger Junge erkrankt ist, hat noch viele Jahre mit alten Therapieformen verbracht, die eine gute Blutzuckereinstellung erschweren und das Risiko für Folgeerkrankungen erhöhen. Wenn – wie im Fall von Horst und Nicole – ein schwerer Schlaganfall das bisherige Leben auf dem Kopf stellt, sind auch die Angehörigen immensen Belastungen ausgesetzt.

Nicole kümmert sich aufopfernd um ihren Mann und möchte beim Diabetesmanagement alles richtig machen. Vielleicht entlastet es sie zu wissen, dass niemand jemals „alles richtig machen" kann? Dass man sich beim Schätzen von Kohlenhydraten, beim Blutzuckermessen und Insulinspritzen auch mal verhaut, ist völlig normal. Schließlich gibt es mit Bewegung, Stress, Schlafqualität, Träumen etc. so viele Faktoren, die den Blutzucker zusätzlich beeinflussen, dass niemand sie alle sicher berücksichtigen kann. Hohe Blutzuckerwerte bedeuten also nicht, dass Nicole als Angehörige versagt hat.

Bei der Bewältigung dieser Ängste kann der Austausch mit anderen Betroffenen in Selbsthilfegruppen enorm helfen. Ich rate jeder betroffenen Familie, diesen Austausch zu suchen (siehe Seite 158). Er bietet den geeigneten Rahmen, in dem man auch seine Hilflosigkeit und seinen Ärger aussprechen kann. Darüber hinaus ist es wichtig, dass Angehörige im Alltag Hilfsangebote wahrnehmen, auf die sie mit Anerkennung eines Pflegegrades auch einen Anspruch haben. Dazu gehören z. B. die Kurzzeit-, Verhinderten- und Tagespflege. Angehörige brauchen Auszeiten, damit sie nicht zusammenbrechen.

Nicole braucht den Pflegedienst und die Tagespflege vor allem, damit sie ihrem Beruf weiter nachgehen kann. Es ist verständlich, dass sie sich um die Qualität von Horsts Betreuung in der Tagespflege sorgt. Leider gibt es in den wenigsten Pflegeeinrichtungen ausreichend qualifiziertes Pflegepersonal, als dass man dort individuell mithilfe von BE-Faktoren Insulindosen berechnen könnte. Dort sind deshalb tatsächlich Listen mit festen Anpassungsschemata häufig sinnvoller – selbst wenn die Angehörigen den Diabetes zu Hause besser und differenzierter managen.

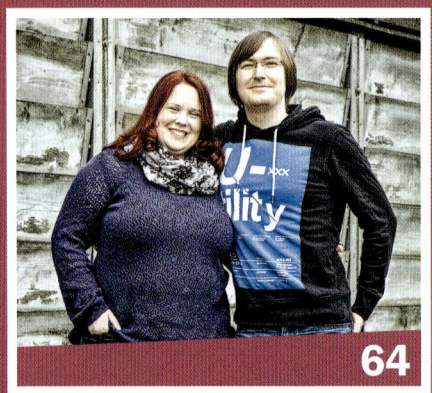

64

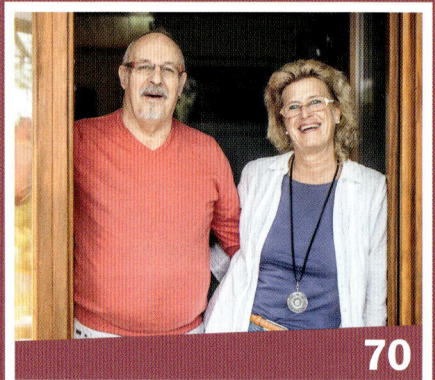

70

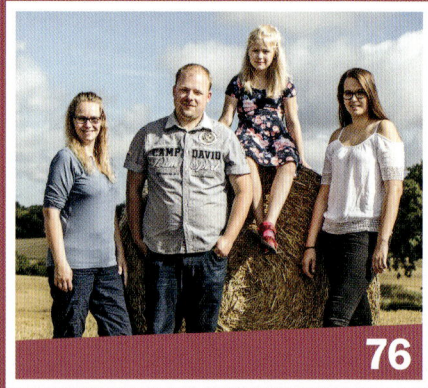

76

EINMISCHEN ODER LIEBER RAUSHALTEN?

Warum es so schwer ist, die Balance zwischen Fürsorge und Bevormundung zu halten

Im Leben mit Diabetes läuft nicht immer alles nach Plan. Kurzfristig kommt es immer wieder mal zu unerwarteten Über- und Unterzuckerungen. Aber auch zu vergessenen Insulininjektionen und unvollständigen Aufzeichnungen, weil es einfach keinen Spaß macht, ein Diabetestagebuch zu führen. Langfristig wiederum kann der Diabetes Folgeerkrankungen begünstigen, vor denen sich auch Menschen mit Diabetes fürchten, die ihren Stoffwechsel gut im Griff haben.

Die Gefahr akuter Komplikationen und langfristiger Folgeschäden macht nicht nur den Betroffenen selbst, sondern auch ihren Angehörigen und Lebenspartnern zu schaffen. Manchmal ist deren Sorge sogar größer als die der Betroffenen selbst – vor allem dann, wenn sie schon einmal eine gefährliche Stoffwechselentgleisung miterleben mussten.

Die Angst um ein Kind mit Diabetes kann Eltern um den Schlaf bringen und dazu verleiten, ihr Kind nicht aus den Augen zu lassen. Eine Phase schlechter Diabetesakzeptanz bei einem Jugendlichen kann in der Pubertät für zusätzlichen Zündstoff in der Eltern-Kind-Beziehung sorgen. Und auch in Paarbeziehungen kann der Diabetes Unruhe stiften, wenn die Vorstellungen darüber, wie der Diabetes zu managen ist, auseinandergehen.

Menschen mit Diabetes wiederum empfinden die Sorge ihrer Angehörigen und Lebenspartner nicht selten als Einmischung und Bevormundung. Die folgenden Porträts erzählen, wie drei Familien und Paare mit ihrer Angst umgehen und die Balance zwischen berechtigter Sorge und lästiger Kontrolle halten.

DEN DIABETES AKZEPTIEREN UND SICH GEMEINSAM ALS PAAR DAMIT AUSEINANDERSETZEN

Was tut ein Jugendlicher, wenn seine erste große Liebe ihren Diabetes nach Kräften ignoriert? Er ignoriert die Erkrankung ebenfalls. Doch aus Viola und Jakob wurde mehr als nur eine kleine Jugendliebe. Also musste Viola lernen, ihren Typ-1-Diabetes zu akzeptieren. Und ihr Lebensgefährte musste begreifen, dass ihre Erkrankung auch ihn betrifft.

Als Viola Zucker 2003 ihren Lebensgefährten Jakob Schulze kennenlernte, ignorierte Viola ihren Diabetes noch nach Kräften. „Ich habe seit meinem elften Lebensjahr Typ-1-Diabetes. Meine Eltern und ich haben es mit der Erkrankung nicht leicht gehabt." Ihr Vater kaufte zwar Light-Getränke und andere diabetestaugliche Lebensmittel für Viola, doch ansonsten hielt er sich aus ihrem Diabetesmanagement heraus.

Dafür legte sich ihre Mutter umso mehr ins Zeug. Viola erinnert sich: „Meine Mutter wurde zwar geschult, war aber trotzdem nicht darauf vorbereitet, was es heißt, ein Kind mit Diabetes zu haben. Bei hohen Werten schimpfte sie mit mir, anstatt mich aufzumuntern und zu unterstützen – sie wusste es einfach nicht besser."

Als pubertierendes Mädchen ließ Viola Messungen ausfallen und fälschte ihr Blutzuckertagebuch, um der Konfrontation mit ihrer Mutter zu entgehen. „Als ich etwa 18 oder 19 war, hatte ich dann oft und laut genug gesagt, dass ich mich allein um meinen Diabetes kümmern will. Ab diesem Zeitpunkt ließ sie mich mit dem Thema weitestgehend in Ruhe. Wahrscheinlich merkte sie, dass es sonst zwischen uns nicht mehr gut laufen würde und dass ich meine eigenen Erfahrungen machen muss", sagt Viola rückblickend.

Sie sammelte ihre eigenen Erfahrungen, ließ viele Jahre lang ihren Dia-

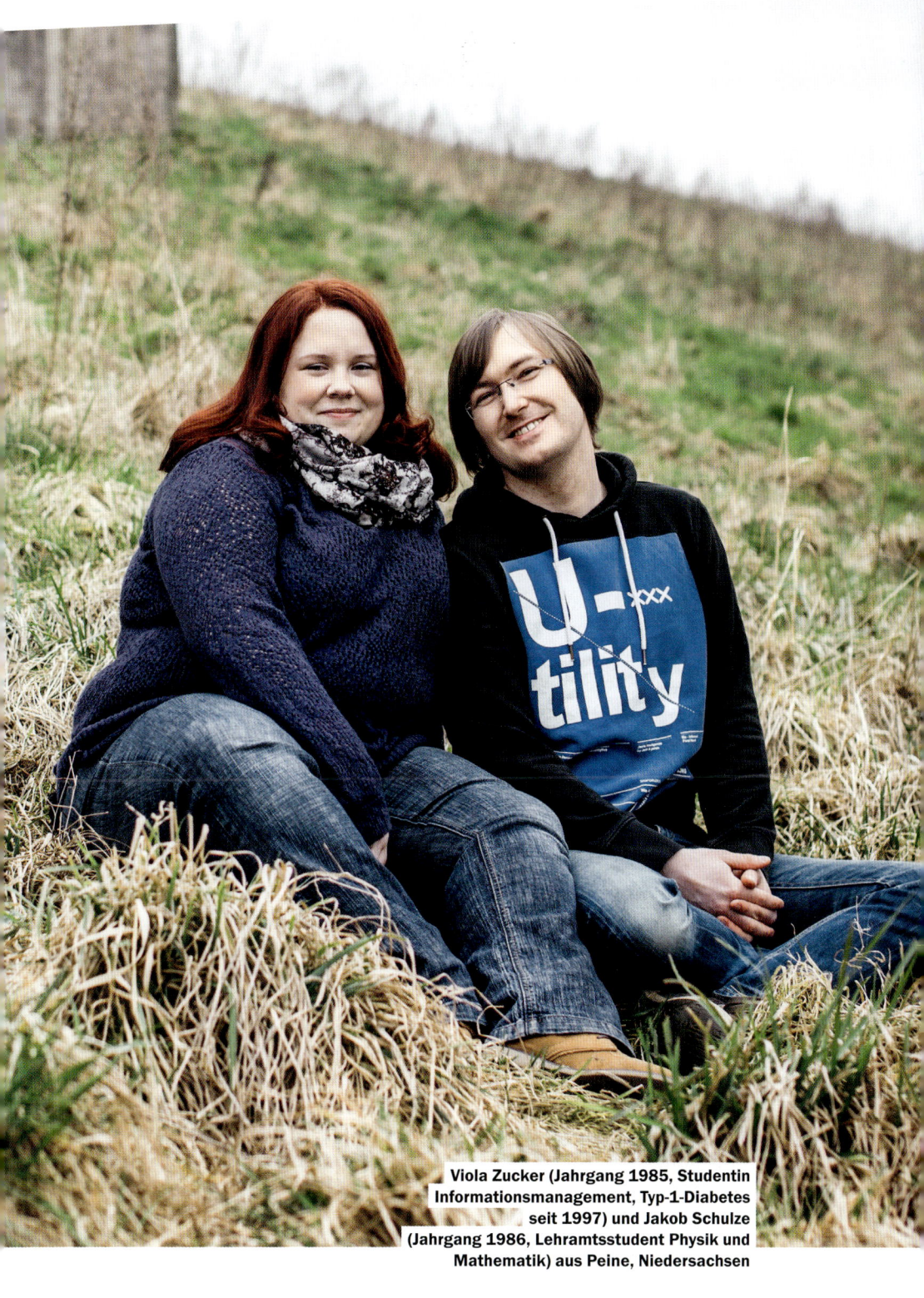

Viola Zucker (Jahrgang 1985, Studentin Informationsmanagement, Typ-1-Diabetes seit 1997) und Jakob Schulze (Jahrgang 1986, Lehramtsstudent Physik und Mathematik) aus Peine, Niedersachsen

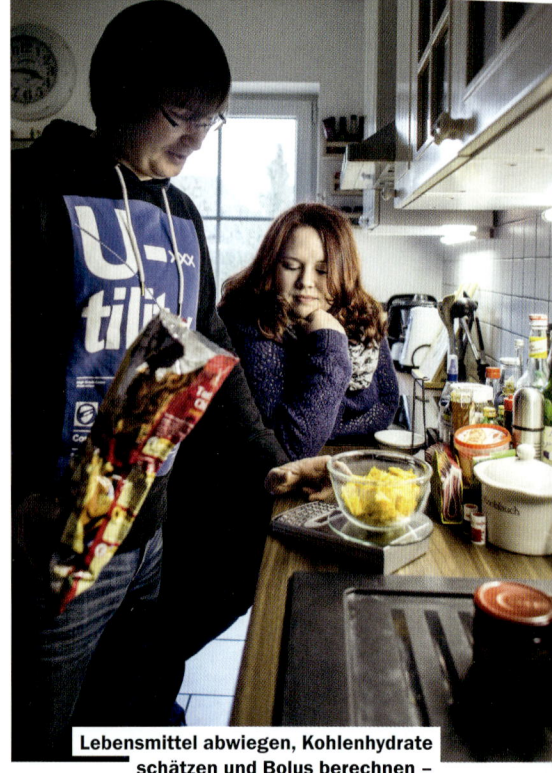

Lebensmittel abwiegen, Kohlenhydrate schätzen und Bolus berechnen – das ist auch Jakob in Fleisch und Blut übergegangen.

betes schleifen und spritzte Insulin nur nach Gefühl: „Ich habe sehr lange nicht wahrhaben wollen, dass der Diabetes wirklich dauerhaft ein Teil von mir ist. Ich mochte nicht, dass das Blutzuckermessen meinen Alltag unterbricht und mir immer wieder in Erinnerung ruft, dass ich nicht so wie die anderen bin", erzählt Viola.

Ihr Widerstand gegen den Diabetes hatte zur Folge, dass auch Jakob zunächst kein großes Interesse für Violas Erkrankung zeigte. „Ich hatte ja mitbekommen, wie genervt Viola reagierte, wenn ihre Mutter sie zum Blutzuckermessen ermahnte. Diese Rolle wollte ich nicht übernehmen. Außerdem waren wir noch sehr jung – mit 17 oder 18 denkt man in Beziehungsfragen noch gar nicht langfristig", sagt er.

Ein Ereignis aus dieser Zeit ist ihm dennoch deutlich in Erinnerung geblieben: „An jenem Tag hatte Viola jede Menge gezuckerten Eistee getrunken, aber ihren Blutzucker nicht gemessen und kaum Insulin gespritzt. Wir waren mit Freunden im Auto unterwegs und saßen auf der Rückbank, als Viola bewusstlos wurde. Ihr Blutzuckermessgerät zeigte nur noch HI an – ein Wert in nicht mehr messbarer Höhe." Die Fahrt endete im Krankenhaus, wo Viola erst einmal an den Insulintropf kam. „Dieses Erlebnis war zwar noch nicht der entscheidende Wendepunkt für mich, doch ab diesem Moment habe ich mehr für Violas

Diabetes interessiert und häufiger mit ihr darüber gesprochen", sagt Jakob. Wirklich präsent wurde Violas Diabetes für Jakob erst, als die beiden im Jahr 2010 begannen, über eine gemeinsame Wohnung nachzudenken. Jakob erinnert sich: „Da wurde mir klar, dass es mit uns beiden wohl mehr als nur eine Jugendliebe ist. Doch dass ich mit Viola vielleicht keine Zukunft mit Heirat und Familie haben kann, wenn sie ihren Diabetes so schleifen lässt." Viola denkt nur ungern an diese Zeit zurück: „Jakob hat mir damals keine Hilfe angeboten, sondern mich einfach aufgefordert, mich zu ändern und mich endlich um meinen Diabetes zu kümmern." Er erwidert: „Mir war damals gar nicht klar, dass der Diabetes auch mich betrifft, dass auch ich mich kümmern muss."

Es folgte ein langer und schmerzhafter Prozess, bis Viola lernte, ihren Diabetes zu akzeptieren und sich gemeinsam mit Jakob mit ihrer Erkrankung auseinanderzusetzen. „Als ich am Vorabend eines Arzttermins mal wieder dasaß und meine Blutzuckertagebücher fälschte, fiel mir zum ersten Mal auf, dass da etwas wirklich falsch läuft", erinnert sich Viola. „Am nächsten Tag bin ich dann in der Arztpraxis zusammengeklappt und konnte gar nicht mehr aufhören zu heulen." Die Diagnose lautete Depression, und die stationäre Therapie war der Auftakt für eine intensive Auseinandersetzung mit ihrem Diabetes.

Jakob hatte zunächst keinen leichten Stand, wenn er seine Freundin unterstützen wollte: „Wenn er mir meine Diabetestasche gebracht hat, damit ich meinen Blutzucker messe, empfand ich das meist als Angriff und wurde gleich zickig", sagt Viola. „Ich mag es bis heute nicht, meinen Blutzucker zu messen. Mich stört, wie das Messen meinen Alltag unterbricht und mir jedes Mal vor Augen führt, dass ich anders bin. Es nimmt den Schwung aus allem, das gerade läuft."

Es dauerte lange, doch mittlerweile hat Viola akzeptiert, dass der Diabetes ein Teil von ihr ist. Sie misst nun regelmäßig ihren Blutzucker, dokumentiert ihre Werte und tauscht sich in einer Facebook-Gruppe mit anderen Diabetikern aus: „Das tut mir gut, denn dort sehe ich, dass auch andere sich gelegentlich damit schwertun, ihren Diabetes zu akzeptieren."

Auch aus Violas und Jakobs Beziehung wird der Diabetes nicht mehr ausgeklammert. Viola sagt: „Wir versuchen, unsere Wünsche und Erwartungen aneinander auszusprechen. Es bringt ja nichts, Probleme totzuschweigen." Mittlerweile achtet Jakob mit darauf, dass Viola regelmäßig Pennadeln und Lanzetten wechselt. Das Studieren von Nährwerttabellen und das Abwiegen von Nudeln beim gemeinsamen Kochen sind ihm in Fleisch und Blut übergegangen. „Und manchmal spielen wir zusammen KE-Schätzen und Bolusrechnen."

Eine wichtige Erfahrung war es für die beiden, als Jakob seine Partnerin erstmals zum Diabetologen begleitete. Jakob erzählt: „Da wurde mir noch einmal deutlich, dass ich selbst zwar keinen Diabetes habe, aber trotzdem betroffen bin, ein passiver Diabetiker sozusagen." Viola empfindet ihre Situation als großes Glück, weil die beiden die Chance hatten, aneinander und am Diabetes zu wachsen: „Der Diabetes zeigt einem sehr deutlich, was ‚in guten wie in schlechten Tagen' bedeutet."

EXPERTEN-TIPPS

Prof. Bernhard Kulzer: Das Anderssein stört oft mehr als der Diabetes an sich.

Viola hatte keinen guten Start in ihr Leben mit Diabetes. Ihre Eltern haben nicht an einem Strang gezogen und scheinbar nicht so recht erkannt, was für sie in dieser schwierigen Lebensphase wichtig war. Außerdem hat die Diagnose sie in einem sensiblen Alter erwischt. Mit zwölf Jahren stand sie an der Schwelle vom Kind zur Jugendlichen. In einer solchen Umbruchphase werden ganz elementare Einstellungen zum Leben und zur eigenen Person geprägt. Psychologen nennen dies auch „Engrammierung".

Deshalb tun sich Kinder, die an der Schwelle zur Pubertät die Diagnose Diabetes erhalten, häufig schwer damit, die Erkrankung zu akzeptieren. Anders als sehr kleine Kinder, die sich schon in sehr jungen Jahren an Blutzuckermessungen und Insulinspritzen gewöhnen, können sie sich noch gut an die Zeit vor der Diagnose erinnern und trauern ihr verständlicherweise hinterher.

Gleichzeitig sind sie in einem Alter, in dem Kinder ohnehin aufbegehren und gegen ihre Eltern sowie deren Regeln rebellieren. Diese Rebellion gehört zur kindlichen Entwicklung dazu, auch wenn sie für das Familienleben äußerst anstrengend sein kann. Doch Kinder müssen Grenzen austesten, den Umgang mit Risiken lernen und eigene Erfahrungen sammeln. Der Diabetes eignet sich für sie hervorragend als Bühne für ihr pubertäres Aufbegehren. Denn er ist mit vielen Regeln behaftet, deren Einhaltung die Eltern kontrollieren. Außerdem haben Jugendliche oft das Gefühl, mit ihrem Diabetes aus der Reihe zu fallen, anders zu sein als die anderen.

Ich vermute einmal, dass auch Viola dieses Anderssein weit mehr stört als das Diabetesmanagement an sich. Denn genau genommen nehmen weder Blutzuckermessungen noch Insulinspritzen besonders viel Zeit in Anspruch. Doch die notwendigen Handgriffe erinnern sie erbarmungslos an ihr Anderssein, und diesem Gefühl wollte sie sich als Jugendliche mit aller Kraft entziehen. Es ist sehr schwer, sich nach zehn Jahren negativer Gedanken über den Diabetes aus diesen Denkmustern zu lösen. Deshalb ist es gut, dass Viola psychologische Hilfe in Anspruch genommen hat, um ihren Diabetes als einen ständigen Begleiter ihres Lebens zu akzeptieren.

Auf diesem Weg zu mehr Akzeptanz ist ihr Lebensgefährte Jakob eine große Stütze für Viola. Er wünscht sich eine langfristige Beziehung und vielleicht auch eine Familie mit ihr. Er ist an Viola als Person interessiert und definiert sie nicht über ihren Diabetes. Und indem er sich aktiv in ihre Therapie einbringt, zeigt er ihr auch: Sich nicht gut um den Diabetes zu kümmern, kostet in Wahrheit viel mehr Energie, als die Erkrankung in den Alltag zu integrieren.

Dr. Jens Kröger: Der Druck und der Stress wegen hoher Werte müssen weg!

Leider begegne ich häufig Menschen mit Diabetes, die zum Teil noch im Wartezimmer ihre Blutzuckertagebücher schreiben. Was treibt sie dazu, ihre Tagebücher zu fälschen und ihrem Arzt etwas vorgaukeln zu wollen? Für mich ist ein solches Verhalten ein Zeichen dafür, dass sie ihren Diabetes nicht akzeptiert haben. Vor allem hohe Werte können sie nicht akzeptieren, weil diese schnell mit Schuldgefühlen verbunden sind. Dabei sind hohe Werte nicht immer ein Versagen und müssen auch nicht immer einen Schuldigen haben. Dieser Druck und dieser Stress, alles richtig machen zu wollen, müssen weg. Mein Rat an diese Menschen ist, einfach einmal darauf zu vertrauen, dass sie in der Diabetespraxis für hohe Blutzuckerwerte nicht gleich „einen auf den Deckel kriegen". Ich wünsche mir, dass sie ehrlich mit Ausreißern umgehen, denn sonst erschweren sie es sich selbst und auch dem Behandlungsteam, gemeinsam die Therapie zu verbessern. Diese Haltung sollte man natürlich auch Eltern von Kindern mit Diabetes vermitteln, damit sie in ihrer Erziehung keinen unnötigen Druck aufbauen, der die Kinder am Ende demotiviert und in eine Verweigerungshaltung treibt.
Für uns Ärztinnen und Ärzte mit unseren Behandlungsteams bedeutet das aber auch: Wir sollten die Erfahrungen von Patientinnen und Patienten immer wieder in Therapieanpassungen miteinbeziehen und von ihnen lernen – dann müssten viele Schummelaktionen gar nicht stattfinden. Denn die Behandlungsteams sehen ja ohnehin z. B. am HbA_{1c}-Wert (siehe Seite 168), ob es gut oder eher schlecht läuft. Gerade wenn es um hilfreiche neue Medikamente oder Hilfsmittel geht, müssen Menschen mit Diabetes auf dem Boden wissenschaftlicher Evidenz ein Mitbestimmungsrecht dahin gehend bekommen, dass diese Medikamente und Hilfsmittel auch von den Kassen erstattet werden. Momentan werden Selbsthilfeverbände gehört, aber sie haben kein Stimmrecht, wenn es um Entscheidungen in den Gremien geht, in denen entschieden wird, ob ein Medikament oder Hilfsmittel verordnungsfähig ist. Das sollte sich ändern.

„ES FÄLLT MIR SCHWER, ABER ICH DARF MEINEN PARTNER NICHT WIE EIN KIND BEHANDELN."

Nach einem Schlaganfall sollte Peter seinen Typ-2-Diabetes eigentlich disziplinierter managen. Doch als Süßschnabel mag er bei Kuchen und Dessert nicht gern Nein sagen. Seine Frau Birgit hat Angst um ihn und will ihn beim Diabetesmanagement unterstützen – schießt dabei aber manchmal über das Ziel hinaus.

Wenn Birgit Struck nach ihrem Arbeitstag im Büro nach Hause kommt, gilt ihr erster Blick dem Blutzuckermessgerät ihres Mannes: Wie waren die Zuckerwerte während ihrer Abwesenheit? Sie möchte wissen, ob er seine Tabletten eingenommen und zum Mittagessen Insulin gespritzt hat. Denn seit einem Schlaganfall im Jahre 2014 hat Peter ab und zu Schwierigkeiten, sich an diese kleinen, aber wichtigen Diabetes-Handgriffe zu erinnern. Manchmal aber hat er auch einfach keine Lust, sich nach dem Diabetes zu richten. Und genau deshalb ist die Stimmung zwischen den beiden Eheleuten manchmal angespannt.

Peter hat bereits seit Mitte der 1990er-Jahre Typ-2-Diabetes, doch anfangs spielte die Krankheit keine zentrale Rolle in seinem und Birgits Leben. „Die Diagnose hat mich nicht sonderlich berührt, denn man sieht den Diabetes ja nicht, und er tut auch nicht weh", erinnert er sich. Auch in den folgenden Jahren maß er seiner Erkrankung nicht besonders viel Bedeutung bei: „Ich habe häufig vergessen, meine Tabletten einzunehmen und musste dann vor 15 Jahren auf die Insulintherapie umsteigen." Birgit wusste in all diesen Jahren nicht, dass ihr Mann seinen Diabetes vernachlässigte: „Nach jedem Arztbesuch versicherte mir Peter, alles sei in Ordnung. Ich habe darauf vertraut, dass er seine Sache gut macht. Deshalb habe ich mich selbst überhaupt nicht mit dem Thema Diabetes auseinandergesetzt."

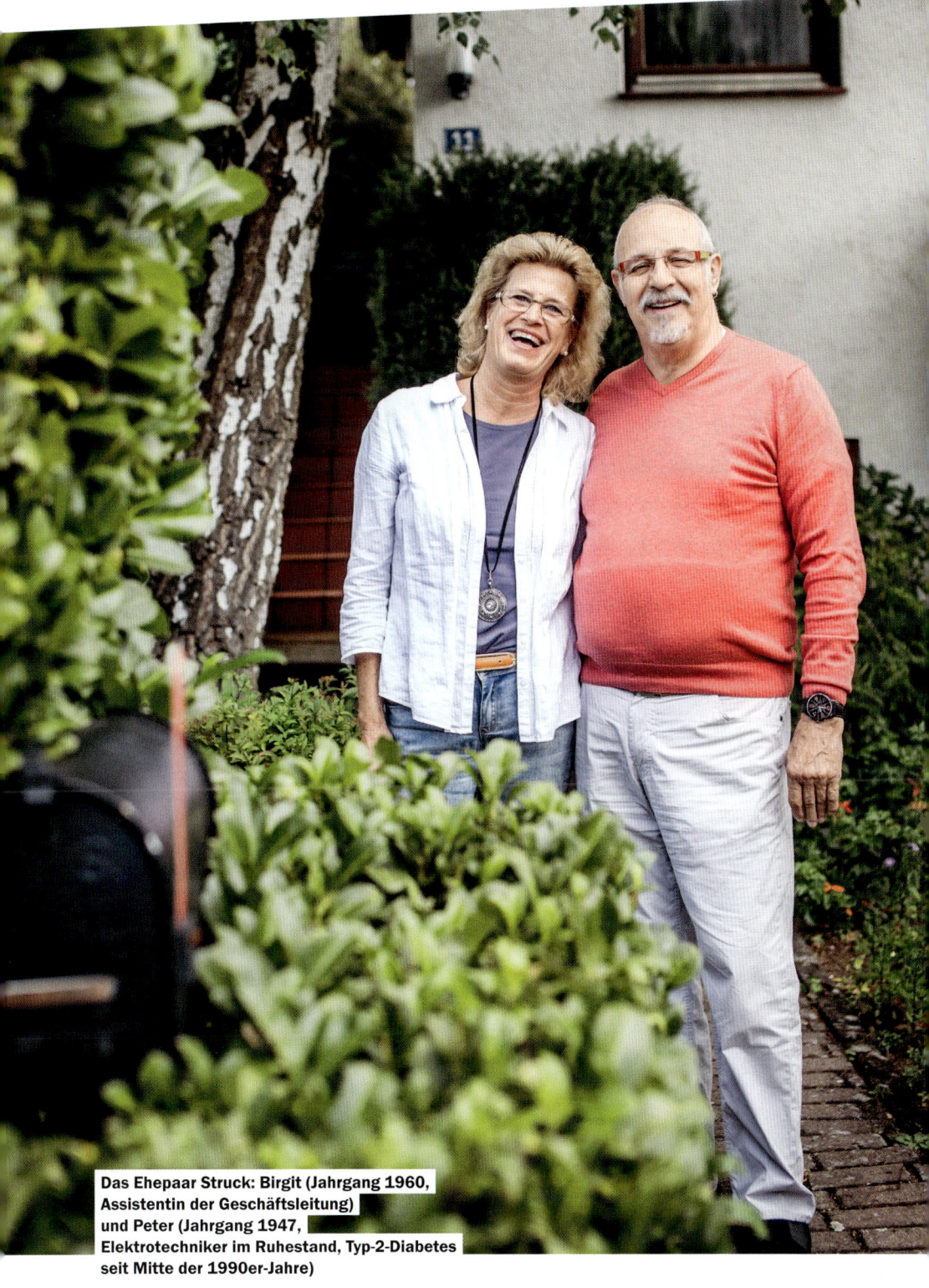

Das Ehepaar Struck: Birgit (Jahrgang 1960, Assistentin der Geschäftsleitung) und Peter (Jahrgang 1947, Elektrotechniker im Ruhestand, Typ-2-Diabetes seit Mitte der 1990er-Jahre)

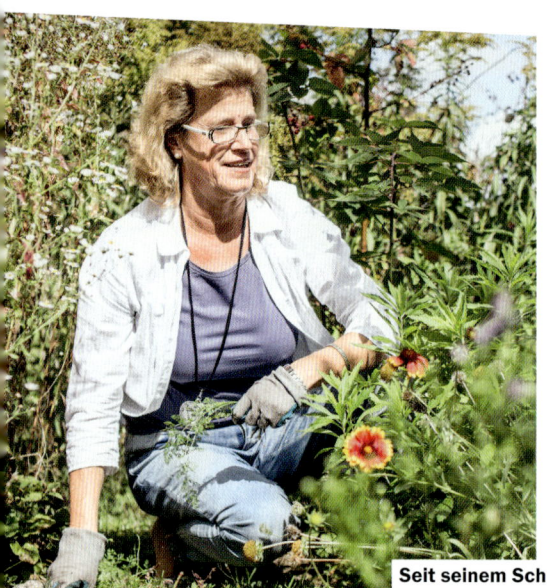
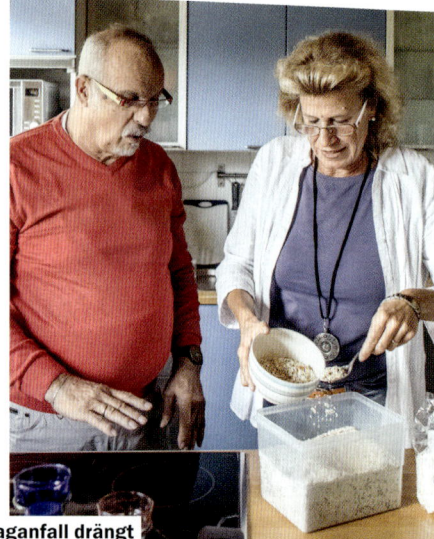

Seit seinem Schlaganfall drängt Birgit ihren Mann, seine Ernährung umzustellen. Doch Peter ist ein Süßschnabel.

Erst als Peter 2014 nach einem Schlaganfall in der Klinik lag, schwante Birgit, dass es um das Diabetesmanagement ihres Mannes nicht ganz so gut bestellt war: „Ich traf mich mit seinem Diabetologen und erfuhr dabei, dass sein Langzeitwert längst nicht so gut war, wie er immer gesagt hatte." Seither verfolgt Birgit die Angst, Peter könnte erneut einen Schlaganfall erleiden und möglicherweise nicht noch einmal so glimpflich davonkommen. Ihre Befürchtungen sind auch mit ganz praktischen Sorgen verbunden: „Was wäre, wenn er zum Pflegefall würde? Ich bin 13 Jahre jünger als er und habe noch ein paar Jahre zu arbeiten, bevor ich in Rente gehe."
Seit seinem Schlaganfall drängt Birgit ihren Mann, seine Ernährung umzustellen. Anregungen hierfür findet sie bei ihrer Freundin Bettina, die seit ihrer Diagnose Typ-2-Diabetes nur noch wenige Kohlenhydrate zu sich nimmt, auf diesem Wege ihr Gewicht tatsächlich halbiert hat und mittlerweile gänzlich ohne Medikamente auskommt: keine Tabletten, kein Insulin.

Birgit sähe es nur allzu gern, wenn ihr Mann sich an ihrer mustergültigen Freundin ein Beispiel nehmen würde: „Bettina betreibt einen Rezept-Blog und schreibt Bücher über ihre Erfolgsgeschichte", erzählt sie (siehe Seite 163). „Doch immer, wenn ich nach einem ihrer Low-Carb-Rezepte koche, mäkelt Peter herum. Es schmeckt ihm einfach nicht." Kein Wunder: Peter ist ein Süßschnabel und schafft es nur mit Mühe, an einer Bäckerei vorbeizugehen, ohne ein Stück Kuchen oder ein süßes Teilchen zu kaufen.
Ein Urlaub mit All-inclusive-Verpflegung im Hotel, wie die beiden ihn nach Peters Schlaganfall ins spanische Andalusien unternahmen, ist unter diesen Vorzeichen keine Erholung, sondern kann zur echten Bewährungsprobe für die Beziehung werden. Birgit erinnert sich: „Ständig wird einem überall Essen angeboten! Peter konnte vor allem

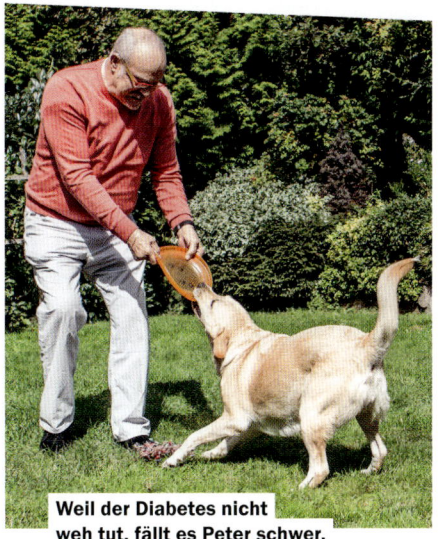

Weil der Diabetes nicht weh tut, fällt es Peter schwer, sich konsequent darum zu kümmern.

an den Dessertbuffets nicht vorbeigehen und trank abends Cuba Libre mit echter statt mit zuckerfreier Cola. Seine Blutzuckerwerte waren katastrophal. Wir hatten ständig Streit, das war früher in unserer Ehe nie so."

Dass es um seine Disziplin nicht zum Besten bestellt ist, weiß Peter durchaus. Doch wenn seine Frau den Fußraum des Autos inspiziert und ihn zur Rede stellt, weil sie dort mal wieder die Krümel eines heimlich vertilgten Kuchenteilchens gefunden hat, dann fühlt er sich kontrolliert und bedrängt. In solchen Situationen kann es passieren, dass er seine Frau spitz „mein General" nennt. Sie sagt dazu: „Es verletzt mich, wenn er mich so betitelt, denn es gefällt mir ja nicht, ihn zu gängeln."

Den gut gemeinten Rat von Freunden, sich aus Peters Diabetesmanagement herauszuhalten, mag Birgit nicht annehmen: „Wenn man ihn einfach machen lässt, dann kümmert er sich nicht um seinen Diabetes." Außerdem weiß

Birgit nicht bei jeder kleinen Diabetespanne, ob ihr Mann schlicht nachlässig war oder ob er womöglich wegen seiner Gedächtnisschwäche infolge seines Schlaganfalls vergessen hat, Insulin zu spritzen. „Soll ich etwa zusehen, wie sich mein Partner zugrunde richtet?"

Peter ist es unangenehm, dass seine Frau unter seiner Erkrankung leidet: „Ich möchte nicht, dass sie sich meinetwegen kaputtmacht! Ich verstehe auch, dass sie enttäuscht ist, wenn ich nicht auf das höre, was sie sagt. Aber wenn man immer als Befehlsempfänger und Pimpf dasteht, dann ist das nicht schön – auf so viel Kontrolle reagiere ich empfindlich."

Doch warum ist Peter so häufig uneinsichtig und lässt sein Diabetesmanagement schleifen? Zum einen ist er nicht restlos überzeugt, dass tatsächlich sein Diabetes für den Schlaganfall verantwortlich war: „Ich hatte seit meinem 14. Lebensjahr geraucht. Nach dem Schlaganfall habe ich die Zigaretten aufgegeben, in diesem Punkt war die Einsicht da." Andererseits sagt er: „Ich spüre keine Konsequenzen, wenn ich mich nicht um meine Zuckerwerte kümmere. Selbst der Schlaganfall tat nicht weh. Ich wachte im Krankenhaus auf und erfuhr von den Ärzten, was passiert war." Unter diesen Voraussetzungen empfindet er den Diabetes im Alltag kaum als gefährliche Erkrankung.

Zum Glück läuft es seit einer Weile wieder besser zwischen den beiden. Birgit **73**

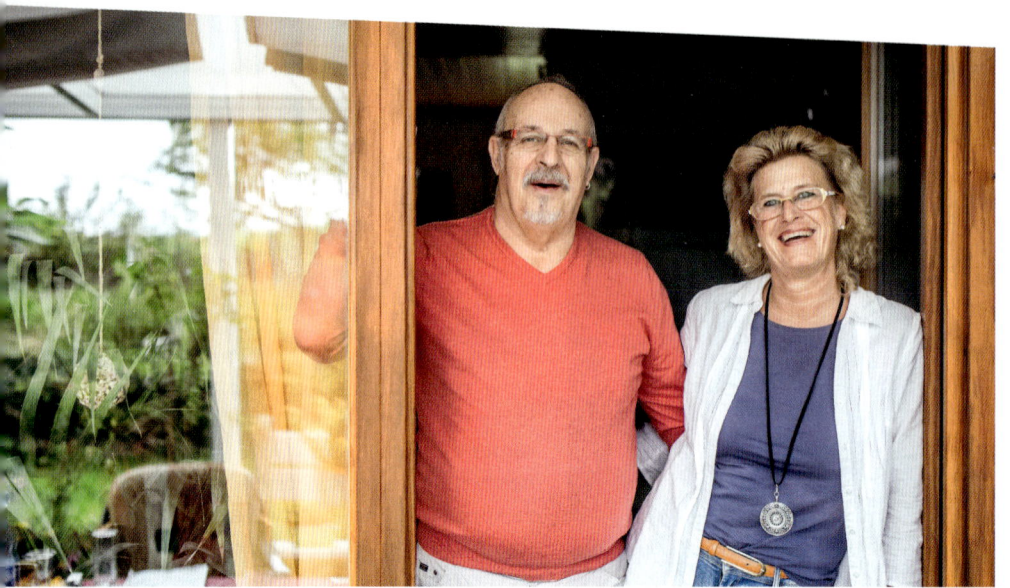

berichtet: „Ich habe eingesehen, dass ich meinen Partner nicht vor allem bewahren kann und dass ich nicht bei jedem hohen Blutzuckerwert in Panik verfallen muss. Es fällt mir nicht leicht, gelassen zu bleiben, doch ich darf meinen Partner nicht wie ein Kind behandeln."

Peter ergänzt: „Mein Kopf weiß ja, dass sie es gut meint. Ich bin Birgit auch wirklich dankbar, dass sie mir bei meinem Diabetesmanagement hilft, dass sie mich erinnert und zum Beispiel meine Diabetesutensilien in ihrer Handtasche für mich mitnimmt. Und doch habe ich erst durchs Reden wirklich verstanden, dass sie mir nichts Böses will, wenn sie immer nach meinem Diabetes fragt. Sie möchte ganz einfach, dass ich länger lebe."

Für Peter war es ein wichtiger Schritt, mit seiner Frau zu sprechen und mit ihr klar zu vereinbaren, in welchen Punkten er ihre Hilfe benötigt, weil er sein Diabetesmanagement sonst nicht bewältigt. Birgit wiederum hat inzwischen gelernt, welche Formulierungen im gemeinsamen Alltag besser funktionieren und sich für Peter nicht nach Bevormundung anfühlen: „Früher habe ich vor dem Essen oft gesagt: ‚Hast du schon gespritzt?', und gar nicht gemerkt, dass das für ihn beinahe wie ein Vorwurf klang. Heute sage ich eher: ‚Schatz, ich koche gerade Kartoffeln, spritz doch bitte schon mal dein Insulin!', darauf reagiert er ganz anders."

Die Eheleute raten anderen Paaren, viel miteinander über den Diabetes, das Diabetesmanagement und die damit verbundenen Gefühle und Ängste zu reden: „Nur so kann man eine Balance zwischen Unterstützung und Bevormundung finden", meint Birgit. Rückblickend sagt sie: „Ich wünschte, ich hätte mich gleich nach Peters Diagnose mit dem Diabetes beschäftigt. Dann wäre ich bei seinem Diabetesmanagement von Anfang an dabei gewesen und hätte früher gelernt, mich nicht von meiner Angst bestimmen zu lassen."

EXPERTEN-TIPP

Prof. Bernhard Kulzer: Auch Angehörige sollten zur Diabetesschulung gehen.

Birgit hat recht: Es ist jedem Patienten und genauso jedem Angehörigen zu empfehlen, sich zu Beginn der Erkrankung mit der Erkrankung auseinanderzusetzen. Eine Diabetesschulung mit einem Part für die Angehörigen ist eigentlich ein Muss für jeden Menschen mit Diabetes. In einer modernen Diabetesschulung werden nicht nur die notwendigen Fertigkeiten im Umgang mit dem Diabetes vermittelt, sondern es wird auch über die persönliche Einstellung zur Erkrankung gesprochen.

Gerade weil der Zucker nicht wehtut und erste Anzeichen von Folgeerkrankungen nicht spürbar sind, muss man sich darüber klar werden, warum es sich lohnt, sich um eine gute Diabeteseinstellung zu bemühen. Es fällt leichter, sich jeden Tag neu für die Umsetzung der Diabetestherapie zu motivieren, wenn man weiß, warum, wozu und für wen man das macht.

Peter hat natürlich recht, dass viele Faktoren für einen Schlaganfall verantwortlich sind – zum Beispiel das Rauchen, das er lobenswerterweise aufgegeben hat, aber eben auch dauerhaft erhöhte Blutzuckerwerte. Und leider hat Peter objektiv ein stark erhöhtes Risiko, dass erneut ein Schlaganfall auftritt. Es wäre für Peter möglicherweise hilfreich, (noch einmal) eine Schulung zu besuchen, um sich diese Zusammenhänge erneut zu verdeutlichen.

Für Birgit wäre es sicher eine Erleichterung, zu spüren, dass Peter seinen Diabetes nicht mehr verdrängt oder verheimlicht und sie miteinbezieht. Vielleicht kann sein Diabetesteam den beiden auch Tipps geben, mit welchen Therapiemöglichkeiten er einfacher nach seinen Bedürfnissen genussvoll essen und dies intelligent mit Insulin abdecken kann.

Ein etwas pragmatischerer Ansatz beim Essen wiederum könnte auch Birgit helfen, sich ein wenig von dem Musterbeispiel für diszipliniertes Abnehmen und Diabeteskontrolle zu lösen, wie ihre Freundin es zu sein scheint. Es ist klar, dass Birgit aus Sorge um ihren Mann manchmal über das Ziel hinausgeschossen ist. Doch Kontrolle, Vorhaltungen und der mahnende Zeigefinger erzeugen bei Peter Frustration, Trotz und Widerstand, sind also wenig zielführend. Umso besser, dass Birgit und Peter inzwischen erkannt haben, dass sie auch über diese Facetten des Diabetesalltags miteinander reden sollten.

„WIR GEHEN ALS PAAR MITTLERWEILE GETRENNTE WEGE."

Wenn die Blutzuckerwerte bei einem kleinen Kind jeden Tag stark schwanken, zerrt das an den Nerven aller Familienmitglieder. Petra und Norbert Wulf machte die große Verantwortung rund um den Typ-1-Diabetes ihrer Tochter Laureen zu schaffen. Ihre Paarbeziehung hielt der zusätzlichen Belastungsprobe nicht stand. Ihre Ehe ging in die Brüche, das Paar lebt inzwischen getrennt.

Es war Heiligabend 2013, Laureen war vier Jahre alt und musste sich aus heiterem Himmel immer wieder übergeben. Der Sensor des CGM-Systems, das kontinuierlich den Glukoseverlauf des Mädchens anzeigt, war gerade frisch gesetzt und funktionierte noch nicht zuverlässig. Weil Laureen keine Nahrung bei sich behielt, maßen ihre Eltern engmaschig den Blutzucker und schalteten vorsorglich die Insulinpumpe ab. Trotzdem sank der Wert binnen einer halben Stunde auf 42 mg/dl (2,3 mmol/l), und Laureen verlor das Bewusstsein. Ihr Vater Norbert blieb bei der Kleinen, Mutter Petra rief den Rettungswagen und verabreichte ihrem Kind dann die Glukagon-Notfallspritze. Sie erinnert sich: „Wir haben diesen Notfall cool und wie im Lehrbuch gemanagt, aber im Krankenhaus bin ich zusammengebrochen und habe geheult. Ich hatte solche Angst, dass ich einen Fehler gemacht haben könnte." Seither sind niedrige Glukosewerte Petras größte Sorge.

Wenn die Familie am Esstisch zusammensitzt, liegt auf dem Esstisch deshalb ganz selbstverständlich das CGM-Gerät zwischen Schüsseln, Geschirr und Besteck. Wann immer der Glukosewert besonders schnell steigt oder sinkt, schlägt es Alarm. Bei niedrigen Werten darf Laureen erst einmal nicht herumtoben und muss eine Capri-Sonne trinken. Hohe Werte werden mit Insulin korrigiert.

Weil Laureens Blutzuckerwerte stark schwanken, vergeht kein Tag ohne diese Alarmmeldungen – und das zerrt an den Nerven aller Familienmitglieder. Petra erzählt: „Laureen selbst kennt es nicht anders, doch wir restlichen Familienmitglieder vermissen die Zeit, in der wir selbst unseren Alltag bestimmt haben und nicht der Diabetes."

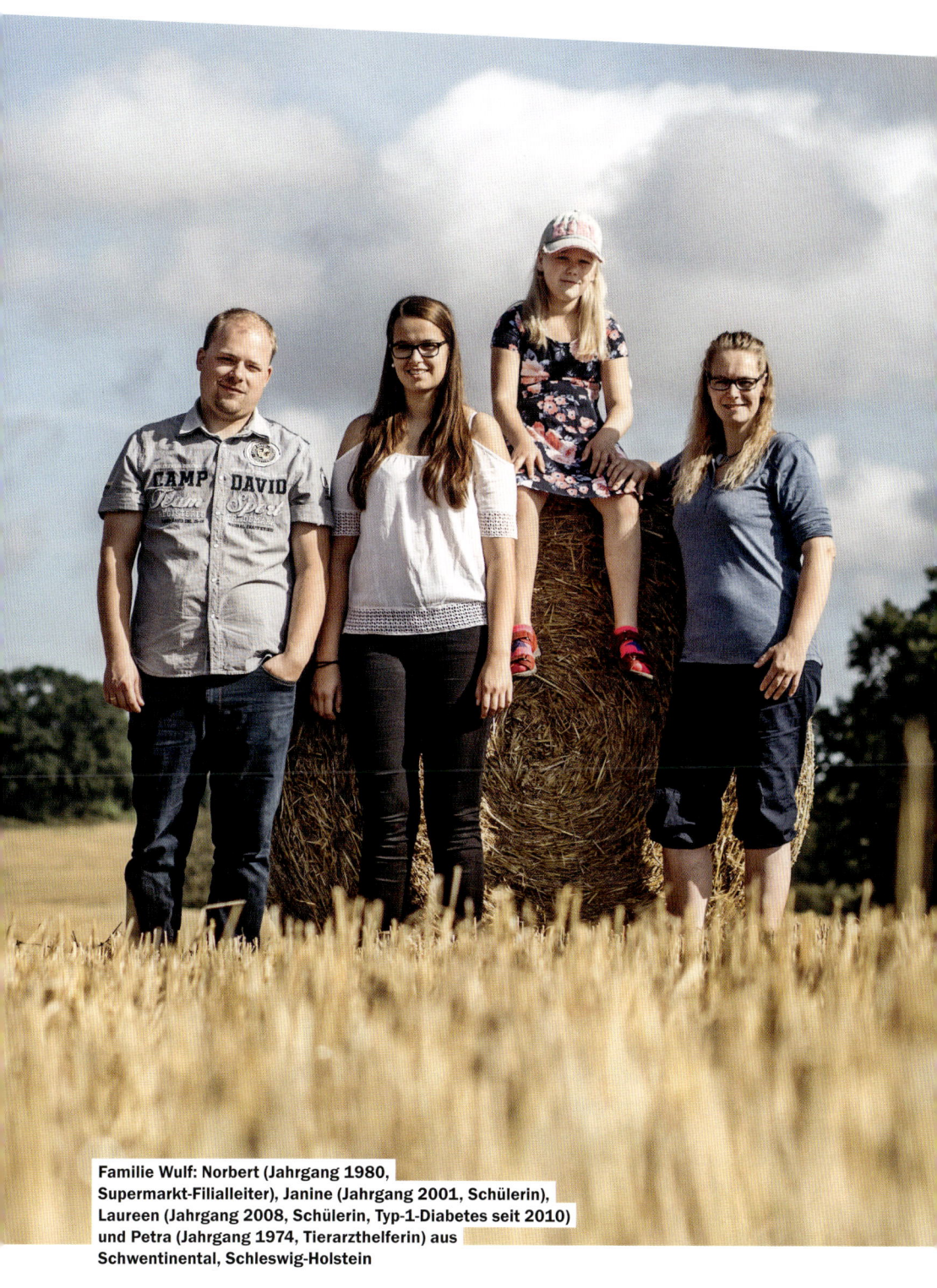

Familie Wulf: Norbert (Jahrgang 1980,
Supermarkt-Filialleiter), Janine (Jahrgang 2001, Schülerin),
Laureen (Jahrgang 2008, Schülerin, Typ-1-Diabetes seit 2010)
und Petra (Jahrgang 1974, Tierarzthelferin) aus
Schwentinental, Schleswig-Holstein

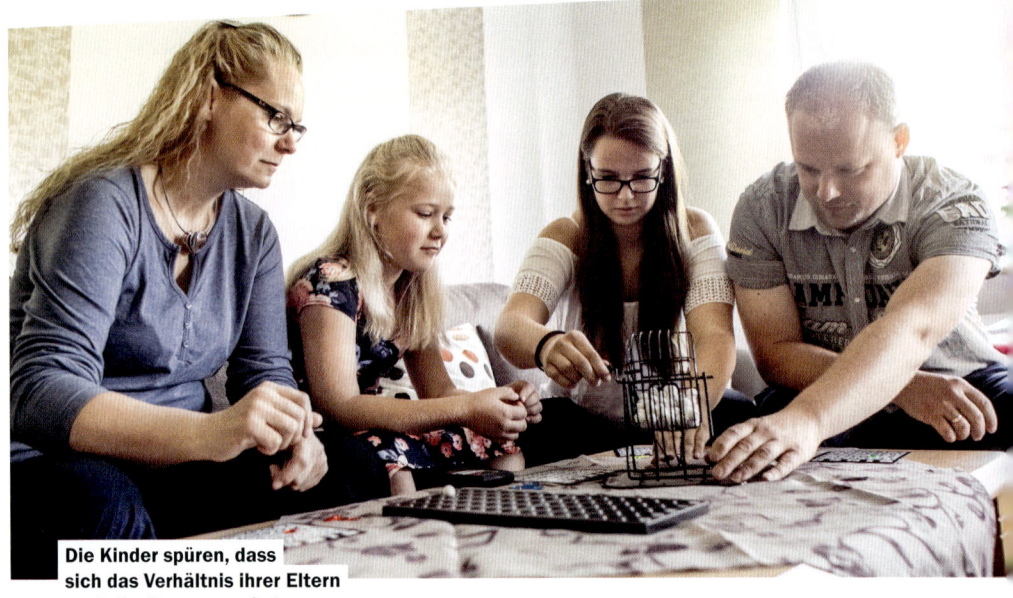
Die Kinder spüren, dass sich das Verhältnis ihrer Eltern nach der Trennung wieder entspannt hat.

Die Mutter hat seit der Diabetes-Diagnose ihrer Tochter kaum eine Nacht durchgeschlafen: „Das CGM-Gerät liegt nachts neben meinem Bett. Wenn es Alarm schlägt, schaue ich nach Laureen, messe ihren Blutzucker und korrigiere den Wert." Diabetes, Schlafentzug und ihr Job machen ihr zu schaffen. 2014 hatte Petra ein Burnout und verbrachte drei Wochen in einer Klinik. Auch heute liegen ihre Nerven oft blank.

Das bekommt auch Laureens große Schwester Janine zu spüren: „Seit Laureen Diabetes hat, hat Mama viel weniger Zeit für mich und ist öfter schlecht gelaunt." Anfangs ärgerte sich die große Schwester vor allem, dass auch sie sich beim Naschen zurückhalten sollte, wenn Laureen zu hohe Zuckerwerte hatte. „Oder Mama hat mich in den Keller geschickt, damit Laureen es nicht sieht, dass ich Süßigkeiten es-

se." Besonders schlimm ist Janine ihr elfter Geburtstag in Erinnerung, an dem sich eigentlich endlich einmal alles um sie drehen sollte: „Doch dann ist Laureen heftig unterzuckert und stand natürlich wieder im Mittelpunkt."

Doch am meisten hat die Partnerschaft der beiden Eltern unter der Belastung gelitten. Norbert erzählt: „Wenn einer von uns den anderen von der Arbeit aus anrief, dann fragte er nicht: ,Wie geht es dir?', sondern zuallererst: ,Wie ist der Blutzuckerwert?' Es gab kaum noch andere Gesprächsthemen." Ganze zwei Abende hatte das Paar nach Laureens Diagnose ohne Kinder zu zweit in einem Restaurant verbracht: „Wir hatten keine engen Freunde oder Verwandten in der Nähe, denen wir unser Kind anvertrauen mochten und die uns bei Bedarf auch mal entlastet hätten. Wir hatten keine Freiräume für uns selbst." Die beiden sind sich einig:

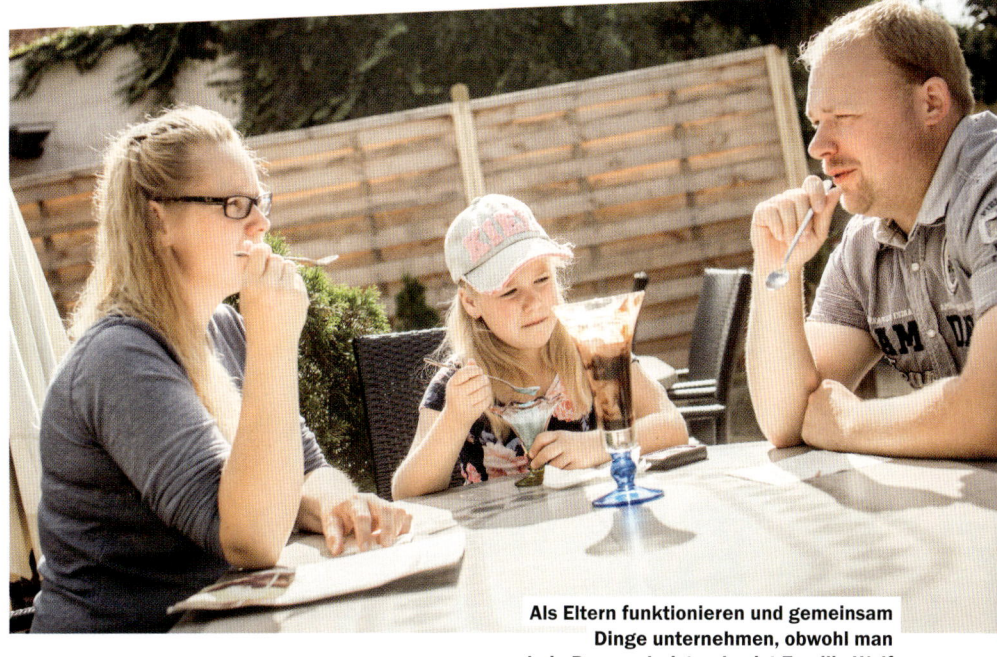

Als Eltern funktionieren und gemeinsam Dinge unternehmen, obwohl man kein Paar mehr ist – das ist Familie Wulf inzwischen gelungen.

„Wir hatten uns als Paar aus den Augen verloren." Seit Mitte 2015 lebt das Paar getrennt.

Petra erklärt: „Natürlich war der Diabetes nicht der einzige Grund für unsere Trennung. Doch ich fühlte mich mit der Verantwortung für den Diabetes von meinem Mann allein gelassen." Weil Norbert vom CGM-Alarm nachts nicht wach wurde, war es in der Regel Petra, die bei einem Alarmton schlaftrunken ins Kinderzimmer tappte. Auch andere Aufgaben blieben im gemeinsamen Alltag meist an Petra hängen. Solange die Familie noch zusammen lebte, ließ sich Laureen von ihrem Papa weder den Pumpenkatheter, noch den CGM-Sensor wechseln: „Papa kann das nicht so gut, bei ihm tut es mehr weh", sagte das Mädchen damals.

Die erste Zeit nach der Trennung war für alle Familienmitglieder schwierig. Petra erinnert sich: „Kurz nach der Trennung war ich enttäuscht und verletzt, da lief es nicht gut. Doch inzwischen schaut Norbert häufig einfach so bei uns vorbei und isst mit uns zu Abend. Es ist schön, dass wir ab und zu noch als Familie Dinge miteinander unternehmen und dass wir als Eltern funktionieren, auch wenn wir kein Paar mehr sind." Die Kinder spüren die Entspannung zwischen ihren Eltern ebenfalls. „Laureen übernachtet jetzt von sich aus gern bei ihrem Papa. Und wenn die Kinder Norbert anrufen und ihn sehen wollen, hat er meist Zeit für sie", sagt Petra.

Auch beim Diabetesmanagement sind die Fronten nicht mehr so verhärtet wie vor der Trennung. Norbert erzählt: „Laureen hat jetzt eine schlauchlose Pumpe. Das hat einiges erleichtert, denn die Pods kann auch ich problemlos tauschen." Seit einer Weile wechselt Norbert auch den CGM-Sensor. „Das

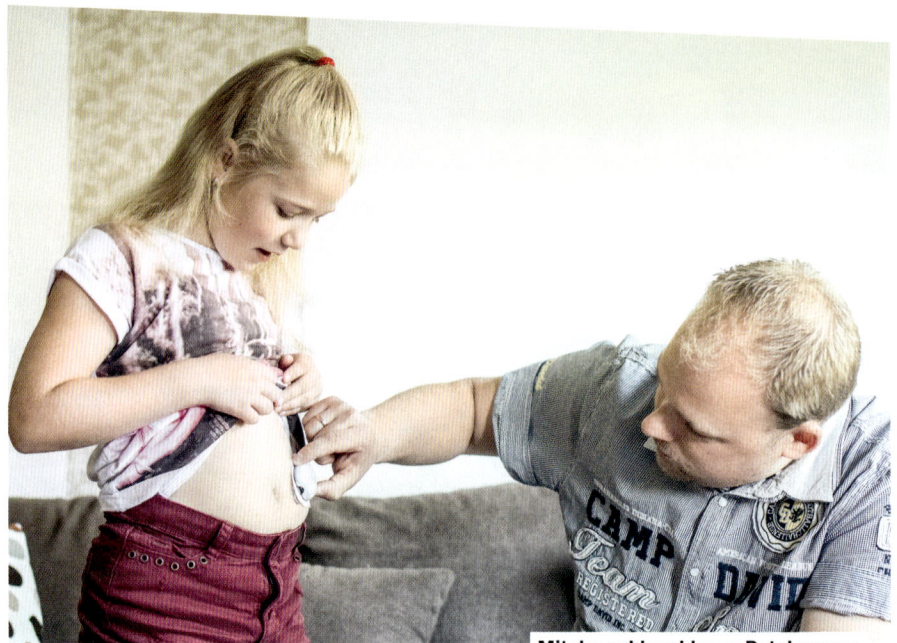

Mit der schlauchlosen Patchpumpe hat auch Norbert die Scheu vor dem Katheterwechsel verloren.

gibt uns als Vater und Tochter neue Freiheiten miteinander. Ich könnte jetzt zum Beispiel auch einmal mit ihr in den Urlaub fahren", sagt der Vater.

Die neue Rollenverteilung kostet Petra noch ein wenig Überwindung: „Norbert verschläft in der Nacht weiter die CGM-Alarme, sodass Laureens Werte meist etwas schlechter sind, wenn sie bei ihm war. Doch ich muss ihm auch die Chance geben, Verantwortung für seine Tochter zu übernehmen."

Laureen ist inzwischen acht Jahre alt und besucht die zweite Klasse. Nach zähem Ringen mit den Behörden hat Petra durchsetzen können, dass sie während der Unterrichtszeit von einer Schulbegleiterin unterstützt wird. Die Assistentin hilft ihr, die Glukosewerte zu kontrollieren und die passende Dosis Insulin abzugeben. Petra möchte auf die Schulbegleitung noch nicht verzichten: „Laureens Werte schwanken immer

noch so stark, dass einfach jemand ein Auge drauf haben muss."

Auch Norbert ist froh über diese Unterstützung. Dennoch möchte er seine Tochter ermuntern, zunehmend selbst für ihren Diabetes zu sorgen. Das Mädchen kann den Zuckerwert allein vom CGM ablesen und in die Pumpe eingeben. In der Pumpe ist ein Bolusfaktor hinterlegt, der ihr einen Vorschlag für die erforderliche Insulindosis macht. „Sie kann das schon recht gut selbst abschätzen – und sie will es ja auch unbedingt lernen!", sagt Norbert und betont: „Petra ist in vielem ängstlicher und vorsichtiger als ich. Ich sehe manches etwas lockerer – doch das bedeutet ja nicht, dass ich unsere Tochter weniger lieb habe als sie!"

EXPERTEN-TIPP

Prof. Bernhard Kulzer: Mütter sind meist deutlich stärker belastet als die Väter.

Wahrscheinlich hat Petra recht, wenn sie meint, dass der Diabetes nicht der einzige Grund für die Trennung gewesen ist. Aber wahrscheinlich hatte er durchaus einen Anteil daran, da er eine wichtige Belastungsprobe für die Beziehung gewesen ist. Darunter können Beziehungen fester werden oder zerbrechen. Leider war bei Petra und Norbert Letzteres der Fall. Umso schöner, dass sie nach der Phase der Trennung einen Weg gefunden haben, sich gemeinsam um die Kinder zu kümmern. Studien zeigen, dass sich in der Regel in Familien vor allem die Mütter um die Diabetestherapie kümmern und auch deutlich stärker belastet sind als die Väter. So war dies auch bei Familie Wulf. Petra kümmerte sich bis zur Erschöpfung um Laureen, war offensichtlich enttäuscht und fühlte sich hierbei von Norbert im Stich gelassen. Es ist verständlich, dass die Eltern – vor allem aber Petra – nach der Unterzuckerung verunsichert und verängstigt waren. Solch ein Ereignis kann ohne Frage die Einstellung zum Diabetes negativ prägen. Aber zum einen ist ein Blutzucker von 42 mg/dl noch kein lebensgefährliches Ereignis. Und zum anderen schwankt der Blutzucker selbst bei Stoffwechselgesunden permanent. Wenn der Voralarm eines CGM-Systems sehr hoch eingestellt wird, führt das natürlich zu entsprechend häufigen Warnmeldungen.

Es ist Familie Wulf zu wünschen, dass mit der Zeit Normalität in der Familie einkehrt und der Diabetes nicht so eine beherrschende Rolle einnimmt. Hierbei helfen sicher die Unterstützung durch ein gutes Diabetesteam und die Erfahrungen anderer betroffener Eltern aus einer Selbsthilfegruppe. Vielleicht ist auch ein Aufenthalt in einer Spezialklinik für Diabetes sinnvoll, in der sie sich informieren kann, wie aktuelle technische Entwicklungen wie sie etwa automatische Abschaltfunktionen bei der Insulinpumpe bei tiefen – und in Zukunft auch bei erhöhten – Glukosewerten unterstützen können.

Denn langfristig hilft es Petra nicht, wenn sie kaum noch schläft und ihre Nerven blank liegen. Es hilft auch Laureen nicht, wenn sie immer wieder die Erfahrung macht, dass sich ihre Mama große Sorgen um sie macht und sie immer wieder wegen des Diabetes eine Sonderrolle einnimmt. Mit mehr Routine, dem Vertrauen, den Blutzucker halbwegs steuern zu können, und einem positiven Umgang mit Fehlern wird der Diabetes seine momentan noch große Bedeutung allmählich verlieren, sodass wieder andere Themen im Familienleben in den Vordergrund treten. Denn je normaler der Umgang mit dem Diabetes in der Familie ist, umso unbeschwerter und normaler wird Laureen aufwachsen.

81

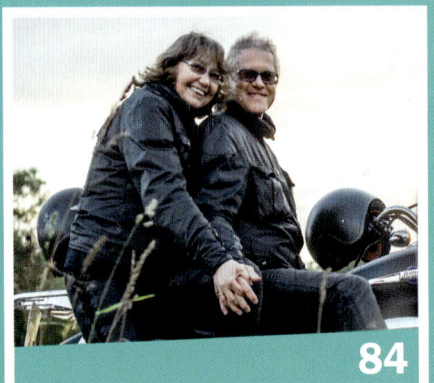

84

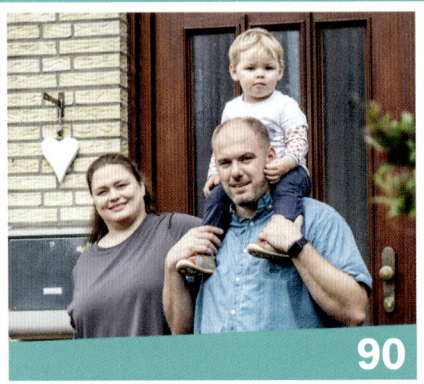

90

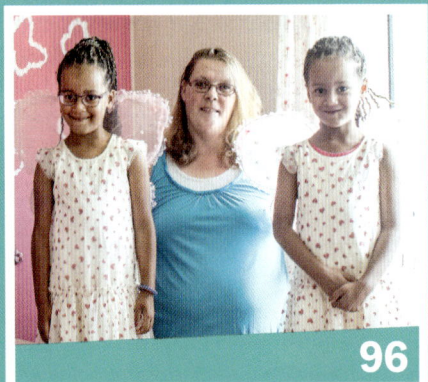

96

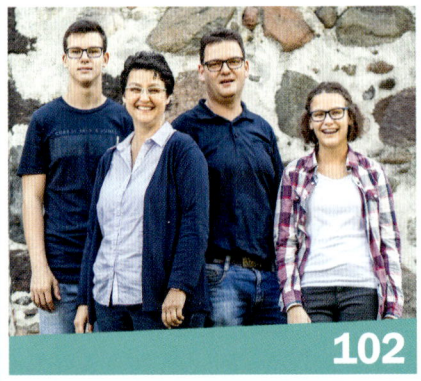

102

WIE BEEINFLUSST DER DIABETES SEXUALITÄT UND FAMILIENPLANUNG?

Welche Rolle der Diabetes im Bett sowie bei Kinderwunsch und Familienplanung spielen kann

Diabetes ist ein Störenfried, der sich in alle, aber auch wirklich alle Bereiche des Lebens einmischt. Selbst unsere intimsten Beziehungen bleiben davon nicht unberührt. So können langfristig erhöhte oder stark schwankende Blutzuckerwerte die sensiblen Nerven und Gefäße der Geschlechtsorgane schädigen und damit zu sexuellen Funktionsstörungen führen – übrigens bei Frauen ebenso wie bei Männern.

Diese Diabetesfolgen sind sehr weitverbreitet. Unabhängig von ihrer konkreten Ursache sind sexuelle Funktionsstörungen leider nach wie vor ein Tabuthema. Den meisten Menschen fällt es schwer, mit ihrem Partner oder ihrer Partnerin über derartige Probleme im Bett zu sprechen. Umso schöner, dass es Paare wie Carsten und Tina gibt, die vertrauensvoll miteinander umgehen, dass sie auch über seine Erektionsstörungen offen reden können.

Auch Familienplanung mit Diabetes ist ein Thema, das mit vielen Tabus und Vorurteilen behaftet ist. In der Vergangenheit hat man Frauen mit Diabetes generell davon abgeraten, überhaupt schwanger zu werden. Inzwischen ist das anders. Ein Typ-1-, Typ-2- oder ein Schwangerschaftsdiabetes bergen zwar gewisse Risiken für das ungeborene Kind. Doch diese Risiken sind dank moderner Therapiemethoden mittlerweile überschaubar.

Bleibt das Risiko, den Diabetes an den Nachwuchs zu vererben. Ja, ein solches Risiko gibt es. Doch es ist längst nicht so hoch, wie man vielleicht annehmen mag. Mittlerweile sind sich die Experten einig, dass ihre Erkrankung Menschen mit Diabetes nicht von der Familienplanung abschrecken sollte. In drei weiteren Porträts erzählen Familien, welche Rolle der Diabetes bei ihrer Familienplanung gespielt hat.

„WER BEICHTET SCHON GERN EREKTIONSSTÖRUNGEN GLEICH AM ANFANG EINER BEZIEHUNG?"

Diabetes kann dafür verantwortlich sein, wenn es im Bett nicht mehr so recht klappt. Schon während seiner Ehe ließ sich Carsten deshalb ein Medikament gegen Erektionsstörungen verschreiben. Doch erst in seiner neuen Beziehung kann er offen über Sex und auch seine kleine Schwäche sprechen.

Es war gegen Anfang der 2000er-Jahre, Carsten lebte noch mit seiner Exfrau zusammen, als es im Bett nicht mehr so recht klappen wollte. „Ich hatte Schwierigkeiten, eine Erektion zu bekommen und wie gewohnt mit meiner Frau zu schlafen", erinnert er sich. Anfangs schob er die Probleme auf seine Ehe, die schon seit einer Weile nicht mehr glücklich war: „Nach außen hin funktionierte alles, doch eigentlich lebten wir aneinander vorbei. Wir redeten nicht viel miteinander. Und Sex hatten wir immer samstags, wenn die Kinder im Bett waren, wie nach Fahrplan. Dabei hatte ich nur selten das Gefühl, dass meine Frau richtig Spaß hat."

Doch nach einer Weile schwante ihm, dass die Flaute in seinem Liebesleben auch andere Gründe haben könnte. Carsten hat seit seinem 27. Lebensjahr Typ-1-Diabetes und nimmt außerdem Tabletten gegen zu hohen Blutdruck – beides kann über die Jahre zu Erektionsstörungen führen. „Damals war Viagra noch ganz neu auf dem Markt, und ich fragte meine Frau, ob wir es einmal ausprobieren wollen", erinnert sich Carsten. Sie war einverstanden. Anfangs zögerte er ein wenig, seinen Arzt um ein Rezept zu bitten. „Doch dann gab ich mir einen Ruck und sprach ihn darauf an. Er machte ein Belastungs-EKG, hatte keine Einwände und stellte mir ein Rezept aus." Doch auch wenn die berühmten blauen Tabletten Carsten halfen, wieder Erektionen zu haben, fehlten ihm in seiner Ehe weiterhin Nähe und Zärtlichkeit,

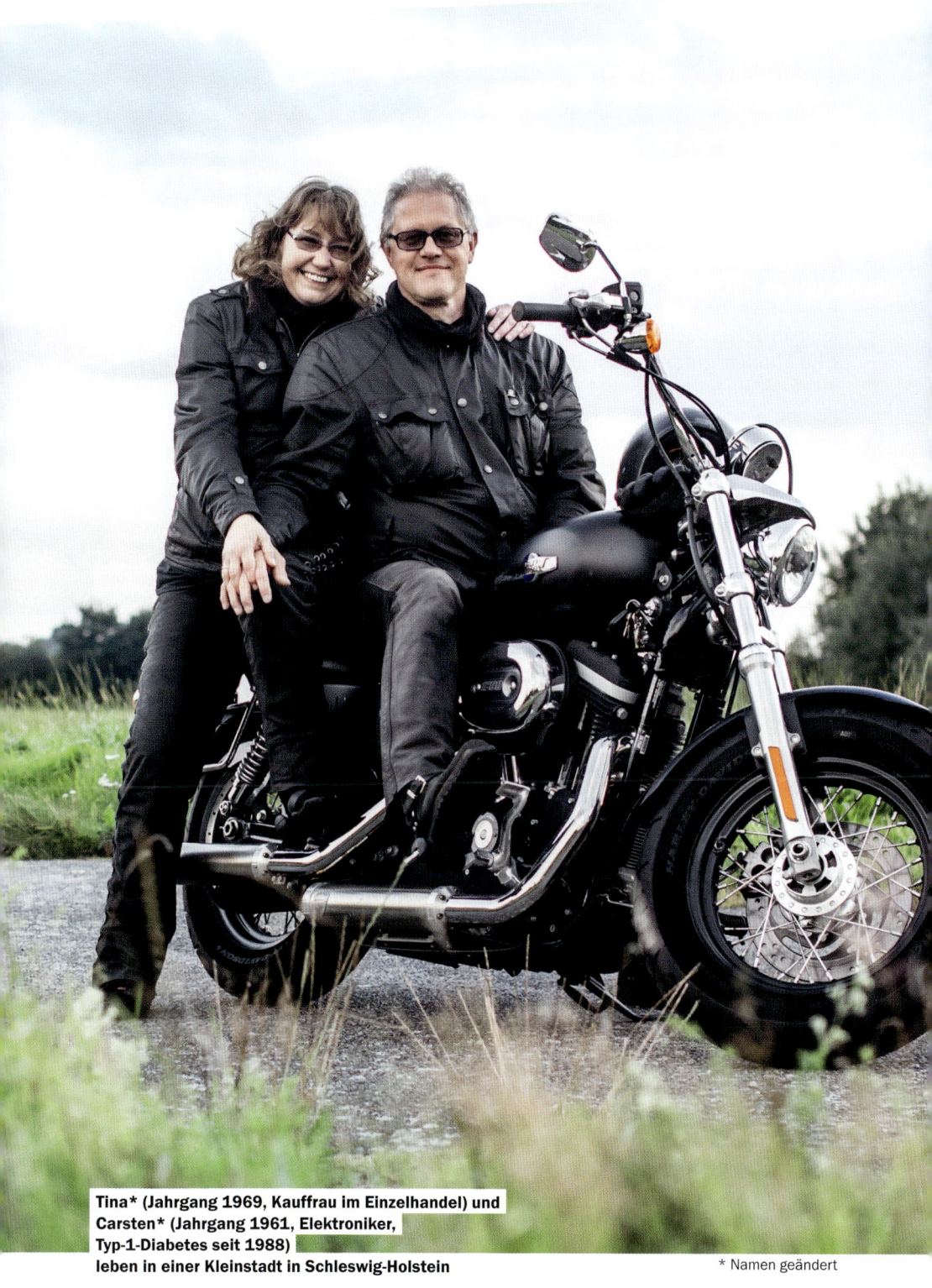

**Tina* (Jahrgang 1969, Kauffrau im Einzelhandel) und
Carsten* (Jahrgang 1961, Elektroniker,
Typ-1-Diabetes seit 1988)
leben in einer Kleinstadt in Schleswig-Holstein**

* Namen geändert

intensive Gespräche und das Gefühl, verstanden zu werden. Dass es seiner langjährigen Nachbarin Tina in ihrer Ehe ähnlich ging, stellten die beiden 2009 bei einem Irish Folk Festival fest, das sie gemeinsam mit Freunden besuchten. Die Stimmung war ausgelassen, es floss viel Alkohol. Auf einmal küssten sich die beiden.

In der Zeit darauf trafen sich Carsten und Tina immer wieder heimlich. Beide hatten das Gefühl, endlich einen Seelenverwandten gefunden zu haben. Bald war ihnen klar, dass ihre Beziehung mehr als nur eine Freundschaft über den Gartenzaun war. Doch sie betont: „Trotzdem hatten wir das gesamte erste Jahr hindurch noch gar keinen Sex. Wir waren einfach glücklich, dass wir so gut miteinander reden konnten."

Als der Moment kam, in dem die beiden zum ersten Mal miteinander schlafen wollten, zögerte Carsten zunächst, Tina von seinen Erektionsstörungen zu erzählen: „Wer beichtet schon gern so eine Schwäche zu Beginn einer neuen Liebe?" Tina lächelt: „Ich habe mich gefreut, dass er so offen zu mir war. Auch darüber, dass er mich vorwarnen wollte – immerhin waren wir dabei, uns in ein Abenteuer zu stürzen und zwei Familien auseinanderzureißen." Tina akzeptierte Carstens kleines Manko mit pragmatischer Gelassenheit: „Ich war zu dem Zeitpunkt seit 19 Jahren mit meinem Exmann verheiratet, und es hatte in unserer Ehe bereits elf Jahre lang so gut wie gar keinen Sex ge-

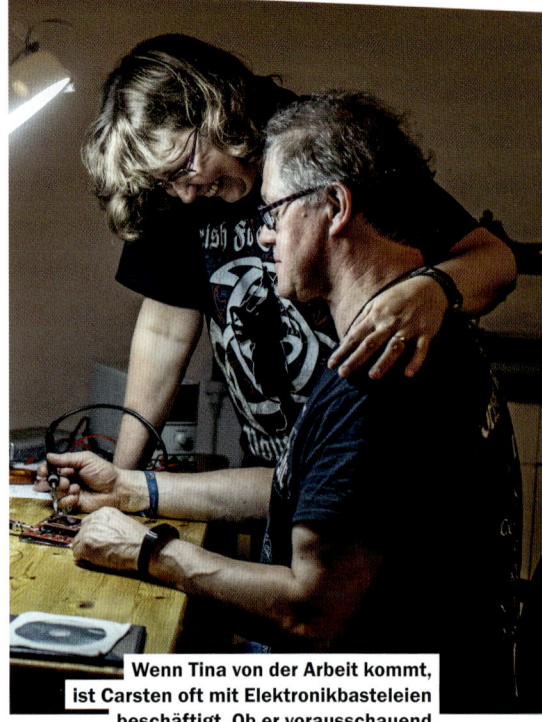

Wenn Tina von der Arbeit kommt, ist Carsten oft mit Elektronikbasteleien beschäftigt. Ob er vorausschauend eine Tablette Sildenafil eingenommen hat, weiß sie nicht…

geben. Natürlich wünschte ich mir Sex, doch vor allem vermisste ich Liebe und Zärtlichkeit." Sie lacht: „Selbst wenn es bei Carsten im Bett mal nicht klappt, habe ich immer noch viel mehr Sex als früher. Außerdem genieße ich es, endlos lang zu kuscheln. All das habe ich mit Carsten ganz neu kennengelernt." Auch Carstens Typ-1-Diabetes war für sie nie ein Problem: „Ich kenne ihn ja gar nicht ohne die Erkrankung. Außerdem empfinde ich den Diabetes nicht als große Belastung, weil Carsten seine Zuckerwerte gut im Griff hat."

Zwei Jahre lang hielten die beiden ihre Beziehung vor ihrem Umfeld geheim. „Insgeheim hatten wir ein bisschen Angst vor der Normalität. Wir fragten uns, ob es weiterhin so schön sein würde, wenn wir den Alltag miteinander teilen", sagt Carsten. Doch dann ertappte seine Exfrau ihn dabei, wie er Tina eine SMS schrieb, und ihre Affäre flog auf. Seit 2012 gehen Carsten und seine Exfrau getrennte Wege, auch Tina ließ sich von ihrem Ehemann scheiden.

Nach sieben Jahren Beziehung sind Carsten und Tina immer noch ein Herz und eine Seele: Sie reden und lachen viel, küssen sich und halten Händchen wie verliebte Teenager. Am Wochenende unternehmen sie Ausflüge oder Ausfahrten mit Carstens Motorrad. Wenn Tina in der Woche abends von der Arbeit kommt, ist er schon eine Weile zu Hause. Glaubt Carsten, dass sie beide am Abend miteinander schlafen möchten, nimmt er vorsorglich sein Medikament ein: „Man soll die Tablette mindestens eine Stunde vor dem Sex einnehmen, danach hat sie ein Wirkfenster von vier Stunden. Und wenn es dann doch nicht zum Sex kommt, ist das nicht weiter schlimm. Denn inzwischen ist Sildenafil als Nachahmerpräparat verfügbar und längst nicht mehr so teuer wie am Anfang."

Tina weiß abends nicht, ob Carsten zuvor Sildenafil eingenommen hat oder nicht: „Der Sex selbst fühlt sich nicht anders an – ich kann ihm also nicht anmerken, ob er eine Tablette genommen hat oder nicht." Eine Zeitlang glaubte sie deshalb, er habe das Medikament abgesetzt. Sie nahm es als stillen Beweis dafür, dass sein Liebesleben mit ihr viel anregender ist als das mit seiner Exfrau. Doch Carstens Erektionsstörungen haben weder mit seiner Exfrau noch mit Tina zu tun. Aus Scham verschwieg er ihr lange, dass sein Diabetologe ihm neben Insulin und Blutzuckerteststreifen auch weiterhin Sildenafil verordnet: „Ich hatte Angst, sie zu enttäuschen. Doch ich fühle mich mit den Tabletten einfach sicherer."

Als Carsten Tina letztlich auch in diesem Punkt reinen Wein einschenkte, war sie tatsächlich etwas enttäuscht: „Aber nicht, weil er weiterhin sein Medikament nimmt, sondern weil er es mir nicht gleich erzählt hat", betont sie. „Das Wichtigste ist doch, dass man miteinander redet. Ob es nun um Krankheit, um Sex oder um andere Dinge geht – man muss einander erzählen, was einem durch den Kopf geht. Denn solange man nicht weiß, was der andere denkt, macht man sich schnell jede Menge unnötige Sorgen."

Carsten stimmt ihr zu: „Ich habe durch Tina überhaupt erst gelernt, offen über Sex zu sprechen. Was uns Lust bereitet, wann wir Lust haben und wann eher nicht. Ich habe zum Beispiel oft morgens nach dem Aufwachen Lust auf Sex, doch Tina ist da eher ein Morgenmuffel." Für beide ist es wichtig, dass sie im Bett nicht nach Plan funktionieren müssen. Carstens größte insgeheime Sorge ist deshalb, dass sie irgendwann einmal aus bloßer Routine mit ihm schlafen könnte, obwohl sie eigentlich keine rechte Lust darauf hat. Doch Tina winkt lachend ab: „Wenn ich keine Lust habe, dann werde ich dir das schon sagen!"

EXPERTEN-TIPPS

Prof. Bernhard Kulzer: Sexuelle Probleme sind heute gut behandelbar.

Carsten und Tina machen das ganz toll! Er ist über seinen Schatten gesprungen und hat mit ihr über seine Erektionsstörungen gesprochen, und sie hat ihn liebevoll und unterstützend aufgefangen. Leider gelingt es den wenigsten Betroffenen, so offen wie diese beiden mit sexuellen Funktionsstörungen (siehe Seite 124) umzugehen. Denn in der sexuellen Begegnung ist man sich näher im Alltag. Man sieht einander anders als sonst, nämlich im wahrsten Sinne des Wortes nackt und verletzlich.

Dabei sind Erektionsstörungen ein verbreitetes Problem, von dem etwa 40 bis 50 Prozent aller Männer mit Typ-1- oder Typ-2-Diabetes betroffen sind. Nicht wenige hadern stark damit, immerhin ist die sexuelle Potenz für die meisten Männer eng mit ihrer männlichen Identität verknüpft. Hapert es an der Erektionsfähigkeit, empfinden sie sich nicht mehr als vollwertigen Mann. Erschwerend wirkt sich aus, dass viele Männer nicht so gern über ihr Gefühlsleben und insbesondere über ihre Schwächen sprechen. Selbst Carsten, der in der Vergangenheit bereits offen mit seinen Erektionsstörungen umgegangen war und eine verständnisvolle Partnerin hat, war sich unsicher, wie er ihr beichten könnte, dass er trotz ihrer erfüllten gemeinsamen Sexualität weiterhin nicht auf seine Sildenafil-Tabletten verzichten möchte.

Doch auch hier ging er die Herausforderung genau richtig an: Er wählte einen entspannten Moment und sprach bei einem Glas Wein mit seiner Partnerin. Genau das empfehlen wir auch den Männern, die unseren Rat suchen: Suchen Sie das Gespräch nicht noch im Bett unmittelbar nach einem akuten „Versagen", sondern passen Sie einen ruhigen Moment ab, in dem beide Zeit und Muße für ein Gespräch haben. Es macht viel mehr Sinn, über Lösungsmöglichkeiten zu sprechen als darüber, wer schuld an den Erektionsproblemen ist. Denn es gibt neben Medikamenten, die Carsten nimmt, auch andere Möglichkeiten, die Ihnen Ihr Arzt nennen kann. Die gute Nachricht lautet: Sexuelle Probleme bei Männern wie Frauen mit Diabetes sind heute gut behandelbar, es gibt eine Reihe von Therapieoptionen. Sprechen Sie Ihren Arzt darauf an, am besten in einem gemeinsamen Gespräch mit dem Partner bzw. der Partnerin. Vielen Betroffenen und auch ihren Partnerinnen hilft es beispielsweise zu erfahren, wie PDE-5-Hemmer wie Sildenafil tatsächlich wirken. Denn PDE-5-Hemmer helfen lediglich dabei, den körpereigenen Regelungsprozess wieder in Gang zu setzen, der eine Erektion auslöst. Sie erzeugen also keine „künstliche Erektion". Ohne Erregung und Lust kann auch eine Tablette nichts ausrichten.

Dr. Jens Kröger: Sprechen Sie mit Ihrem Arzt auch über Ihre psychische Verfassung!

Es ist schön zu lesen, wie offen und entspannt Carsten und Tina mit den Herausforderungen Diabetes und Erektionsstörungen umgehen. Ich möchte ihre Geschichte gern um Beobachtungen aus meiner Diabetespraxis ergänzen. Hier erlebe ich immer wieder, dass insbesondere Männer mit Typ-2-Diabetes sich erst dann motivieren lassen, ihre Diabeteseinstellung zu verbessern, wenn sie merken, dass ihre sexuelle Potenz nachlässt. Besser wäre es, den Diabetes von Anfang an ernst zu nehmen und auf eine gute Stoffwechseleinstellung achten, damit die empfindlichen Gefäße und Nerven der Geschlechtsorgane gar nicht erst Schaden nehmen.

Dennoch lassen sich Folgeschäden wie Erektionsstörungen bei Menschen mit Diabetes nicht immer vermeiden. Betroffene sollten sich deshalb nicht scheuen, ihren Arzt oder ihre Ärztin um Rat zu fragen. Zu Arzneimitteln wie PDE-5-Hemmern sollte man wissen, dass es verschiedene Substanzen gibt. Wenn das eine Medikament nicht gut funktioniert, lohnt es sich durchaus, einen Versuch mit einem anderen Präparat zu unternehmen.

Andererseits beobachte ich auch häufig, dass viele Männer mit Diabetes ihre Erektionsstörungen von vornherein mit ihrem Diabetes assoziieren. Doch der Diabetes muss ja nicht unbedingt der Auslöser sein – Erektionsstörungen können auch durch Rückenschmerzen oder Stress verursacht werden. Sie können natürlich auch bei Menschen mit Diabetes eine psychische Komponente haben, ganz genau wie bei Menschen ohne Diabetes.

Gerade vor dem Hintergrund, dass jeder zehnte Mensch mit Diabetes Depressionen hat (25 Prozent haben eine nicht offensichtliche Depression!), ist es wichtig, dass die Behandlungsteams wie auch die Patienten psychische Probleme erfragen bzw. ansprechen. Die geschieht aus meiner Sicht zu selten, herrscht doch häufig Zeitdruck. Auch hier gilt: Berichten Sie darüber, wie es Ihnen psychisch geht. Nur mit einer guten psychischen Gesundheit stimmt auch die Diabeteseinstellung.

All diese Hinweise gelten übrigens auch für sexuelle Funktionsstörungen bei Frauen! Nur weil es noch keine Medikamente für sie gibt, heißt das nicht, dass das Problem nicht existiert. Neben Frauenärztinnen und Frauenärzten sollten sich auch die Behandlungsteams in Diabetespraxen hierfür zuständig fühlen.

RISIKO VERERBUNG: WIRD AUCH MEIN KIND DIABETIKER?

Kinder, deren Vater einen Typ-1-Diabetes hat, haben ein leicht erhöhtes Risiko, ebenfalls an der Stoffwechselstörung zu erkranken. Für den Typ-1-Diabetiker Sebastian Rösche und seine Frau Katrin kein Grund, auf ein Kind zu verzichten – aber ein gutes Argument, intensiv über Früherkennung nachzudenken.

Täglich mehrmals Blutzucker messen, sämtliche Kohlenhydrate genau berechnen und Insulin dosieren – dem quietschfidelen kleinen Piet wird all dies höchstwahrscheinlich zeitlebens erspart bleiben. Das ist nicht selbstverständlich, schließlich hat sein Vater Typ-1-Diabetes. Damit besteht zumindest statistisch eine leicht erhöhte Wahrscheinlichkeit, dass er seinem Sohn bestimmte Gene vererbt hat, die das Diabetesrisiko erhöhen.

Etwa drei bis acht Prozent der Kinder, die Verwandte ersten Grades (also leibliche Eltern) mit Typ-1-Diabetes haben, erkranken im Laufe ihres Lebens ebenfalls daran. Kinder von Vätern mit Typ-1-Diabetes haben statistisch gesehen dabei sogar ein doppelt so hohes Risiko wie Kinder von Müttern mit Typ-1-Diabetes. Zum Vergleich: In der Allgemeinbevölkerung in Deutschland liegt das Risiko, an Typ-1-Diabetes zu erkranken, nur bei 0,4 Prozent.

Sebastian und Katrin Rösche wollten genauer wissen, wie hoch Piets individuelles Diabetesrisiko ist, und nahmen deshalb an einem Diabetes-Screening am Münchener Helmholtz-Zentrum teil. Unmittelbar nach der Geburt schickten sie eine Probe aus dem Nabelschnurblut ihres Sohnes an das renommierte Institut, das intensiv an Methoden zur Prävention und Früherkennung von Typ-1-Diabetes forscht. Im Labor wurde Piets Blut im Rahmen der Studie ImmunDiabRisk einer Voruntersuchung auf bestimmte Diabetes-Risikogene unterzogen.

Piets Blut wies zum Glück keines der bekannten Risikogene und auch keine Antikörper gegen die insulinproduzierenden Inselzellen der Bauchspeicheldrüse auf. Damit ist Piet nicht stärker gefährdet, im Laufe seines Lebens an Typ-1-Diabetes zu erkranken, als die meisten anderen Kinder in seinem Alter. Hätte man bei dem blonden

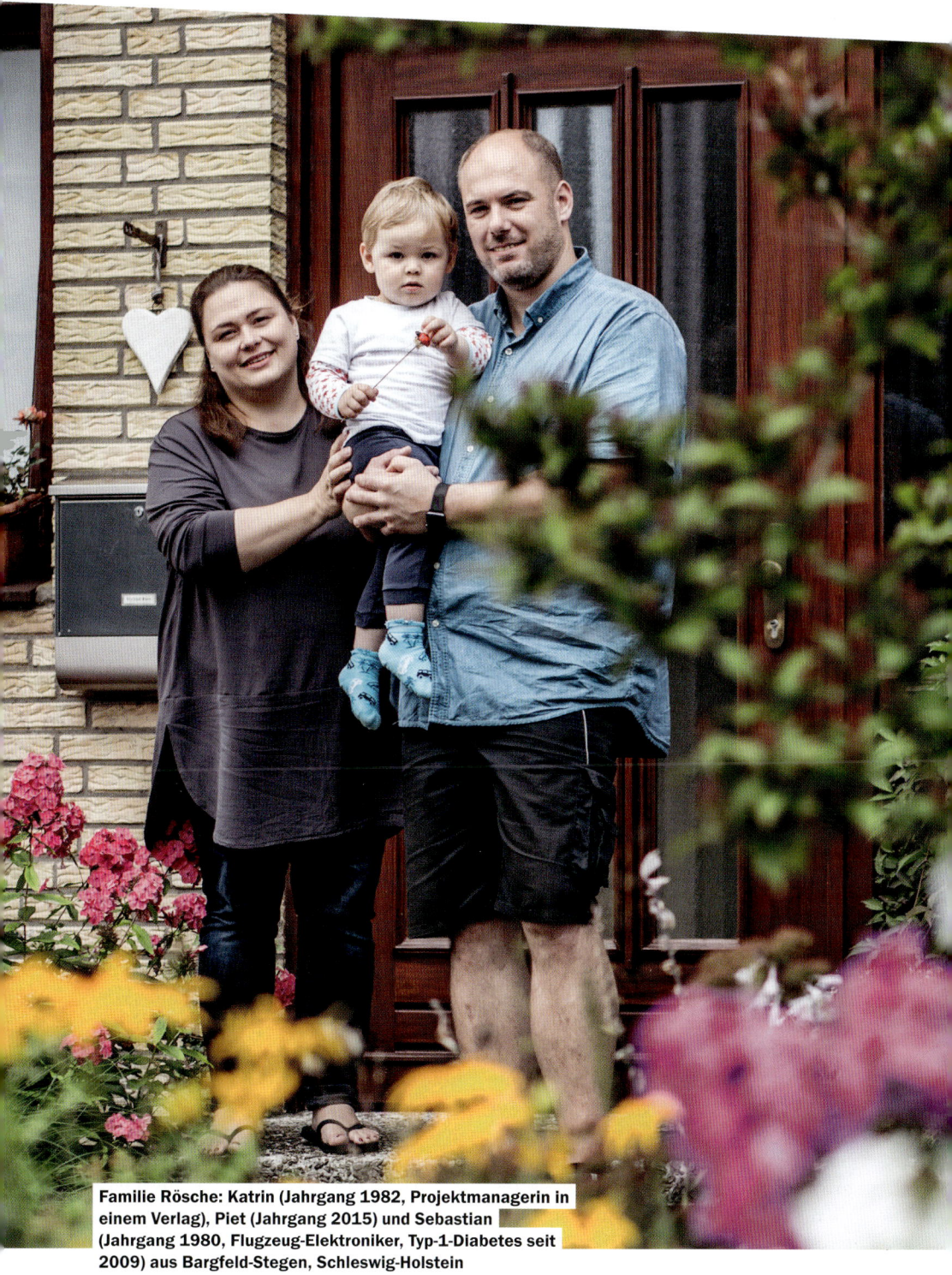

Familie Rösche: Katrin (Jahrgang 1982, Projektmanagerin in einem Verlag), Piet (Jahrgang 2015) und Sebastian (Jahrgang 1980, Flugzeug-Elektroniker, Typ-1-Diabetes seit 2009) aus Bargfeld-Stegen, Schleswig-Holstein

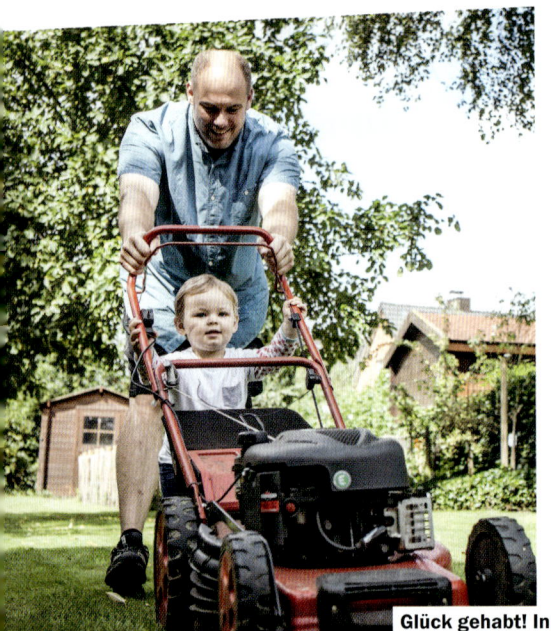
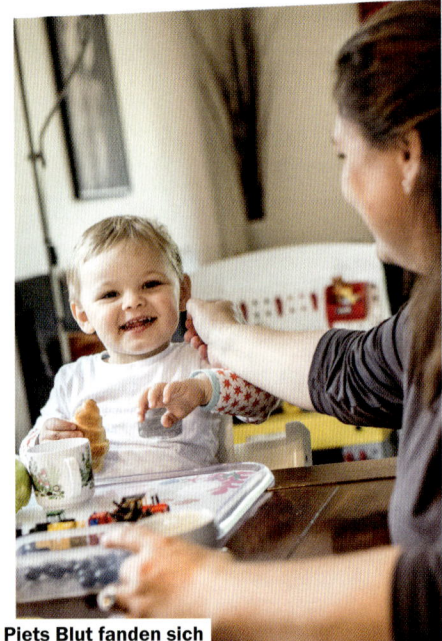

Glück gehabt! In Piets Blut fanden sich bei den Vorsorgeuntersuchungen keine Antikörper und damit auch keine Hinweise auf einen bevorstehenden Typ-1-Diabetes.

Dreikäsehoch Risikogene entdeckt, wäre er auch in die Pre-POINTearly Studie aufgenommen worden. In dieser Studie werden Kinder besonders engmaschig beobachtet, immer wieder auf Antikörper untersucht und vorsorglich mit oralem Insulin „geimpft". Die Forscher hoffen, dass sich auf diesem Wege das Immunsystem beeinflussen und der Ausbruch des Typ-1-Diabetes verhindern oder zumindest hinauszögern lässt.

Piet wird keine Kapseln mit Insulinpulver schlucken müssen. Nach dem negativen Ergebnis der Voruntersuchung wird sein Blut lediglich alle zwei bis drei Jahre neu auf Antikörper untersucht. Für Sebastian und Katrin eine große Erleichterung. Doch wie hätten sie reagiert, wenn die Voruntersuchung ein erhöhtes Diabetesrisiko ergeben

hätte? Katrin ist sich sicher: „Für uns hätte das nicht allzu viel geändert. Wir haben ja Routine mit Typ-1-Diabetes und wissen, wie die Erkrankung zu managen ist."

Als Sebastian 2009 seine Diagnose erhielt, kannte sie ihn bereits seit 13 Jahren. Ihre Jugendliebe hält bis heute. „Wir sind schon seit unserer Schulzeit ein Paar und seit 2007 verheiratet", erzählt sie. Nach so langer Zeit kennt man einander in- und auswendig. „Vor seiner Diagnose hat Sebastian 35 Kilogramm abgenommen, ganz ohne seine Lebensgewohnheiten zu verändern. Das fand ich merkwürdig und habe Druck gemacht, dass er sich beim Arzt untersuchen lässt."

Sebastian erinnert sich: „Als die Diagnose Typ-1-Diabetes dann feststand und mein Arzt mich über die wichtigs-

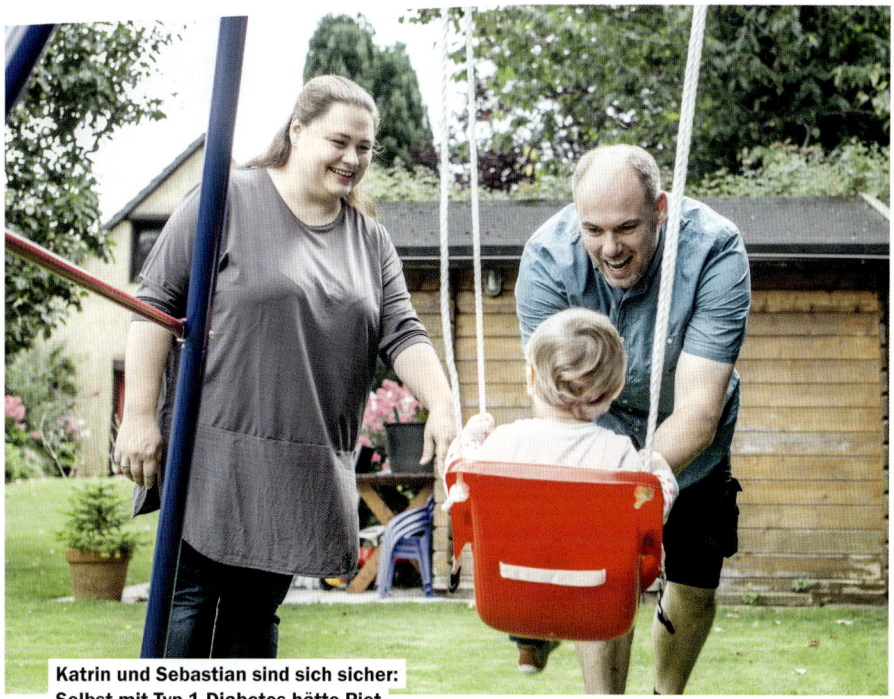

Katrin und Sebastian sind sich sicher: Selbst mit Typ-1-Diabetes hätte Piet gute Chancen auf eine glückliche und unbeschwerte Kindheit.

ten Punkte des Diabetesmanagements aufgeklärt hatte, war er erstaunt, wie ruhig ich die Nachricht aufgenommen habe. Doch da ich durch meinen Job als Elektroniker mit Steuer- und Regelungstechnik vertraut bin, verstand ich schnell, dass es beim Diabetes im Grunde um nichts anderes geht. Man muss die Einfluss- und Störgrößen kennen und korrekt einschätzen, dann kann man das System steuern. Vielleicht habe ich mich deshalb so schnell mit meiner Erkrankung abgefunden."

Katrin ergänzt: „Sebastian hat nie resigniert, sondern sich intensiv mit seinem Diabetes beschäftigt. Wir haben auch viel mit unserer Ernährung experimentiert. Also zum Beispiel geschaut, wie sich Dinkel-Vollkornnudeln im Vergleich zu normalen Nudeln auf seinen Blutzucker auswirken." Sich

gesund zu ernähren, gibt ihrem Mann ein gutes Gefühl: „Weil man gleich sehen kann, welchen Effekt bestimmte Nahrungsmittel haben, habe ich sogar einen großen Benefit durch meine Erkrankung", sagt er.

Die Gelassenheit und Zuversicht, mit der Sebastian und Katrin mit seinem Diabetes umgehen, macht sich auch in ihrer Haltung zur Familienplanung bemerkbar. Wegen des statistisch erhöhten Diabetesrisikos auf ein Kind zu verzichten, war für die beiden nie eine Option. „Piet ist ein absolutes Wunschkind. Natürlich haben wir überlegt, was es für uns bedeuten würde, wenn sich die Krankheit vererbt. Die Vorstellung, dass so ein kleiner Zwerg Diabetes hat, eine Insulinpumpe und ein CGM-System tragen muss und nichts von alledem versteht, ist schrecklich", gibt

93

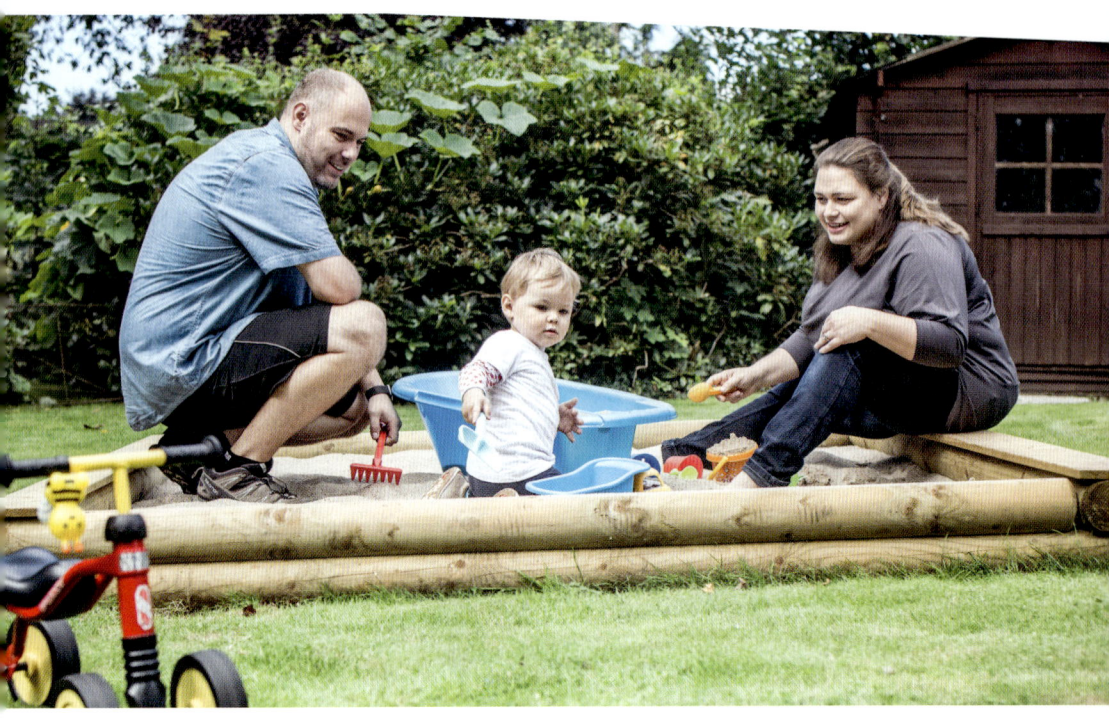

Sebastian zu. Dennoch plagen ihn keine Schuldgefühle, weil er sein Kind einem erhöhten genetischen Risiko ausgesetzt hat.

Katrin fasst die Einstellung der beiden so zusammen: „Obwohl wir uns Sorgen gemacht haben, wussten wir dennoch genau, dass das Leben auch mit Typ-1-Diabetes lebenswert ist. Wir sind überzeugt, dass wir unserem Kind auch mit Typ-1-Diabetes eine gute Kindheit bieten könnten. Und letztlich gibt es so viele Autoimmunerkrankungen und andere Krankheiten, die ein Kind treffen können. Niemand ist davor gefeit."

Trotzdem rät sie anderen Paaren, bei denen einer der Partner von Typ-1-Diabetes betroffen ist, das genetische Risiko nicht auszublenden: „Man muss sich überlegen, ob man mit der Aussicht leben könnte, dass irgendwann einmal möglicherweise mehrere Familienmitglieder Typ-1-Diabetes haben. Denn natürlich ist ein weiterer Erkrankungsfall eine Belastung, für die man sowohl körperlich als auch psychisch stabil genug sein sollte", meint Katrin.

Sebastian empfiehlt anderen Betroffenen, mit ihren Kindern ebenfalls an Untersuchungen zur Prävention und Früherkennung (siehe Seite 138) teilzunehmen: „Diese Studien haben neben den individuellen Untersuchungsergebnissen den Vorteil, dass man immer über die neuesten Erkenntnisse informiert wird und am Ball bleibt. Außerdem unterstützt man mit der Teilnahme die Forschung zum Typ-1-Diabetes – und da man sich doch ohnehin viele Gedanken und Sorgen macht, kann davon wenigstens auch die Wissenschaft profitieren."

EXPERTEN-TIPP

Prof. Bernhard Kulzer: Screening-Programme müssen psychologisch begleitet werden.

Die Screening-Programme, bei denen man Kinder auf Risikogene für Typ-1-Diabetes untersucht, leisten einen wichtigen Beitrag zur Forschung. Man weiß mittlerweile, dass zum Zeitpunkt der Diagnose noch viele Betazellen in der Bauchspeicheldrüse intakt sind und Insulin produzieren. Die in Screening-Programmen gewonnenen Erkenntnisse helfen Forschern dabei, immer besser zu verstehen, was genau zum Ausbruch des Typ-1-Diabetes führt, sodass man auf lange Sicht diesen Prozess stoppen und die verbliebenen Betazellen retten kann – damit wäre Typ-1-Diabetes quasi eine heilbare Erkrankung.

Für die Eltern bedeutet die Teilnahme an einem Screening-Programm zum einen mehr Klarheit über eine möglicherweise drohende Erkrankung ihres Kindes. Gleichzeitig kann die Gewissheit, dass das eigene Kind Risikogene für Typ-1-Diabetes in sich trägt, aber auch sehr belasten und wie ein Damoklesschwert über der Familie hängen. Deshalb werden Screening-Programme immer psychologisch begleitet. Immerhin geht es um eine Erkrankung, für die Ärzte im Falle eines positiven Testergebnisses derzeit noch keine Heilung oder Prävention anbieten können. Es wäre unethisch, Eltern mit einer derartigen Information einfach allein zu lassen. Ergeben die Tests ein er-

höhtes Risiko, versucht man zum Beispiel, den Eltern bei der realistischen Einschätzung des statistischen Risikos zu helfen und sie gleichzeitig davor zu bewahren, ihr Kind übermäßig stark zu beobachten, zu bedauern oder zu verhätscheln. Das Team um die Leiterin der Abteilung Medizinische Psychologie der Medizinischen Hochschule Hannover, Prof. Karin Lange, konnte in mehreren Studien zeigen, dass dies auch gelingt und Eltern nicht deutlich ängstlicher werden.

Weil Sebastian selbst Typ-1-Diabetes hat, waren er und seine Frau Katrin sich von Anfang an des erhöhten genetischen Risikos bewusst. Sie haben sich trotzdem ohne Zögern für ein Kind entschieden und freuen sich, dass das Screening bei ihrem Sohn Piet kein erhöhtes Risiko ergeben hat. Ihre Äußerungen zeigen aber auch, dass sie einen möglichen Typ-1-Diabetes bei ihrem Kind auch ohne Schuldgefühle akzeptiert und nicht als Zeichen für ein weniger lebenswertes Leben gewertet hätten. Das finde ich ebenso toll wie die Tatsache, dass sie mit ihrer Teilnahme am Screening die Forschung unterstützen.

SCHWANGER UND ALLEINERZIEHEND MIT TYP-2-DIABETES: JA, DAS FUNKTIONIERT!

Starkes Übergewicht, älter als 35 Jahre und dann auch noch Typ-2-Diabetes. Nicht gerade ideale Voraussetzungen für eine unkomplizierte Schwangerschaft. Annett Porath ging das Risiko trotzdem ein. Es wurden sogar Zwillinge, und ihre Partnerschaft zerbrach. Doch der Alltag der kleinen Familie funktioniert.

Annett Porath hat sich schon eine Menge dummer Sprüche anhören müssen. Ihr Typ-2-Diabetes? „Alles angefressen!", fanden Verwandte und Kollegen. Kinderwunsch mit über 35 Jahren? „Viel zu riskant!" Noch dazu von einem Mann aus Nigeria mit ungeklärtem Aufenthaltsstatus, mit dem sie noch nicht einmal zusammenlebte. „Es waren nicht die besten Vorzeichen", gibt Annett zu, „doch wir waren auf Wohnungssuche, wollten zusammenziehen und hatten uns mit den Risiken auseinandergesetzt, die bei Typ-2-Diabetes mit einer Schwangerschaft einhergehen."

Die Risiken für das Kind sind tatsächlich nicht auf die leichte Schulter zu nehmen: Je nachdem, wie gut der Stoffwechsel der Mutter vor und während der Schwangerschaft eingestellt ist, haben Kinder von Müttern mit Diabetes ein erhöhtes Risiko für Fehl- und Frühgeburten. Auch Fehlbildungen sind möglich. Zu hohe Blutzuckerwerte können außerdem dazu führen, dass das Baby sehr schwer wird, was wiederum die Geburt verkompliziert. Hinzu kommt die genetische Veranlagung für Typ-2-Diabetes, die eine Diabetikerin an ihre Kinder weitergibt.

„Ich bin selbst familiär vorbelastet", erzählt Annett, „meine Mutter hat auch Typ-2-Diabetes und spritzt Insulin." Wirklich verwundert war sie daher nicht, als sie 2009 ebenfalls die Diagnose erhielt. Sie war damals bereits stark übergewichtig, und ihre Arbeit als Taxifahrerin verschaffte ihr kaum Bewegung im Alltag: „14 Jahre Taxifahren heißt im Grunde 14 Jahre nur zu sitzen und ungesund zu essen", sagt Annett.

Weil sie das Diabetesmedikament Metformin nicht vertrug, spritzte sie schon

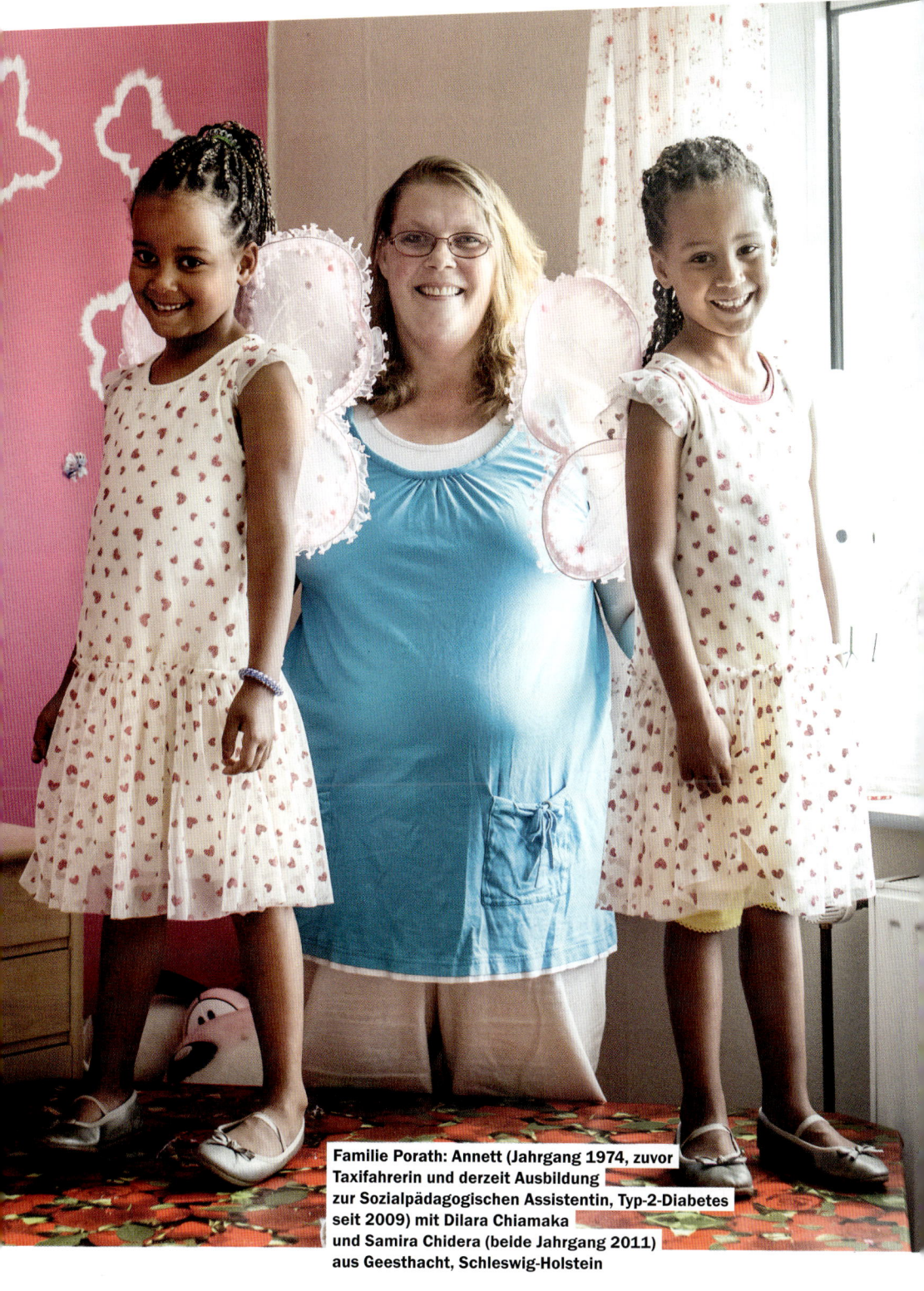

Familie Porath: Annett (Jahrgang 1974, zuvor Taxifahrerin und derzeit Ausbildung zur Sozialpädagogischen Assistentin, Typ-2-Diabetes seit 2009) mit Dilara Chiamaka und Samira Chidera (beide Jahrgang 2011) aus Geesthacht, Schleswig-Holstein

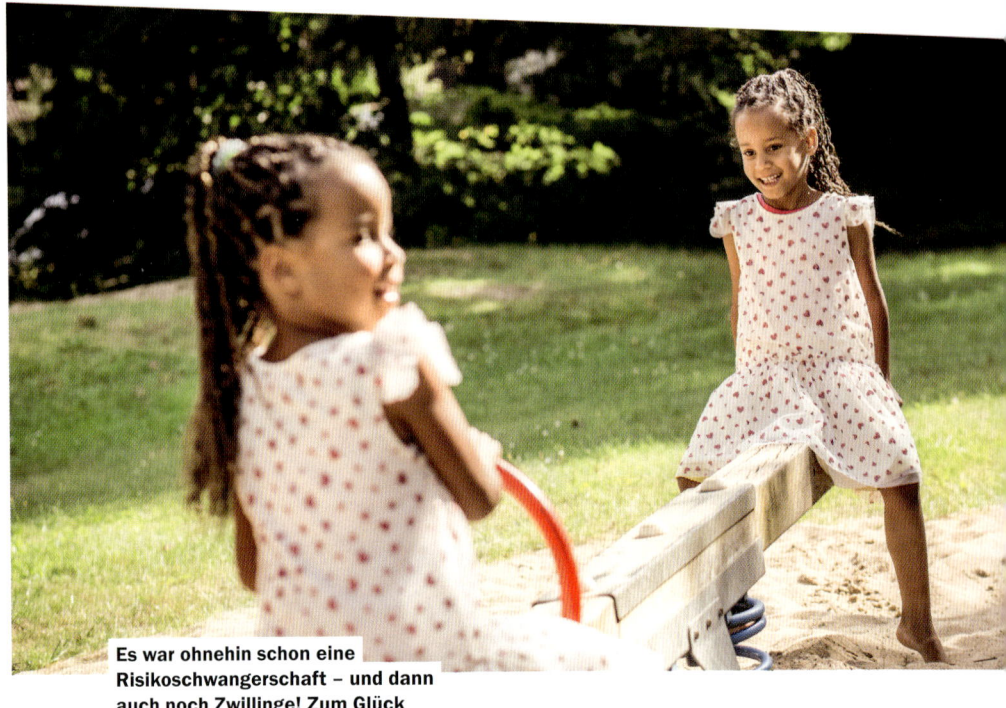

Es war ohnehin schon eine Risikoschwangerschaft – und dann auch noch Zwillinge! Zum Glück sind Samira und Dilara kerngesund.

kurze Zeit nach der Diagnose Insulin und nahm an einer entsprechenden Schulung teil. Dort lernte sie, das Mahlzeiteninsulin je nach Bedarf selbst zu berechnen. „Eine konventionelle Insulintherapie mit festen Spritz- und Esszeiten, wie sie viele Typ-2-Diabetiker anwenden, hätte in meinem Beruf nicht funktioniert. Als Taxifahrerin weiß man nie so genau, wann man wo die nächste Pause einlegt und Gelegenheit zu essen hat", sagt Annett.

Da sie mit der Insulintherapie gut zurechtkam, hatte ihr Diabetologe keine großen Bedenken, als sie ihm von ihrem Kinderwunsch erzählte, im Gegenteil: „Er hat mir von Anfang an Mut gemacht und viele Tipps für die Schwangerschaft gegeben", erinnert sich Annett. Dieser Rückhalt wurde umso wichtiger, als sich herausstellte, dass sie nicht nur ein Kind, sondern Zwil-

linge erwartete. „Die Schwangerschaft verlief zwar zunächst problemlos, doch mein Insulinbedarf war enorm. Ich bekam deshalb eine Insulinpumpe." Bei der Arbeit beförderte sie keine Fahrgäste mehr, sondern arbeitete bis zum fünften Monat ihrer Schwangerschaft in der Taxizentrale. Danach blieb sie auf ärztlichen Rat hin zu Hause.

In der 26. Schwangerschaftswoche wurde Annett mit vorzeitigen Wehen in die Klinik eingeliefert. In der 35. Woche wurden dann – sechs Wochen zu früh – ihre beiden Töchter geboren, beide kamen auf natürlichem Weg auf die Welt. Mit einem Geburtsgewicht von jeweils unter 1.500 Gramm wurden die beiden Mädchen zunächst auf der Intensivstation versorgt, doch sie erholten sich schnell. Der nächste Schock stand Annett allerdings noch bevor: Noch ehe sie mit ihren Babys das Krankenhaus

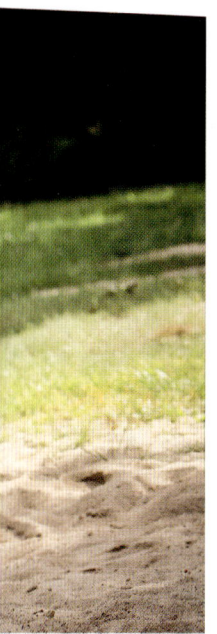
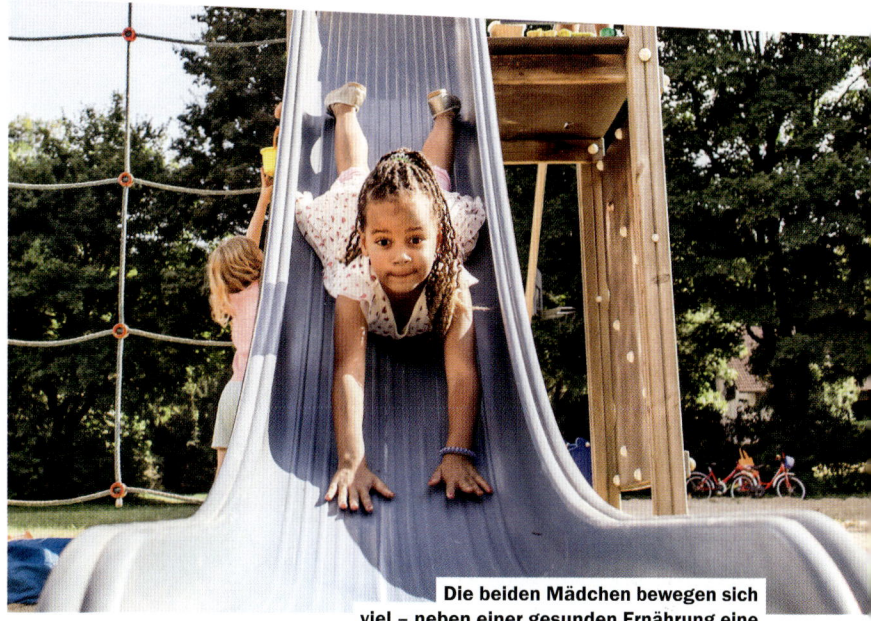

Die beiden Mädchen bewegen sich viel – neben einer gesunden Ernährung eine wichtige Voraussetzung, damit ihr Diabetesrisiko möglichst gering bleibt.

verlassen konnte, zerbrach die Beziehung zum Vater ihrer Kinder, und sie war mit zwei Säuglingen auf sich gestellt.

Heute hat Annett ihr Leben als alleinerziehende Mutter mit Typ-2-Diabetes gut im Griff. Samira und Dilara sehen ihren Vater alle 14 Tage. Tagsüber besuchen sie die Kita, auch Oma und Opa unterstützen bei der Kinderbetreuung. Annett hat dem Taxifahren den Rücken gekehrt und macht derzeit eine Ausbildung zur Sozialpädagogischen Assistentin. „Solche Assistentinnen arbeiten unter anderem in Kindertagesstätten und unterstützen zum Beispiel Kinder mit Typ-1-Diabetes im Kita-Alltag", erzählt Annett, „dabei kommt mir zugute, dass ich eigene Erfahrungen mit der Insulin- und Insulinpumpentherapie habe."

Gelegentliche Anfeindungen und abfällige Bemerkungen über ihr Gewicht und ihren Diabetes gibt es immer noch. Allerdings versucht Annett, sie nicht allzu nah an sich heranzulassen. Doch die Verantwortung für ihre beiden Töchter hat ihren Blick auf den Diabetes verändert: „Mit Kindern wird einem die Tragweite einer Erkrankung erst so richtig bewusst. Jeder Tag mit guten Blutzuckerwerten ist ein Tag mehr Leben", sagt sie. Mittlerweile nimmt Annett neue Medikamente ein, die ihr dabei helfen, die Insulindosis zu reduzieren: „Je weniger Insulin ich benötige, desto leichter kann ich abnehmen, das verlängert auf lange Sicht auch mein Leben." Bislang sind bei ihr keine Folgeerkrankungen aufgetreten, abgesehen von einer leichten Schädigung des Sehnervs und einer beginnenden Neuropathie an den Füßen.

Dennoch ist sich Annett darüber im Klaren, dass ihr mit Typ-2-Diabetes

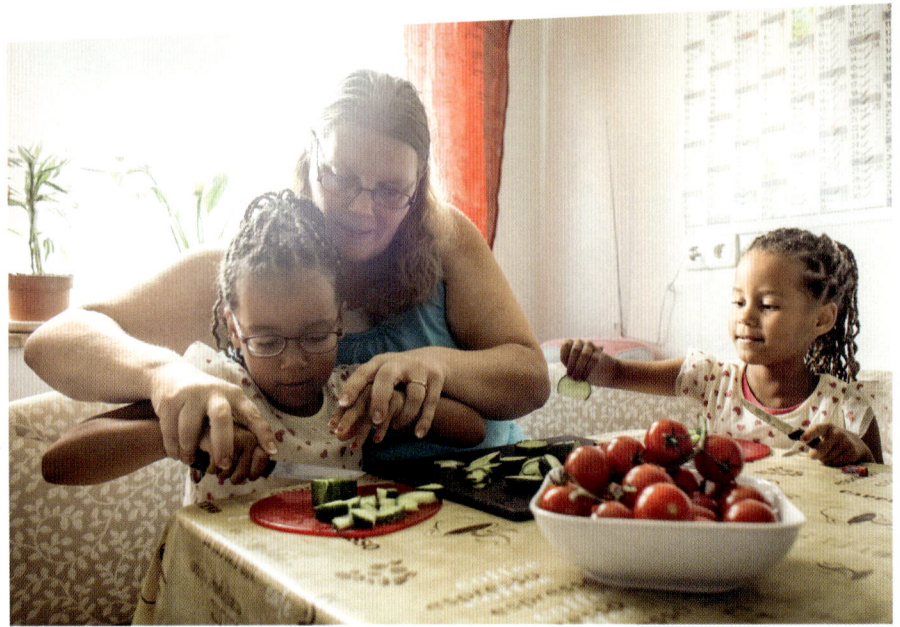

auch einmal etwas zustoßen kann, zum Beispiel eine schwere Unterzuckerung infolge einer zu hohen Insulindosis. Samira und Dilara wissen schon seit dem Kindergartenalter, was in so einem Fall zu tun wäre: „Wenn Mama umfällt, sollen wir bei den Nachbarn klingeln und sagen, dass Mama einen Arzt braucht!", erzählen die beiden wie aus einem Mund. Ängstlich wirken sie nicht dabei.

Ihre Mutter hat nicht nur für den akuten Notfall vorgesorgt. „Natürlich möchte ich immer zu 100 Prozent selbst für meine Kinder da sein. Aktuell habe ich auch gute Blutzuckerwerte, aber man weiß ja nie. Auch unabhängig vom Typ-2-Diabetes kann alles Mögliche passieren. Deshalb habe ich beim Notar ein Dokument hinterlegt, in dem für den Ernstfall alles Wesentliche geregelt ist. Sollte mir etwas zustoßen, wird meine Cousine einspringen und für die Kinder da sein."

Doch allzu viel Raum nehmen Gedanken über einen tragischen Ernstfall nicht im Leben von Annett und ihren beiden Mädchen ein. „Ich bin so froh, dass ich die beiden habe, ich genieße jeden Tag mit ihnen", sagt sie. Die Mutter achtet darauf, dass sich Samira und Dilara gesund ernähren, also immer ausreichend Gemüse und Obst, Vollkornbrot und wenig Süßigkeiten essen. „Die beiden bewegen sich viel, das fördere ich auch sehr. Sie sind sogar schon einmal bei einem Kinderlauf angetreten", erzählt Annett stolz. „Samira und Dilara sollen sich von Anfang an daran gewöhnen, was einen gesunden Lebensstil ausmacht – so können wir ihr Risiko gering halten, im Verlauf ihres Lebens auch einmal an Typ-2-Diabetes zu erkranken."

EXPERTEN-TIPP

Dr. Jens Kröger: Auch Frauen mit Typ-2-Diabetes dürfen Kinder bekommen!

Darf eine Frau mit Typ-2-Diabetes eine Schwangerschaft riskieren und Mutter werden? Ja, natürlich darf sie das! Zwar haben die Kinder von Eltern mit Typ-2-Diabetes ein genetisches Risiko von ca. 15 Prozent. Aber es kommen im Laufe des Lebens so viele zusätzliche Faktoren wie u. a. das Ernährungs- und Bewegungsverhalten hinzu, dass sich das Risiko vergrößern oder verkleinern lässt. Es ist also kein unabänderliches Schicksal, Typ-2-Diabetes zu bekommen. Zudem gibt es bislang keinen Marker, anhand dessen sich das Ausbrechen der Erkrankung sicher vorhersagen lässt. Es wäre in meinen Augen daher unverantwortlich, eine Frau wegen ihres Typ-2-Diabetes in Panik zu versetzen und ihren Kinderwunsch nicht zu unterstützen. In der Schwangerschaft gibt es allerdings ein paar Dinge zu beachten. So dürfen die gängigen Tabletten, die bei Typ-2-Diabetes in der Regel verordnet werden, während der Schwangerschaft und Stillzeit nicht angewendet werden. Der Blutzucker muss dann mit Insulin gesenkt werden. Bei hohen Blutzuckerwerten in der Schwangerschaft steigt das Risiko für Fehlbildungen und für ein hohes Geburtsgewicht des Babys. Allerdings sollten sich auch Schwangere mit Typ-2-Diabetes klarmachen: Man kann immer sein Bestes geben, um die Blutzuckerwerte im Lot zu halten, doch es wird auch immer wieder einmal Ausreißer geben. Ein einzelner Ausreißer bedeutet nicht zwangsläufig, dass das ungeborene Baby eine Fehlbildung haben wird! Nach der Geburt und Stillzeit gilt es, eine gut verträgliche medikamentöse Therapie zu finden. Annett hat ihren Kindern beigebracht, was sie im Notfall tun sollen, wenn ihre Mutter auf einmal umkippt und nicht ansprechbar ist. Das ist toll! Doch solange sie gut geschult und ihr Diabetes gut eingestellt ist, besteht kein großes Risiko für eine schwere Unterzuckerung. Für Annett gilt daher eigentlich dasselbe wie für alle anderen Alleinerziehenden: Sie braucht ein zuverlässiges Netzwerk von Menschen, die einspringen, wenn sie einmal ausfällt und sich nicht um ihre Kinder kümmern kann. Aufgrund ihrer genetischen Vorbelastung achtet Annett darauf, dass sich ihre Zwillinge gesund ernähren und sich regelmäßig bewegen. Es ist wichtig, dieses Bewusstsein auch später nicht aus dem Blick zu verlieren. Die Kinder von Menschen mit Typ-2-Diabetes sollten im Erwachsenenalter beim Check-up 35 regelmäßig untersucht werden. Neben dem Nüchternblutzucker sollte man bei ihnen auch den Langzeitzuckerwert (HbA_{1c}) bestimmen, um noch besser einschätzen zu können, wie groß das Risiko für die Entwicklung eines Typ-2-Diabetes ist.

NUN ALSO AUCH DIE TOCHTER: „ICH HABE SOLCHE SCHULDGEFÜHLE!"

Nadine Bergener hat seit ihrem 12. Lebensjahr Typ-1-Diabetes, ihr Mann Roberto kennt sie nicht anders. Ihr gemeinsamer Sohn Johannes ist gesund, doch bei ihrer Tochter Annalena wurde 2012 ebenfalls Typ-1-Diabetes festgestellt. Nadine fühlt sich oft schuldig an den Einschränkungen in Annalenas Leben.

Nadine Bergener war elf Jahre alt, als sie 1987 die Diagnose Typ-1-Diabetes erhielt. Damals setzten sich auf der anderen Seite der innerdeutschen Grenze in der Bundesrepublik Insulinpens langsam durch, es kamen auch erste Blutzuckermessgeräte für den Hausgebrauch auf den Markt. Doch im beschaulichen Sonnewalde, einem kleinen Ort in Brandenburg, wo Nadine seit ihrer Kindheit lebt, gab es nur eine Diabetesversorgung Marke DDR.

„Ich hatte Glasspritzen, die ausgekocht werden mussten. Zum Messen gab es höchstens Urinmessstreifen, doch die waren so gut wie nie verfügbar", erzählt sie. „Das Diabetesmanagement war sehr anstrengend, meine Kindheit war nicht so unbeschwert, wie sie hätte sein sollen. Meine Freunde fanden mich deshalb oft zu ernsthaft, zu wenig locker, unflexibel und nicht spontan genug."

Ihren Mann Roberto, der mit ihr im selben Ort aufgewachsen ist, störte der Typ-1-Diabetes seiner Jugendliebe allerdings nie: „Es war für mich immer normal, dass Nadine Diabetes hat. Anfangs, als sie noch Spritzen nutzte, war die Erkrankung sehr offensichtlich. Aber ab 1992, also nach der Wiedervereinigung, hatte sie dann eine Insulinpumpe. Damit war der Diabetes viel besser zu managen und auch längst nicht mehr so auffällig wie zuvor."

Als die beiden über Familienplanung nachdachten und später heirateten, war erst einmal wieder Schluss mit der gefühlten Normalität. Nadine berichtet: „Ich hatte das Gefühl, dass ich mir von allen Ärzten erst einmal eine Erlaubnis einholen muss, bevor ich Kinder haben darf." 2002 wurde ihr Sohn Johannes geboren, drei Jahre später ihre Tochter Annalena. Die Familie wusste von der

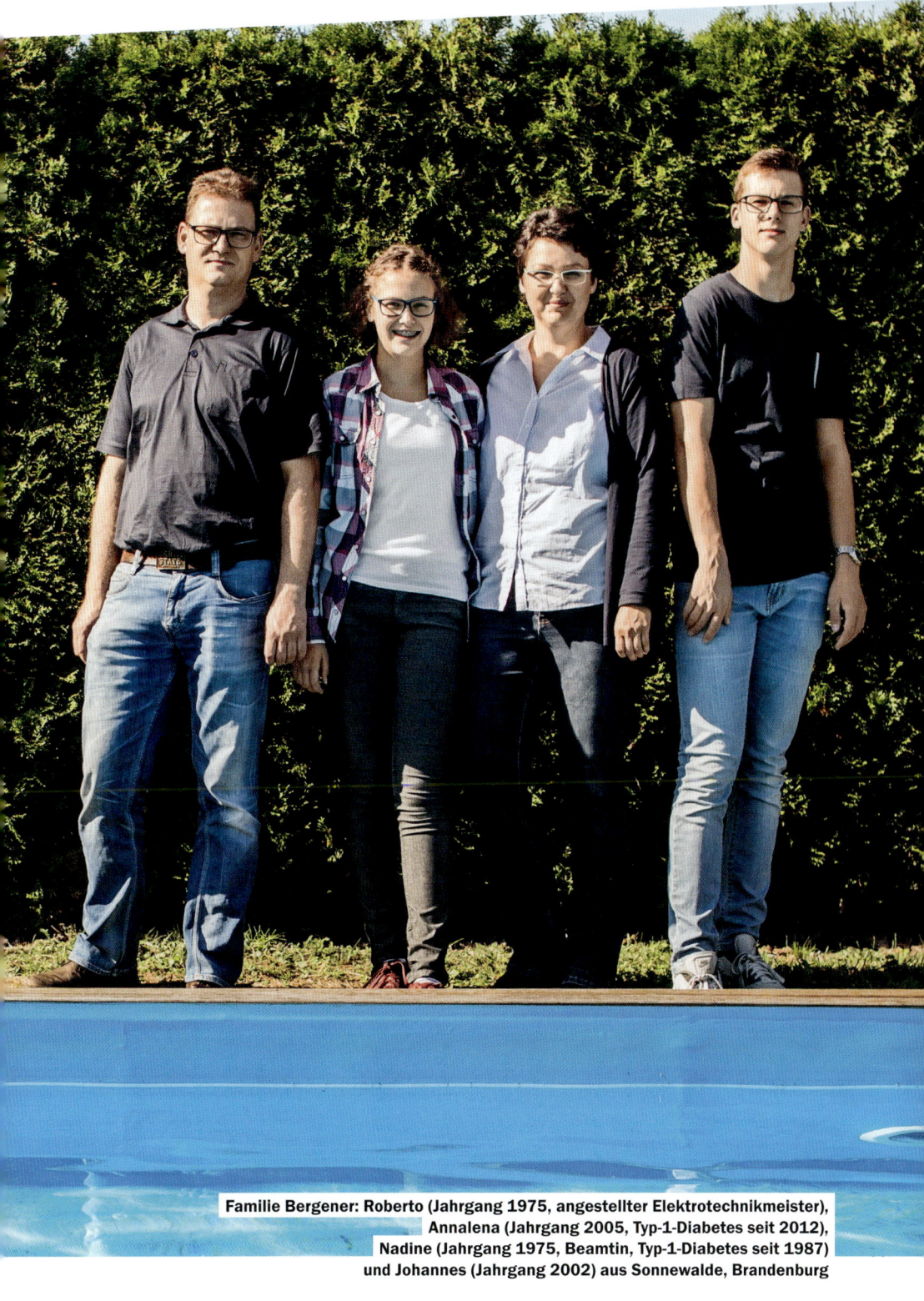

Familie Bergener: Roberto (Jahrgang 1975, angestellter Elektrotechnikmeister), Annalena (Jahrgang 2005, Typ-1-Diabetes seit 2012), Nadine (Jahrgang 1975, Beamtin, Typ-1-Diabetes seit 1987) und Johannes (Jahrgang 2002) aus Sonnewalde, Brandenburg

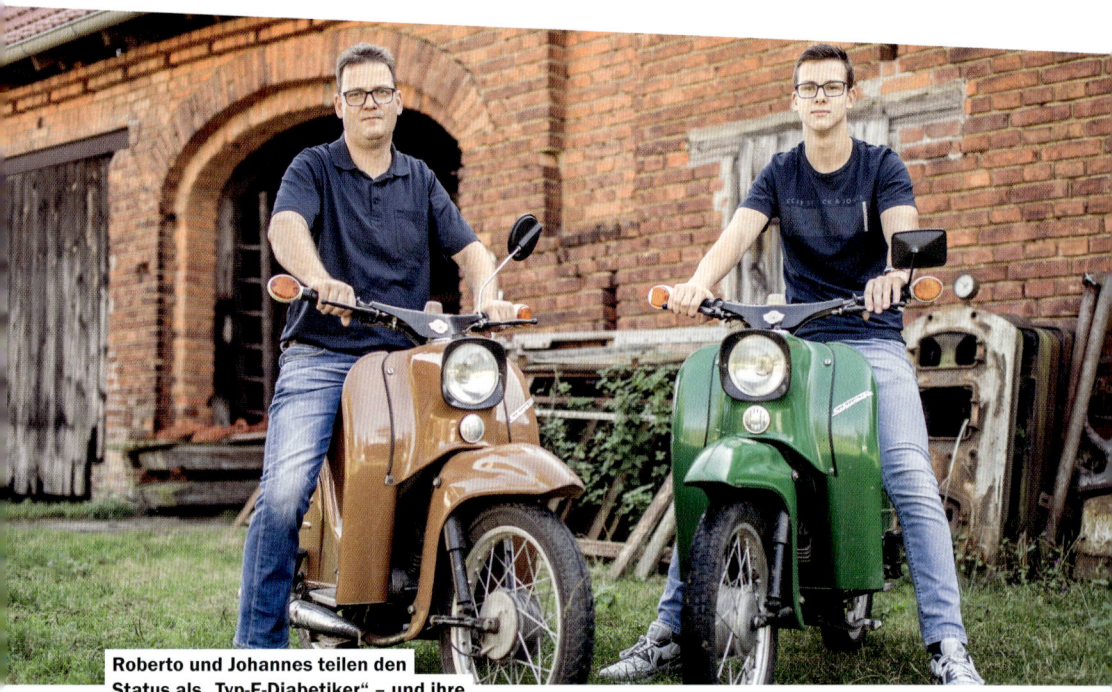

Roberto und Johannes teilen den Status als „Typ-F-Diabetiker" – und ihre Leidenschaft für alte DDR-Kleinkrafträder der Marke Simson.

Früherkennungsstudie am Helmholtz-Zentrum, in der Kinder von Eltern mit Typ-1-Diabetes regelmäßig auf Risikogene und Antikörper untersucht werden (siehe Seite 138). Nadine erinnert sich: „Doch die Aussicht, dass ich durch die Studie erfahren könnte, dass meine Kinder wahrscheinlich irgendwann einmal an Diabetes erkranken, hat mich sehr beunruhigt. Also haben wir nicht teilgenommen."

Und so traf Annalenas Diabetesdiagnose im Jahr 2012 die Familie aus heiterem Himmel. „Es war ein Nackenschlag", beschreibt Roberto die Situation. „Annalena hatte zwar nicht massiv an Gewicht verloren wie die meisten Typ-1-Diabetiker vor der Diagnose, doch Nadine hat den Azetongeruch in ihrem Atem bemerkt." Die Blutzuckermessung ergab einen Wert von 440 mg/dl (24,4 mmol/l), Annalena kam sofort ins Krankenhaus.

Für ihren Bruder Johannes wurde der Diabetes mit der Diagnose seiner Schwester überhaupt erst zum Thema. „Mama hatte schon immer Diabetes, das war normal und hat mich nie besonders interessiert. Doch als Annalena auf einmal auch betroffen war, habe ich die Krankheit erstmals bewusst wahrgenommen und vieles zum ersten Mal richtig verstanden." Außerdem machte sich Johannes Sorgen, dass auch er Diabetes bekommen könnte: „Ich wollte eine Zeitlang dann häufig mal meinen Blutzucker messen, um sicherzugehen." Es dauerte etwa ein Jahr, bis sich die Familie daran gewöhnt hatte, dass es nun zwei Diabetiker in ihren Reihen gibt.

Besonders froh sind die Eltern darüber, dass sich in der Schule niemand querstellt, wenn es um Annalenas Diabetes geht. „Das Essen für die Schulkinder wird angeliefert, eine Mitar-

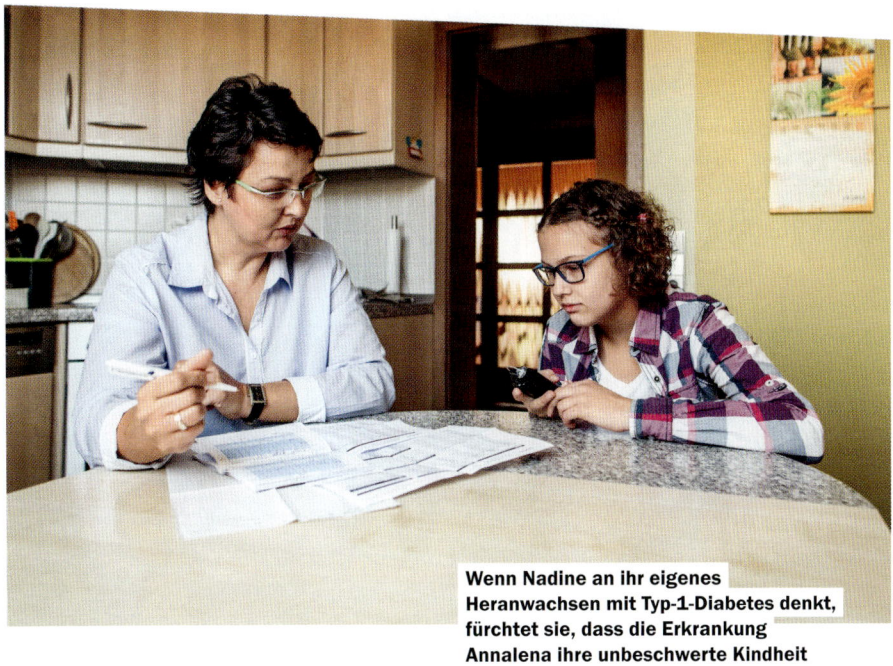

Wenn Nadine an ihr eigenes Heranwachsen mit Typ-1-Diabetes denkt, fürchtet sie, dass die Erkrankung Annalena ihre unbeschwerte Kindheit raubt.

beiterin der Essensausgabe wiegt alles mit Annalena ab, und Annalena schaut in einer BE-Tabelle nach, wie viel Insulin sie dafür spritzen muss", sagt Roberto. „Anfangs kam mittags auch ein Pflegedienst, der die Insulingabe überwacht hat." Die Elfjährige schmunzelt: „Denen habe ich erst einmal erklärt, wie meine Insulinpumpe funktioniert. Die Pflegekräfte haben sonst nämlich nur mit Altersdiabetes zu tun." Für Nadine waren der Pflegedienst und die Unterstützung durch die Schule eine große Erleichterung: „Ich war dankbar, dass ich mich nicht allzu lange vom Job beurlauben lassen musste, um täglich zur Schule zu fahren und Annalenas Diabetesmanagement zu regeln." Dass die Schule so gut mitzieht, hat aber auch noch andere Gründe: „Annalena geht in dieselbe Schule, die auch Roberto und ich als Kinder besucht haben", er-

zählt Nadine. „Nach der Entlassung aus dem Krankenhaus bin ich mit in die Klasse gegangen, habe den anderen Kindern den Katheter mit Nadel und die Insulinpumpe erklärt und ihnen gesagt, warum sie Annalenas BE-Kiste, die wir für Notfälle im Klassenraum deponiert haben, nicht anrühren dürfen. Das klappt sehr gut."

Meist akzeptieren Annalenas Mitschüler ihren Diabetes, Hänseleien sind die Ausnahme. Annalena berichtet: „Ab und zu meckern andere, wenn ich wegen des Messens und Spritzens beim Schulessen früher drankomme als sie selbst. Andere sagen mir manchmal, sie hätten auch gern Diabetes, weil sie dann immer naschen dürften." Sprüche dieser Art nimmt sie sich allerdings nicht weiter zu Herzen: „Ich sage ihnen dann, dass ich zwar bei einer Hypo naschen darf, aber ansonsten alles berechnen muss. **105**

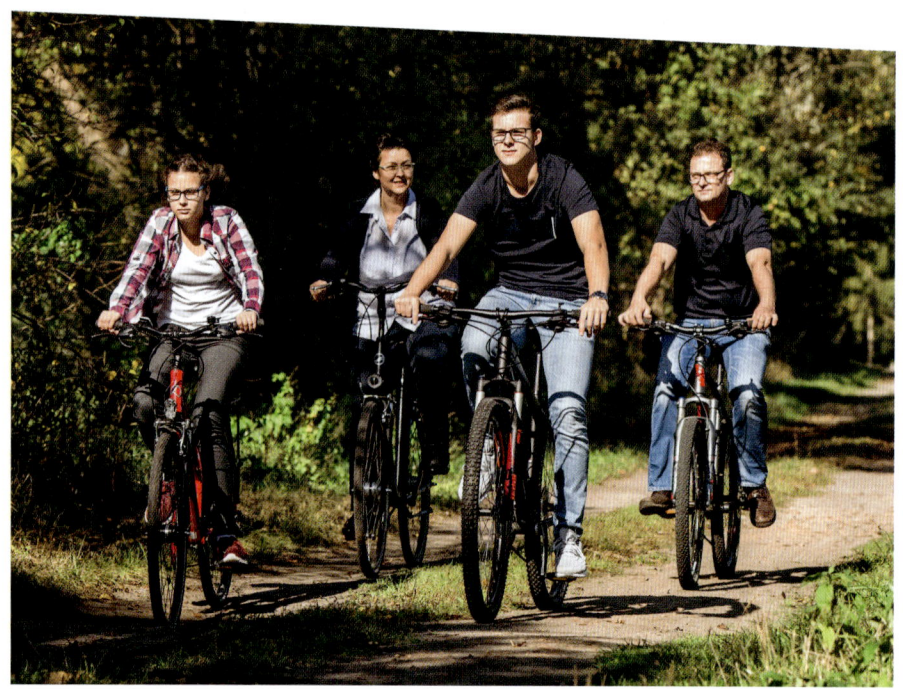

Schließlich heißt Diabetes jeden Tag eine Stunde Mathe zusätzlich."

In ihrer Freizeit lässt sich das sportbegeisterte Mädchen erst recht nicht von ihrem Diabetes einschränken: Sie steht beim Showtanz im Karnevalsverein auf der Bühne, fährt gern Fahrrad, schwimmt und trainiert Laufen. Für ihr sportliches Engagement, trotz und mit Diabetes, wurde sie 2015 mit dem Jugendpreis der IDAA ausgezeichnet, einem Verein für sportbegeisterte Menschen mit Diabetes (siehe Seite 162).

Obwohl Annalena im Alltag gut mit ihrem Diabetes zurechtkommt, plagen ihre Mutter häufig Schuldgefühle: „Vieles ist heute einfacher als in meiner Kindheit, man kann mit Diabetes eigentlich alles machen. Aber es muss eben sehr aufwendig geplant und organisiert werden. Deshalb habe ich oft das Gefühl, dass ich Annalena ihre unbeschwerte Kind-

heit geraubt habe. Aber ich bin dankbar, dass ich Roberto immer an meiner Seite hatte. Er hat mir nie Vorwürfe gemacht, dass Annalena ihren Diabetes von mir geerbt haben könnte."

Der Zusammenhalt untereinander und im Freundeskreis hilft Familie Bergener bei der Bewältigung ihres „Diabetes im Doppelpack". Dabei geht es nicht nur um das Diabetesmanagement selbst: „Auch die Bürokratie und der Kampf mit Krankenkassen zerren an den Nerven, etwa wenn es um die Bewilligung von Insulinpumpen geht", findet Nadine. „Natürlich gibt es Schlimmeres als Diabetes. Aber wenn Leute mir das sagen, dann wünschte ich, sie müssten einmal für vier Wochen damit leben. Dann wüssten sie, dass es eine Belastung ist – und sie fällt nun einmal zusätzlich zu Schule, Arbeit und dem sonstigen Alltag an."

EXPERTEN-TIPP

Prof. Bernhard Kulzer: Selbstvorwürfe sind normal – doch sie bringen einen nicht weiter.

Wenn Typ-1-Diabetes diagnostiziert wird, besonders bei Kindern und Jugendlichen, stellen sich fast immer Fragen wie „Warum ich?", „Woher kommt die Erkrankung?" oder „Habe ich selbst Schuld oder eine Mitverantwortung für die Entstehung der Erkrankung?" Fast immer wird nachgeforscht, ob in der Familie schon einmal Diabetes vorgekommen ist. Dabei ist die Wahrscheinlichkeit, dass die Kinder einer Mutter mit Typ-1-Diabetes selbst an Typ-1-Diabetes erkranken, sehr gering (siehe Seite 138).

Das geringe Risiko, das die meisten Paare mit Typ-1-Diabetes nicht von der Familienplanung abhält, ist allerdings nur die eine Seite der Medaille. Anders schaut es aus, wenn man selbst betroffen ist. Daher ist es völlig normal, wenn Frau Bergener sich selbst Vorwürfe macht, für die Erkrankung ihrer Tochter eine Verantwortung zu tragen. Sinnvoll sind diese Gedanken jedoch langfristig nicht, denn sie helfen niemandem und können sogar schädlich sein. Denn Frau Bergener trifft ja keine persönliche Schuld für ihre Veranlagung für den Typ-1-Diabetes – und sicher wäre der Gedanke, Annalena wäre nicht auf der Welt, für sie schrecklich.

Ob Annalena die Erkrankung als eine Belastung erlebt und eine „beschwerte" Kindheit erlebt, hängt weniger von Typ-1-Diabetes, sondern vielmehr davon ab, wie sie ihren Typ-1-Diabetes erlebt. Das wiederum hängt in hohem Maße damit zusammen, welche Erfahrungen sie mit ihrer Erkrankung macht und wie ihre Eltern als wichtiges Vorbild damit umgehen.

In diesem Punkt macht die Familie Bergener vieles richtig: Sie halten als Eltern zusammen, Annalena ist sozial gut integriert und hat viele spannende Hobbys. Denn: Je normaler die Eltern mit der Erkrankung umgehen, umso normaler wird Annalena auch ihren Diabetes erleben. Und ziemlich sicher auch etwas Positives fürs Leben lernen. „Resilienz" nennt man das Phänomen, dass Kinder in der Bewältigung von Krankheiten oder schwierigen Lebensbedingungen auch wachsen können und damit gut für das Leben gewappnet sind. Annalena ist auf einem guten Weg, mit ihrem Diabetes auch positive Erfahrungen für ihr Leben zu machen. Das zu sehen, hilft sicher auch ihrer Mutter.

WAS MENSCHEN MIT DIABETES UND IHRE FAMILIEN WISSEN SOLLTEN

DAWN2-STUDIE: WAS ANGEHÖRIGE VON MENSCHEN MIT DIABETES BELASTET

Mit den Sorgen und Nöten der Angehörigen von Menschen mit Diabetes hat sich die Wissenschaft lange nicht beschäftigt. Und so schenkte die Fachwelt diesem Thema erst nach der Veröffentlichung der internationalen DAWN2-Studie im Jahr 2013 verstärkte Aufmerksamkeit. Doch besser spät als nie! Im Folgenden eine Zusammenfassung der wichtigsten Studienergebnisse.

Die Abkürzung DAWN steht für „Diabetes, Attitudes, Wishes and Needs" (zu Deutsch: Diabetes, Einstellungen, Wünsche und Bedürfnisse). Die erste DAWN-Studie aus dem Jahr 2001 hatte bereits gezeigt, dass eine erfolgreiche Diabetestherapie mehr als nur eine gute medizinische Betreuung umfassen muss. Vielmehr können auch psychosoziale Faktoren den Behandlungserfolg maßgeblich beeinflussen – und dazu zählt auch ein stabiles Netzwerk aus Lebenspartner, Familie und Freundschaften.

In der Folgestudie DAWN2, für die zwischen März und September 2012 insgesamt 15.438 Teilnehmer in 17 Ländern befragt wurden, ging es deshalb nicht nur um die Betroffenen und ihre Behandlungsteams. Erst-

mals wurden auch Familienangehörige, Freunde und andere Menschen aus der nahen Umgebung von Menschen mit Diabetes in die Befragung aufgenommen. In Deutschland nahmen insgesamt 902 Personen an der Befragung teil, darunter 502 Menschen mit Diabetes, 120 Familienangehörige und 280 Behandler.

Vor der DAWN2-Studie wusste man zwar, dass nicht nur Menschen mit Diabetes selbst, sondern auch ihre Familienmitglieder die Erkrankung als Belastung empfinden. Doch man hatte noch keine Vorstellung davon, als wie groß diese Belastung erlebt wird. Die DAWN2-Studie offenbarte: Angehörige fühlen sich durch den Diabetes in hohem Maße psychisch gestresst und in der Gestaltung ihres Alltags eingeschränkt – und zwar nahezu ebenso stark wie die Betroffenen selbst.

So gaben etwa ein Viertel der in Deutschland befragten Menschen mit Diabetes und ctwa ebenso viele Angehörige an, dass die Erkrankung ihnen Stress bereitet und sich auf ihr emotionales Wohlbefinden auswirkt. Unter Psychologen nennt man dies auch „Diabetes-Stress". Etwa ein Fünftel sowohl der Diabetiker als auch ihrer Angehörigen gab an, dass der Diabetes ihr Familienleben bzw. ihre Partnerschaft beeinträchtigt.

Am meisten Angst haben Menschen mit Diabetes vor Hypoglykämien. So machen sich etwa 40 Prozent, insbesondere wegen nächtlicher Unterzuckerungen, große Sorgen. Ihre Angehörigen haben sogar noch größere Angst vor Hypoglykämien, vor allem wenn sie in der Nacht auftreten. Die Erklärung für diesen Unterschied liegt auf der Hand: Eine schwere Hypoglykämie, bei der Fremdhilfe erforderlich ist oder möglicherweise sogar der Notarzt verständigt werden muss, ist besonders für Angehörige ein traumatisches Ereignis. Denn sie erleben den Notfall und ihre eigene Hilflosigkeit bei vollem Bewusstsein, während sich der Diabetiker möglicherweise hinterher gar nicht mehr an Einzelheiten erinnern kann.

Angehörige sind aber nicht nur verängstigt, sondern häufig auch frustriert. Gut ein Drittel von ihnen hat das Gefühl, nicht so recht zu wissen, wie sie ihren Liebsten bei Diabetesproblemen am besten helfen können. Viele von ihnen würden sich gern noch intensiver in die Diabetestherapie einbringen und hierfür gern an Schulungen (siehe Seite 136) teilnehmen. Doch durchschnittlich nur etwa ein Viertel von ihnen hatte tatsächlich auch die Gelegenheit dazu.

Die Autoren der DAWN2-Studie zeigten sich davon überzeugt, dass Familien, in denen ein Mitglied Diabetes hat, deutlich mehr psychosoziale Unterstützung benötigen als aktuell angeboten wird. Insbesondere könnten sie von Schulungen profitieren, die speziell auf die Angehörigen von Menschen mit Diabetes zugeschnitten sind.

DAWN2-STUDIE

Die DAWN2-Studie ist eine globale Initiative verschiedener internationaler und nationaler Organisationen (International Diabetes Federation IDF, International Alliance of Patients Organisations IAPO, Steno Diabetes Center, Dänemark) und wurde im Wesentlichen von der Firma Novo Nordisk finanziert. Eine Zusammenfassung der deutschen Ergebnisse der DAWN2-Studie findet sich auf der Internetseite der ebenfalls von Novo Nordisk unterhaltenen DAWN-Akademie unter www.dawn-akademie.de/files/dawn2-broschuere.pdf

DIAGNOSE DIABETES: EINE EMOTIONALE BELASTUNGSPROBE FÜR FAMILIEN UND PAARE

Diabetes hat man nicht allein. Auch das direkte Umfeld, sprich Sie als Familie und Lebenspartner bzw. Lebenspartnerin, sind betroffen. Doch Sie können einiges tun, damit die chronische Erkrankung das gewohnte emotionale Gefüge zwischen den Familienmitgliedern nicht unnötig heftig durcheinanderwirbelt. Vielleicht schweißt Sie der Diabetes als Paar oder Familie sogar noch enger zusammen? Hierzu ein paar Tipps und Denkanstöße.

Wieso musste ausgerechnet mich diese Diagnose treffen? Wie muss ich meinen Diabetes behandeln? Darf ich weiterhin alles essen, was mir schmeckt? Muss ich Insulin spritzen? Ist es schlimm, wenn ich meine Blutzuckerwerte nicht im Griff habe? Welche Komplikationen oder Folgeerkrankungen können auftreten? Darf ich weiter Autofahren, Sport treiben, im Urlaub verreisen? Bin ich weiterhin so leistungsfähig wie vor der Diagnose? Was sollen meine Freunde und Nachbarn denken? Was ist, wenn ich meiner Familie zur Last falle? All diese Fragen, die einem frisch diagnostizierten Menschen mit Diabetes zum Zeitpunkt der Diagnose in der Regel durch den Kopf gehen, belasten auch Sie als seinen Lebenspartner bzw. seine Lebenspartnerin und Familien. Als Paare und Familien müssen Sie sich gemeinsam der Tatsache stellen, dass mit dem Diabetes eine chronische Erkrankung in Ihren Alltag getreten ist, die Sie ein Leben lang begleiten und besondere Aufmerksamkeit fordern wird.

Sie möchten Ihr Familienmitglied oder Ihren Lebenspartner bzw. Ihre Lebenspartnerin trösten und beim Diabetesmanagement unterstützen. Sie wünschen sich, dass Ihr liebster Mensch seine Erkrankung gut im Griff hat, damit er möglichst normal weiterleben kann und von Komplikationen und Folgeerkrankungen verschont bleibt. Dennoch werden Sie

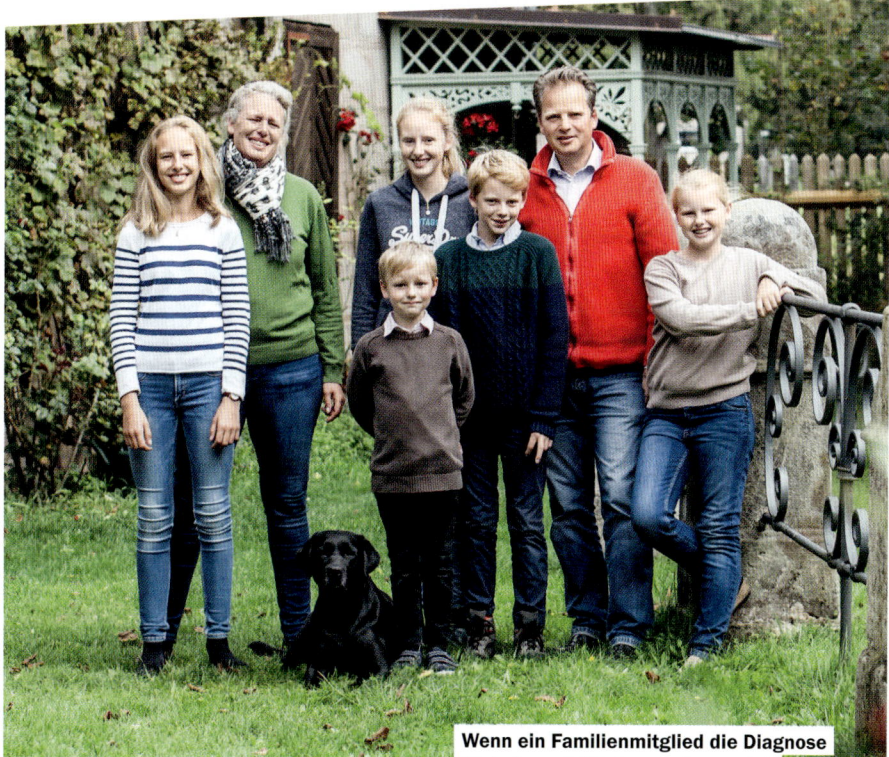

Wenn ein Familienmitglied die Diagnose Diabetes erhält, dann müssen sich auch alle anderen auf die chronische Erkrankung einstellen.

von Zeit zu Zeit möglicherweise erleben müssen,

... dass der Blutzucker ein manchmal schwer zu durchschauendes Eigenleben führt.

... dass die Selbstdisziplin nicht jeden Tag ausreicht, um beim Essen immer konsequent eine blutzuckerfreundliche Wahl zu treffen oder sich genug zu bewegen.

... dass hohe Zuckerwerte einen Menschen mit Diabetes träge, lustlos und deprimiert machen können.

... dass Menschen mit Diabetes während einer Unterzuckerung manchmal gereizt oder sogar aggressiv reagieren und in diesem Zustand Dinge sagen, die ihnen später leidtun.

... dass Diabetes aufs Gemüt schlagen, schlechte Laune auslösen und zu unnötigen Streitereien führen kann.

... dass Sie nachts wach liegen und Angst vor einer Unterzuckerung Ihres Familienmitglieds haben.

... dass der Diabetes sich oft in Ihre gemeinsame Terminplanung und Freizeitgestaltung einmischt.

... dass Sie selbst nicht immer Lust haben, Ihr Leben nach dem Diabetes auszurichten.

... dass Menschen mit Diabetes manchmal einfach keine Lust haben, sich mit ihrer Erkrankung zu beschäftigen oder mit Ihnen darüber zu reden.

... dass Ihr Familienmitglied andersherum manchmal aber auch sehr viel über seine Erkrankung spricht, auch wenn Sie sich vielleicht gerade weniger dafür interessieren.

… dass Menschen mit Diabetes manchmal ungünstige Glukoseverläufe verschweigen, weil sie ihnen peinlich sind und sie ihre Familie nicht beunruhigen möchten.

… dass Ratschläge, wie man die Diabetestherapie mit ein bisschen gutem Willen verbessern könnte, nicht immer gut ankommen.

… dass Sie sich einsam und unverstanden fühlen, weil Sie doch nur helfen wollten.

… dass Sie immer gleich das Schlimmste befürchten, wenn Ihr Familienmitglied mit Diabetes einmal nicht ans Telefon geht oder sich verspätet.

… dass Sie Ihrem Familienmitglied mit Diabetes insgeheim Vorwürfe machen, wenn die Diabetestherapie nicht optimal läuft.

… dass Sie sich über Außenstehende ärgern, die Vorurteile haben und glauben, Diabetiker seien grundsätzlich selbst schuld an ihrer Erkrankung.

… dass Sie sich ebenfalls schuldig fühlen, wenn die Blutzuckerwerte Ihres Familienmitglieds nicht optimal sind.

… dass Sie selbst Trost und Unterstützung brauchen.

Haben Sie sich in dem einen oder anderen Punkt wiedererkannt? Dann ist die wichtigste Botschaft schon angekommen: Sie sind nicht allein mit Ihrem Schicksal. Was Sie gerade durchmachen, haben andere Paare und Familien vor Ihnen schon erlebt.

Manchen Paaren und Familien gelingt es schneller als anderen, die Diagnose Diabetes gemeinsam zu verarbeiten und den Alltag mit der chronischen Erkrankung erfolgreich zu meistern. Bei anderen hingegen befördert der Diabetes tiefer liegende zwischenmenschliche Probleme ans Licht, die ohne die Diagnose nie zutage getreten wären. Keine Familie oder Partnerschaft gleicht der anderen. Was den einen belastet, quittiert der andere mit einem Schulterzucken. Worüber der eine nächtelang grübelt, ist für den anderen längst sonnenklar.

Verstehen Sie die folgenden praktischen Tipps deshalb bitte nicht als Patentrezepte, sondern vielmehr als Denkanstöße und Anregungen. Vielleicht können sie Ihnen dabei helfen, als Paar oder Familie einen Umgang mit dem ungebetenen neuen Begleiter Diabetes zu finden, der zu Ihnen und Ihrer ganz persönlichen Lebenssituation passt.

Hilfe, mein Kind hat Diabetes!

Wie alle Eltern möchten Sie Ihren Nachwuchs möglichst unbeschwert und unbeschadet durch die Kindheit geleiten. Das ist bereits ohne eine chronische Erkrankung eine nahezu unlösbare Aufgabe. Doch nun ist bei Ihrem Kind

Typ-1-Diabetes diagnostiziert worden – eine chronische und bislang nicht heilbare Stoffwechselerkrankung, die lebenslange Blutzuckerüberwachung und mehrmals tägliche Insulingaben erfordert. Sie haben Angst um Ihr Kind und sorgen sich um seine Zukunft. Diese Sorgen und Ängste sind normal und werden Sie leider nie mehr ganz verlassen. Doch sobald Sie zusammen mit Ihrem Kind die Ersteinstellung und Schulung hinter sich gebracht haben, wird auch eine so bedrohliche Krankheit wie Diabetes nach und nach zur Routine. Ein paar Gedanken für den Start:

Die Schuldfrage. Sie tragen keine Schuld an der Erkrankung Ihres Kindes. Die Ursachen für die fehlgeleitete Immunreaktion, die zu einem Typ-1-Diabetes führt, sind immer noch nicht endgültig wissenschaftlich geklärt. Wenn Sie selbst Diabetes haben, haben Sie Ihrem Kind zwar ein gewisses erhöhtes Risiko vererbt, ebenfalls an Diabetes zu erkranken (Informationen zu entsprechenden Screeningprogrammen finden Sie auf Seite 138), doch mal ehrlich: Kennen Sie Eltern, die Ihren Kindern ausschließlich Positives vererbt haben?

Ruhe und Sicherheit. Versuchen Sie, gegenüber Ihrem Kind möglichst viel Ruhe und Sicherheit auszustrahlen. Das ist schwer, weil Sie möglicherweise zumindest in der ersten Zeit selbst überfordert und verängstigt sind. Doch Ihr Kind wird aus Ihrer Gelassenheit schließen, dass die neuen Herausforderungen, die sich mit dem Diabetes unerwartet aufgetan haben, beherrschbar sind und dass Sie diese gemeinsam als Familie meistern können. Das wird sich positiv auf die Einstellung Ihres Kindes gegenüber seinem Diabetes auswirken.

Umgang mit Fehlern. Sie werden den Diabetes Ihres Kindes nie komplett kontrollieren können. Wenn die Inselzellen der Bauchspeicheldrüse ihren Dienst versagen, können Sie nur im Rahmen der verfügbaren Möglichkeiten versuchen, die Funktion dieser wichtigen Insulin produzierenden Zellen nachzuempfinden. Doch keine Simulation ist so gut wie das Original. Die Zuckerwerte Ihres Kindes werden immer wieder einmal verrücktspielen – dafür sind unter anderem Wachstumshormone, Infekte sowie wechselndes Ess- und Bewegungsverhalten verantwortlich. Ihnen werden Fehler unterlaufen, das ist überhaupt nicht zu vermeiden. Setzen Sie sich nicht selbst mit übergroßen Erwartungen unter Druck.

Zusammen zur Schulung. Besuchen Sie die Diabetesschulungen nach Möglichkeit zusammen mit dem anderen Elternteil Ihres Kindes. Es kann Sie im Alltag ungemein entlasten, zu wissen, dass die Verantwortung nicht allein auf Ihren Schultern ruht, weil der oder die andere ebenso gut mit dem Diabetesmanagement vertraut ist. Damit Sie zwischendurch auch einmal abschalten und verdiente Auszeiten genießen können.

Loslassen statt Überwachen. Erliegen Sie nicht der Versuchung, Ihr Kind von früh bis spät zu überwachen. Auch Kinder mit Diabetes brauchen Freiräume, in denen sie sich ungestört und von Eltern unbeobachtet entfalten können. Technische Helfer wie Systeme zur kontinuierlichen Glukosemessung (CGM, siehe Seite 152) können dabei helfen, den Aktionsradius Ihres Kindes zu erweitern. So schwer es auch fällt – Sie müssen lernen, Ihr Kind trotz seiner chronischen Erkrankung loszulassen.

Ausnahmezustand Pubertät. In der Pubertät wird der Diabetes in vielen Familien zu einem Schauplatz der Machtkämpfe zwischen Eltern und ihren Kindern. Ihr Kind will und muss sich von Ihnen abnabeln, und dazu gehört auch, schrittweise die Verantwortung für den Diabetes zu übernehmen. Allerdings lassen viele Kinder und Jugendliche das Diabetesmanagement in diesen Jahren schleifen. Diabetes ist halt ziemlich uncool. Nehmen Sie das nicht persönlich. Weil eine Erkrankung wie Diabetes zwangsläufig mit vielen Regeln und Vorgaben behaftet ist, bietet sie eine hervorragende Bühne für pubertäre Rebellion. Viele Kinder und Jugendliche haben im Laufe ihrer Diabeteskarriere einmal eine „Null-Bock-Phase", in der ihnen ihre Erkrankung peinlich, lästig oder im schlimmsten Fall sogar völlig egal ist. Das ist für Eltern schwer auszuhalten. Und doch laufen Vorhaltun-

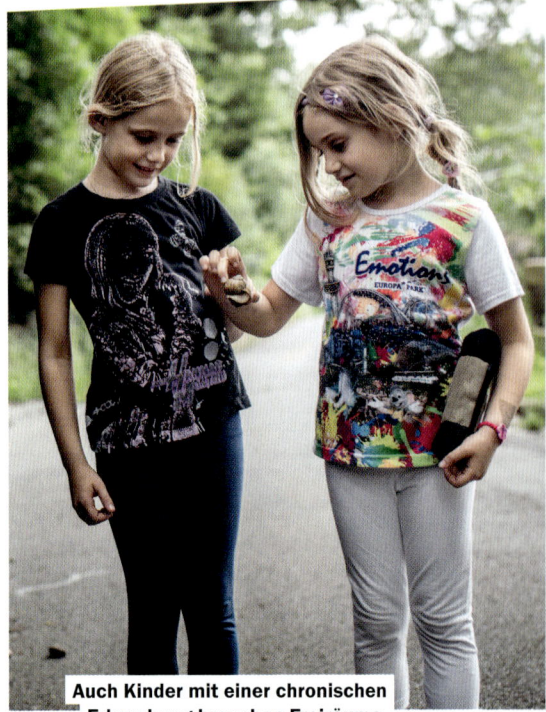

Auch Kinder mit einer chronischen Erkrankung brauchen Freiräume, um eigene Erfahrungen zu sammeln und sich ungestört zu entfalten.

gen, Ermahnungen und Kontrolle meist ins Leere. Wichtiger als allzeit perfekte Zuckerwerte kann in dieser Phase sein, den guten und vertrauensvollen Draht zueinander nicht zu verlieren. Sollte das Diabetesmanagement bedenklich aus dem Ruder laufen, können Sie bei speziell ausgebildeten Psychodiabetologen Hilfe suchen (siehe Seite 130).

Wie erleben Geschwisterkinder den Diabetes?

Geschwister gehen durch dick und dünn miteinander oder gehen wie Hund und Katze bei jeder sich bietenden Gelegenheit aufeinander los. Gelegentlich ignorieren sie einander auch geflissentlich und wollen am liebsten gar nichts miteinander zu tun haben. Je nachdem wie alt Ihre Kinder sind, kann sich die Diagnose Diabetes ganz unterschiedlich auf ihre Geschwisterbeziehung auswirken. Ein paar Gedanken für den Start:

Da war doch noch ein weiteres Kind! Mit der Diagnose Diabetes dreht sich in Ihrer Familie verständlicherweise erst einmal alles um das betroffene Kind und seine Bedürfnisse. Doch vergessen Sie nicht: Da ist noch ein weiterer kleiner Mensch, der gerade Angst um sein Geschwisterkind hat, die Situation nicht einordnen kann und vielleicht sogar eifersüchtig darauf reagiert, dass er selbst gerade nicht im Mittelpunkt steht.

Nicht zu viele Extrawürste. Der Diabetes ist kein Grund, das betroffene Kind zu verhätscheln oder ihm in der Erziehung mehr durchgehen zu lassen als seinen Geschwistern. Kinder haben sehr feine Antennen für derartige Ungerechtigkeiten. Der Diabetes erfordert eine bestimmte Sonderbehandlung, doch ansonsten gilt gleiches Recht für alle!

Hintergründe erklären. Erklären Sie dem Geschwisterkind, was Sie in der Schulung gelernt haben und auf welche Symptome im Alltag zu achten ist. Erklären Sie auch, warum ein Kind mit Diabetes manchmal naschen darf, wenn eigentlich keine Süßigkeiten angesagt sind. Kinder empfinden eine Situation als weniger bedrohlich oder ungerecht, je mehr sie über die Hintergründe wissen.

Exklusive und ungestörte Zeit. Versuchen Sie, dem Geschwisterkind möglichst häufig exklusive und ungestörte Zeit zu widmen, in der sich einmal nicht alles um das Kind mit Diabetes dreht. Es könnte sich sonst ausgeschlossen und benachteiligt fühlen, obwohl der eigentliche Nachteil doch der Diabetes ist.

In das Diabetesmanagement einbeziehen. Ältere Geschwister von Kindern mit Diabetes übernehmen häufig bereitwillig Verantwortung für das jüngere Kind und seine Erkrankung. Machen Sie ihm klar, dass Sie dieses Engagement sehr schätzen und sich über die Unterstützung freuen. Doch gleichzeitig sollte Ihr Kind wissen, dass es nicht die Hauptverantwortung trägt und sich nicht schuldig fühlen muss, wenn mit dem Diabetes einmal etwas schiefläuft.

Professionelle Unterstützung suchen. Es ist nicht immer leicht, allen Geschwistern gleichermaßen gerecht zu werden, wenn ein Kind chronisch erkrankt ist. Manchmal reagieren Geschwisterkinder auch auf die Situation, indem sie selbst krank werden. Sie klagen dann vielleicht über Magenschmerzen, Migräne oder andere Symptome. Häufig sind diese Erkrankungen auch psychosomatisch bedingt. Nehmen Sie diese Beschwerden ernst und tun Sie sie nicht als „eingebildete Krankheit" ab. Vielleicht sind die Symptome der einzige Weg, mit dem Ihr Kind Ihnen sagen kann, dass es ebenfalls Aufmerksamkeit braucht. Scheuen Sie sich nicht, psychologische Beratung in Anspruch zu nehmen, wenn Sie das Gefühl haben, dass ein Geschwisterkind leidet.

Austausch suchen. Tun Sie sich mit anderen Familien zusammen, in denen ebenfalls ein Kind Diabetes hat. Für diesen Austausch stehen Ihnen Selbsthilfegruppen ebenso wie Online-Foren zur Verfügung (siehe Seite 161). Im Gespräch mit anderen Eltern werden Sie erleben, wie andere Kinder mit Diabetes und ihre Geschwister mit der Situation umgehen – und können ganz sicher die eine oder andere Anregung für Ihr eigenes Familienleben mitnehmen.

Was macht der Diabetes mit meiner Partnerschaft?

Ihr Lebenspartner bzw. Ihre Lebenspartnerin hat die Diagnose Diabetes erhalten. Als Erwachsener ist Ihr liebster Mensch natürlich in erster Linie selbst für sich und seine Gesundheit verantwortlich. Er selbst muss lernen, auf seine Ernährung und Kohlenhydratzufuhr zu achten, seine Medikamente bzw. Insulin zu managen und seine Zuckerwerte zu überwachen. Doch deswegen müssen Sie ihn ja nicht allein in diese neue Lebensphase aufbrechen lassen. Ein paar Gedanken für den Start:

Trauer und Wut akzeptieren. Ab jetzt läuft bei Ihrem liebsten Menschen nichts mehr ohne Dinge wie Blutzuckermessgerät, Kohlenhydrattabellen, Tabletten, Insulinpen oder Insulinpumpe zum Leben. Es gibt Schlimmeres – aber es gibt auch definitiv Schöneres im Leben. Es ist normal, dass Ihr Lebenspartner bzw. Ihre Lebenspartnerin erst einmal mit dem Schicksal hadert. Geben Sie Ihrem liebsten Menschen Raum für seine Trauer, und versichern Sie ihm, dass Sie weiter fest zu ihm halten.

Diabetes als gemeinsame Aufgabe. Informieren Sie sich über alles, was es über das Diabetesmanagement zu wissen gibt. Zum einen können Sie Ihrem Lebenspartner bzw. Ihrer Lebenspartnerin mit diesem Wissen im Notfall besser helfen (siehe Tipps auf Seite 132). Und zum anderen können Sie so besser nachvollziehen, was einem Menschen mit Diabetes tagtäglich alles im Kopf herumgeht. Es wird Sie als Paar enger zusammenschweißen und motivieren, wenn Sie den Diabetes bis zu einem gewissen Grad als gemeinsame Aufgabe betrachten. Sprechen Sie am besten die Diabetespraxis auf eine Schulung bzw. einzelne Schulungselemente für Angehörige an!

Balance halten. Zwischen liebevollem Interesse und kontrollierender Bevormundung liegt manchmal nur ein schmaler Grat. Auch wenn Sie sich um Ihren Lebenspartner bzw. Ihre Lebenspartnerin sorgen und sich in die Therapie einbringen möchten: Vermeiden Sie es, ständig nach den Zu-

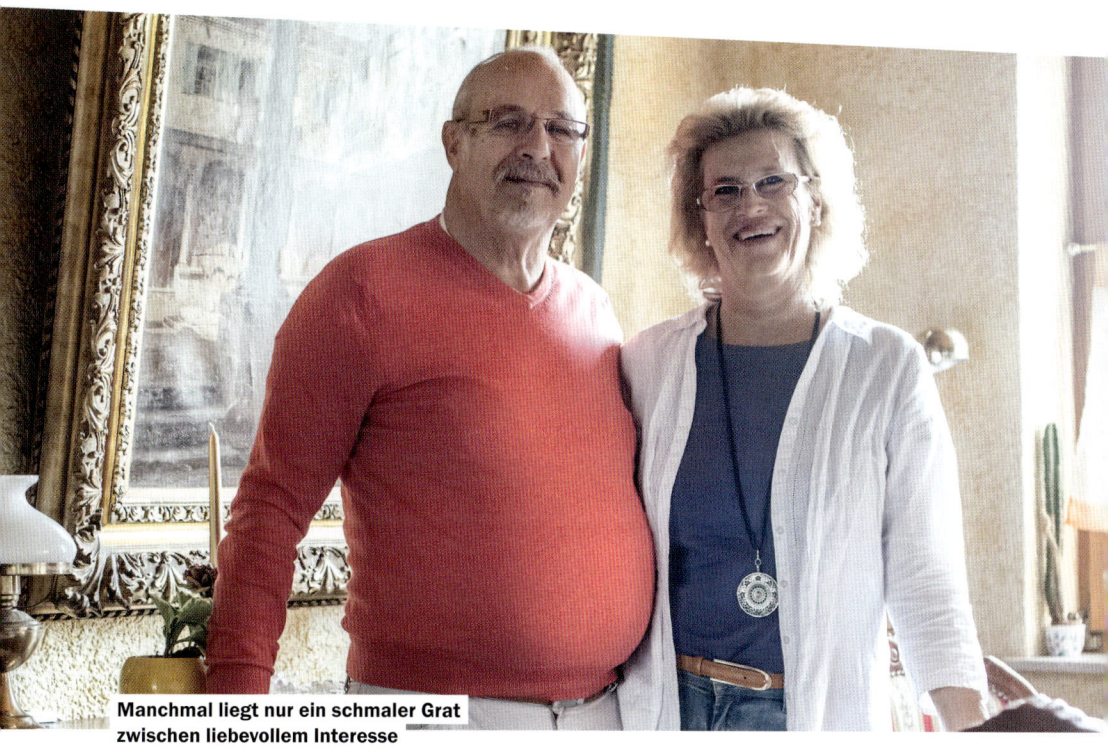

Manchmal liegt nur ein schmaler Grat zwischen liebevollem Interesse und kontrollierender Bevormundung – davon können Peter und Birgit ein Lied singen …

ckerwerten, der pünktlichen Medikamenteneinnahme oder der letzten Insulinspritze zu fragen. Die meisten Menschen mit Diabetes mögen nicht ständig auf ihr Diabetesmanagement angesprochen werden und empfinden dauerndes Nachfragen als Zeichen von Misstrauen und Einmischung. Besprechen Sie am besten in einer ruhigen Minute miteinander, in welchen konkreten Situationen Ihr Partner bzw. Ihre Partnerin sich Unterstützung wünscht und wo die ganz persönlichen Grenzen zur Bevormundung liegen.

Nachsicht gegenüber Fehlern. Kritisieren oder verurteilen Sie Ihren liebsten Menschen nicht, wenn die Zuckerwerte einmal nicht im gewünschten Zielbereich sind. Ausnahmslos allen Menschen mit Diabetes unterlaufen Fehler bei der Berechnung von Kohlenhydraten und der Insulindosierung, und zwar regelmäßig. Und ebenso menschlich wie Rechenfehler sind Tage, an denen es einfach an der Motivation hapert. Reaktionen wie „Ich hab' dir doch gleich gesagt, dass …" oder „Musste das jetzt wirklich sein …?" wirken schlicht kontraproduktiv.

Fair streiten. Es gehört zu einer lebendigen Partnerschaft, dass nicht immer beide einer Meinung sind. Mit dem Diabetes kommt ein potenzieller Konfliktherd hinzu, denn möglicherweise sind Sie nicht immer der Meinung, dass Ihr liebster Mensch seine Erkrankung gut im Griff hat. Wie bei jedem Streit gilt: Der Ton macht die Musik! Versuchen Sie, sich in den jeweils anderen hineinzuversetzen, vermeiden Sie Rechthaberei und formulieren Sie möglichst konkrete Ich-Botschaften („Ich würde jetzt eine höhere Dosis Insulin spritzen, weil dieses Gericht ziemlich viele Kohlenhydrate zu haben scheint.") anstelle pauschaler Urteile („Du gehst ja nie zum Sport, so wird das nie etwas mit dem Abnehmen.").

Eigene Ängste ansprechen. Sprechen Sie mit Ihrem liebsten Menschen auch über Ihre eigenen Ängste bezüglich seines Diabetes. Insbesondere in der ersten Zeit nach der Diagnose ist er vielleicht so intensiv mit sich selbst und der eigenen Erkrankung beschäftigt, dass er Ihre Sorgen dabei leicht aus dem Blick verlieren kann.

Schlechte Laune nicht persönlich nehmen. Wenn die Zuckerwerte Achterbahn fahren, kann es auch mit den Emotionen schnell auf und ab gehen. Auch wenn es manchmal schwerfällt: Nehmen Sie derartige Stimmungsschwankungen und schlechte Laune nicht persönlich. Manche Menschen mit Diabetes werden sogar aggressiv, wenn der Zuckerwert nach unten rauscht. Viele Paare treffen deshalb Vereinbarungen wie: „Was während einer Hypoglykämie gesagt wurde, das gilt als nicht gesagt!"

Zusammen gesünder leben. Wenn der Arzt Ihrem Lebenspartner bzw. Ihrer Lebenspartnerin einen gesünderen Lebensstil mit vollwertiger Ernährung und mehr Bewegung angeraten hat, versuchen Sie doch einfach einmal mitzumachen! Gemeinsam einzukaufen, zu kochen und Sport zu treiben, bringt Sie als Paar näher zusammen und macht es leichter, die ärztlichen Empfehlungen umzusetzen. Außerdem stärkt es Ihre Empathie – denn Sie werden dabei feststellen, dass auch Sie nicht immer konsequent gesund essen und den inneren Schweinehund überwinden können.

Eigene Grenzen akzeptieren. Verlieren Sie nicht den Blick für die Grenzen Ihrer eigenen Belastbarkeit. Ebenso wie Ihr liebster Mensch haben auch Sie ein gutes Recht auf Tage, an denen Sie nicht motiviert sind, sich um den Diabetes zu kümmern.

Freunde und Hobbys nicht vernachlässigen. Achten Sie darauf, dass der Diabetes Ihr gemeinsames Leben nicht vollständig bestimmt. Sobald der erste Schock überwunden, die Informationen aus der Schulung verdaut sind und das Diabetesmanagement halbwegs läuft, können Sie wie zuvor gemeinsam verreisen, Ihren Freundeskreis pflegen, feiern und Ihren Hobbys nachgehen. Der Diabetes ist zwar immer mit dabei, doch er muss ganz sicher nicht ständig die erste Geige spielen.

Austausch suchen. Nehmen Sie zu anderen Paaren Kontakt auf, in denen ebenfalls einer der Partner Diabetes hat. Im Gespräch mit anderen Betroffenen werden Sie erleben, wie andere Paare mit Diabetes mit der Situation umgehen – und Sie können ganz sicher die eine oder andere Anregung für Ihre eigene Beziehung mitnehmen.

Im ersten Moment klingen all diese Tipps sicherlich nach einer ungeheuer großen Aufgabenliste. Bitte lassen Sie sich von der Länge der Liste und den vielen Anregungen nicht erschlagen oder gar entmutigen. Tasten Sie sich in aller Ruhe an das Thema heran – mit ein bisschen Geduld, Humor und gutem Willen wird es schon klappen!

IDEEN ZUM WEITERLESEN

Bücher

Kinder und Jugendliche mit
Diabetes: Medizinischer und
psychologischer Ratgeber
für Eltern
Von Peter Hürter, Wolfgang
von Schütz und Karin
Lange. Springer Verlag, 2016. Kostenpunkt: 24,99 Euro als E-Book, 39,99 Euro
als gebundene Ausgabe.
ISBN 978-3662487815

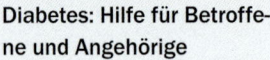

Diabetes: Hilfe für Betroffene und Angehörige
Von Annette Kaltwasser
und Christoph Fuhr. Herbig
Verlag, 2013. Kostenpunkt:
7,99 Euro als Taschenbuch.
ISBN 978-3776627121

Anpacken statt einpacken.
Menschen mit Diabetes
erzählen aus ihrem Leben
Herausgegeben von Dia-
betesDE Deutsche Diabetes-
Hilfe. Kirchheim-Verlag, 2014. Kosten-
punkt: 8,99 Euro als E-Book, 9,90 Euro als
Taschenbuch.
ISBN 978-3874095716

Süß, süßer, die Süßesten: Erfahrungen und
Geschichten aus dem wirklichen Leben
eines Typ-1-Diabetikers, seiner Familie und
seines nahen Umfeldes

Von Sabrina B. Blut. Books
on Demand, 2015. Kosten-
punkt: 7,99 Euro als E-Book,
12,95 Euro als Taschen-
buch.
ISBN 978-3738610031

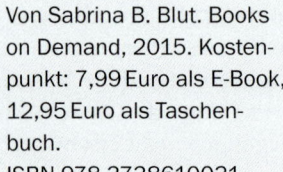

Diagnose Diabetes Typ 2:
Von der Erstdiagnose in den
Alltag
Vom Verband Österreichi-
scher Diabetesberaterinnen.
Krenn Verlag, 2003. Kosten-
punkt: 12,90 Euro als Taschenbuch.
ISBN 978-3902351050

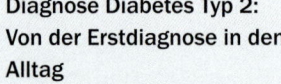
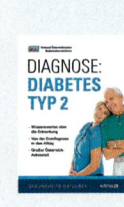

Die Wahrheit beginnt zu
zweit – Das Paar im Ge-
spräch
Von Michael Lukas Moeller.
Rowohlt Verlag, 2002.
Kostenpunkt: 9,99 Euro als
E-Book oder als Taschenbuch.
ISBN 978-3499603792

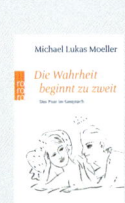

Achtsamkeit in der Partnerschaft – was dem Zusam-
menleben Tiefe gibt
Von Hans Jellouschek. Herder
Verlag, 2018. Kostenpunkt:
12,99 als E-Book, 16,99 Euro
als gebundene Ausgabe.
ISBN 978-3451610042

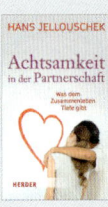

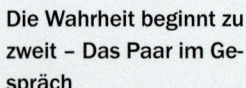

Online

www.Diabetes-kids.de
Portal mit vielen Informationen und Kontaktadressen für Familien mit Diabetes-Kindern.

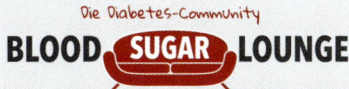

www.blood-sugar-lounge.de
In dieser Community bloggen Menschen mit Typ-1- und Typ-2-Diabetes sowie ihre Angehörigen. Außerdem: Infos über regionale Treffen für Betroffene.

www.t1team.de
Onlineplattform mit vielen verschiedenen Rubriken für Menschen mit Typ-1-Diabetes und ihre Angehörigen.

www.diabetes-psychologie.de
Auf der Internetseite der AG Diabetes und Psychologie der Deutschen Diabetes Gesellschaft (DDG) gibt es unter dem Reiter „Betroffene" viele hilfreiche Tipps, wie Familien und Paare den Alltag mit Diabetes gemeinsam gestalten können.

www.kinder-mit-typ1-Diabetes.net
Auf diesem Blog schreiben mehrere Mütter von Kindern mit Typ-1-Diabetes über die verschiedenen Facetten des Diabetesalltags. Die Herausgeberinnen dieses Blogs haben Sie übrigens bereits kennen gelernt: Es sind Kathy Dalinger (siehe Seite 38) und Mandy Leinfelder (siehe Seite 18).

www.zuckermutter.de
Auf diesem Blog schreibt die Mutter von Zwillingstöchtern, von denen eines mit zwei Jahren die Diagnose Typ-1-Diabetes erhielt.

www.facebook.com/groups/TypeF
In dieser Facebook-Gruppe tauschen sich die Angehörigen von Menschen mit Diabetes (Typ 1 ebenso wie Typ 2) aus.

www.stiftung-dianino.de
Die Stiftung Dianino hilft Kindern und Jugendlichen mit Diabetes in ganz Deutschland, unter anderem mit der Vermittlung von erfahrenen Diabetes-Nannies. Diese können Familien in Kooperation und in Absprache mit dem betreuenden Arzt und Diabetes-Team auf verschiedene Weise begleiten und unterstützen.

www.diabetes-kinder.de
Auf der Internetseite der AG für Pädiatrische Diabetologie (AGPD) innerhalb der Deutschen Diabetes Gesellschaft (DDG) finden sich viele Informationen und Links zu weiteren Fachgesellschaften und Initiativen.

www.happycarb.de
Hier bloggt Bettina Meiselbach, von der im Porträt von Birgit und Peter Struck (siehe Seite 70) bereits die Rede war, über ihren Kampf gegen die Pfunde und den Typ-2-Diabetes – verbunden mit vielen blutzuckerfreundlichen Rezepten und Ernährungstipps.

DIABETES UND SEXUALITÄT: WAS TUN, WENN ES IM BETT NICHT MEHR SO RECHT KLAPPT?

Diabetes kann ein echter Lustkiller sein und auf diese Weise die Partnerschaft zusätzlich belasten. Deshalb lohnt es sich, zu verstehen, wie sexuelle Funktionsstörungen zustande kommen und was Sie als Paar dagegen tun können. Und natürlich gilt: Offen miteinander über die eigenen Wünsche und Bedürfnisse sprechen!

Reicht es etwa nicht, dass der Diabetes Ihres liebsten Menschen zu Konflikten bei Ihren gemeinsamen Mahlzeiten, zu Ängsten, Missverständnissen und schlechter Laune führen kann? Muss er sich nun auch noch in Ihre intimsten gemeinsamen Momente einmischen? Wie für alle Folgeerkrankungen des Diabetes gilt: Je besser die Stoffwechseleinstellung, desto unwahrscheinlicher ist es, dass sie jemals auftreten. Doch sie sind nun einmal auch beim besten Willen nicht immer ganz auszuschließen. Und deshalb sollten Sie als Lebenspartner bzw. Lebenspartnerin in den kommenden Jahren diese möglichen Folgeprobleme einfach mit im Hinterkopf behalten.

Wir alle haben im Biologieunterricht einmal gelernt, dass bei sexueller Erregung vermehrt Blut in die Geschlechtsorgane und ihre Schwellkörper fließt. Die sexuelle Erregung selbst entsteht – technisch betrachtet – durch die Stimulation von Nerven, die sich in einem feinen Geflecht durch den ganzen Körper ziehen und im Bereich der Geschlechtsorgane und erogenen Zonen zu besonders dichten Netzen geknüpft sind. Hohe Zuckerwerte können zu kurzzeitigen Beeinträchtigungen und auch langfristigen Schäden an Blutgefäßen und Nerven führen. Damit ist klar, warum Diabetes auch die sexuelle Erregbarkeit und Funktion beeinträchtigen kann.

Kurzzeitig können hohe Glukosewerte die sexuelle Lust dämpfen, da sie über Strukturen im zentralen Nervensystem die Blutversorgung u. a. auch der Geschlechtsorgane verschlechtern. Umgekehrt steht bei einer akuten Unter-

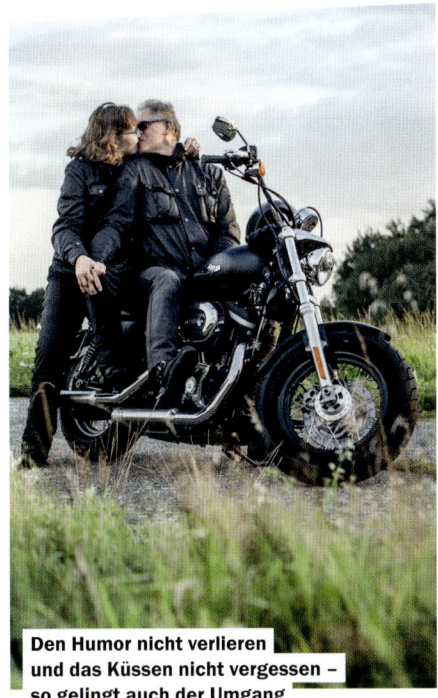

Den Humor nicht verlieren und das Küssen nicht vergessen – so gelingt auch der Umgang mit sexuellen Funktionsstörungen leichter.

zuckerung wohl keinem Diabetiker der Sinn nach Sex – vielmehr schlägt der Körper bei niedrigen Glukosewerten Alarm und verlangt nach Zucker, und zwar schnell. Andere körperliche Bedürfnisse müssen sich in einer solchen Extremsituation erst einmal hinten anstellen.

Langfristig hohe Zuckerwerte können die Gefäße schädigen. Bei Männern wie auch bei Frauen wird dann nicht genug Blut in die Schwellkörper der Geschlechtsorgane geleitet. Mögliche Folgen: bei Männern Erektionsstörungen, bei Frauen Scheidentrockenheit und Schmerzen beim Geschlechtsverkehr. Dauerhaft hohe Glukosewerte können auch die Nerven in Mitleidenschaft ziehen. Nervenschäden vermindern die sexuelle Erregbarkeit, Betroffene brauchen auch häufig deutlich länger zum

Orgasmus. Und dann wäre da noch starkes Übergewicht, bekanntlich ein häufiges Problem von Menschen mit Typ-2-Diabetes. Allzu viele zusätzliche Pfunde, insbesondere in Form des gefährlichen Bauchfetts, können in die hormonellen Regelkreise des Körpers eingreifen und die sexuelle Lust dämpfen.

Der Diabetes kann aber auch die Selbstwahrnehmung verändern. Vielleicht hat Ihr liebster Mensch dies schon einmal anklingen lassen, möglicherweise hat er solche Gedanken bislang aber auch für sich behalten. Doch es ist gut möglich, dass sich sein Körper für ihn seit der Diagnose anders anfühlt. Manche Menschen mit Diabetes sind – vor allem unmittelbar nach der Diagnose – enttäuscht von ihrem Körper und haben vorübergehend ihr Vertrauen in seine Leistungsfähigkeit verloren.

Wer Insulin spritzen muss, entdeckt auf einmal Spritzstellen am Bauch und an den Beinen, gelegentlich auch blaue Flecken, wenn die Pennadel mal wieder ein kleines Gefäß getroffen hat. Eine Insulinpumpentherapie und ein FGM- oder CGM-System (siehe Seite 152) bringen es mit sich, dass dauerhaft technische Geräte oder Sensoren am Körper hängen, die an den Diabetes erinnern. Kein Wunder also, dass viele Menschen mit Diabetes mit ihrem Körper hadern und sich auch sexuell weniger attraktiv fühlen als vor ihrer Diagnose. Was also können Sie tun, um mit Ihrem Partner bzw. Ihrer Partnerin

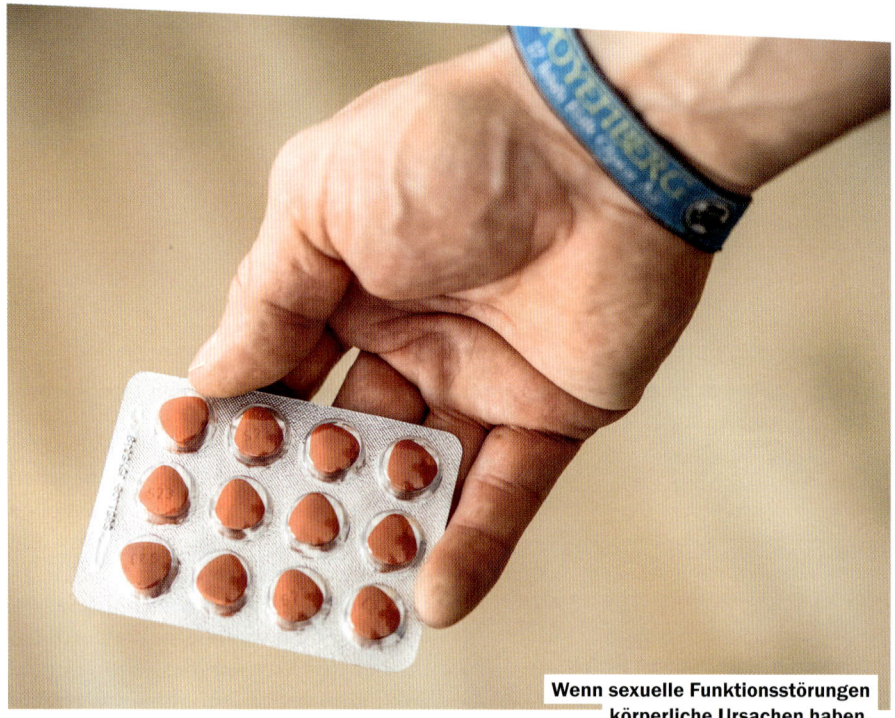

Wenn sexuelle Funktionsstörungen
körperliche Ursachen haben,
dann können Männer u. a. auf Tabletten
(PDE-5-Hemmer) zurückgreifen.

auch mit Diabetes eine erfüllte Sexualität zu leben?

Den Diabetes akzeptieren. Zeigen Sie Ihrem Partner bzw. Ihrer Partnerin, dass Sie den Diabetes als Teil von ihm bzw. ihr akzeptieren und ihn bzw. sie weiterhin attraktiv finden. Das erleichtert immerhin ein positives Körpergefühl, auch wenn kleine optische Mankos wie Injektionsstellen oder Insulinpumpe am Ego kratzen.

Hypoglykämien vermeiden. Manche Menschen mit Diabetes neigen zu Unterzuckerungen, wenn es „zur Sache geht". Falls Ihr liebster Mensch in diese Kategorie fällt, denken Sie am besten gemeinsam daran, vorher den Glukosewert zu checken. Und deponieren Sie vorsichtshalber ein Glas Saft oder Traubenzucker in der Nähe – man kann ja nie wissen!

Den Humor nicht verlieren. Natürlich ist der Diabetes erst einmal kein Grund zum Lachen. Doch wenn man ihm trotzdem mit einem Augenzwinkern begegnet, kann dies auch in der Sexualität enorm zur Entspannung beitragen. Manche Paare, bei denen ein Partner eine Insulinpumpe trägt, bauen das Abkoppeln der Pumpe zum Beispiel verspielt in ihre sexuelle Begegnung ein. Und wenn Sie insgeheim schon immer einmal von Sexspielen mit Schokoladensoße fantasiert haben – wann wäre ein besserer Zeitpunkt als bei einem etwas zu niedrigen Zuckerwert?

Ein gesunder Lebensstil. Eine ausgewogene Ernährung, der Verzicht auf Nikotin und Alkohol, ausreichend Bewegung und ein paar Kilos weniger auf der Waage sind gut für die Zuckerwerte und den gesamten Stoffwechsel. Nebenbei verbessern Sie auch das Körper- und damit das Selbstwertgefühl – Grundvoraussetzung für eine erfüllte Sexualität. Klar, dass ein gesunder Lebensstil auch Ihnen gemeinsam als Paar zugutekommt!

Schulung in der Diabetespraxis. Manche Diabetesschwerpunktpraxen bieten spezielle Schulungen für Männer mit Diabetes an, die unter Erektionsstörungen leiden. Das entsprechende Schulungsprogramm nennt sich WENUS („Wieder normal und spontan Sexualität erleben") und umfasst Einzel- und Gruppenschulungen, an denen zum Teil auch die Partnerinnen teilnehmen können. Vergleichbare Schulungsprogramme für Frauen mit sexuellen Funktionsstörungen gibt es leider bis dato nicht.

Mit Sexualität experimentieren. Es gibt weit mehr Wege, einander als Paar sexuelle Befriedigung zu schenken als den klassischen Geschlechtsverkehr, bei dem der Mann mit dem erigierten Penis in die Vagina der Frau eindringt. Insbesondere Männer sind häufig stark auf diese Penetration fixiert und empfinden es deshalb als Versagen, wenn es mit der Erektion einmal nicht klappt. Trotzdem müssen Sie sich in einer solchen Situation nicht zwangsläufig auf Kuscheln beschränken. Sie können zum Beispiel Hilfsmittel wie einen Penisring verwenden, der die Erektion stabiler macht. Sie können einander als Paar auch mit den Fingern, oral und mit Sexspielzeu-

gen befriedigen und bei Bedarf Gleitgel einsetzen. Wer weiß, vielleicht hilft Ihnen eine vermeintliche Unzulänglichkeit sogar dabei, Ihr sexuelles Repertoire zu erweitern?

Bedürfnisse erkennen. Paarbeziehungen und auch sexuelle Bedürfnisse verändern sich mit der Zeit. Es muss auch nicht immer am Diabetes liegen, wenn im Bett einmal Flaute herrscht. Wenn Sie unsicher sind, wie Sie miteinander darüber ins Gespräch kommen können, lesen Sie doch einmal gemeinsam ein Ratgeberbuch. Unterstreichen Sie jeweils die Passagen, die Ihnen wichtig sind und sprechen dann darüber.

Therapeutische Hilfe. Scheuen Sie sich nicht, professionelle Hilfe zu suchen, wenn Sie Ihre sexuellen Probleme als Paar allein nicht lösen können. Ansprechpartner sind Ärzte (Urologen, Gynäkologen, Sexualmediziner) bzw. Paar- und Psychotherapeuten, die sowohl körperliche als auch psychische Ursachen ganzheitlich abklären.

Medizinische Hilfen für Männer. Wenn nachweislich körperliche Ursachen für die sexuellen Funktionsstörungen verantwortlich sind, können Sie gemeinsam mit einem Diabetologen und/oder Urologen über eine geeignete Therapie sprechen. Derzeit sind vier verschiedene verschreibungspflichtige Präparate am Markt, im Fachjargon PDE-5-Hemmer genannt. Sie bewirken, dass bei sexueller Erregung mehr Blut in die Schwellkörper des Penis fließt und ihn steif macht. Die Medikamente unterscheiden sich in Wirkeintritt und Wirkdauer. Wer keine Pillen schlucken möchte, kann eine Vakuumpumpe verwenden. Dabei wird der Penis in einen transparenten Zylinder aus Kunststoff gesteckt, in dem mit einer kleinen Pumpe ein Unterdruck erzeugt wird. Dadurch fließt Blut in die Schwellkörper und der Penis wird steif. Weniger weit verbreitet sind Verfahren wie die Schwellkörper-Autoinjektionstechnik (SKAT) und Medikamente, die in die Harnröhre (MUSE) eingebracht werden. Bei nachgewiesenem Testosteronmangel kann Testosteron gespritzt, als Pflaster auf die Haut geklebt oder als Gel in die Haut eingerieben werden. Das Hormon kann die Erektionsfähigkeit verbessern. Zuguterletzt können bei schweren Erektionsstörungen als letzte Option mittels Operation Schwellkörperimplantate eingesetzt werden.

Medizinische Hilfen für Frauen. Hormonhaltige Salben oder Zäpfchen (verschreibungspflichtig) sowie Gleitgel (gibt es auch im Drogeriemarkt) können Probleme wie Scheidentrockenheit oder Schmerzen beim Sex lindern, wenn sich trotz sexueller Stimulation nicht ausreichend Scheidenflüssigkeit bildet. Ein gezieltes Training der Muskulatur im Beckenboden fördert die Durchblutung im Vaginalbereich und häufig auch die Orgasmusfähigkeit. Auch wenn Frauen nicht für alle diese Hilfen ein ärztliches Rezept benötigen, lohnt das Gespräch mit dem Gynäkologen über die genauen Ursachen und geeignete Therapiemöglichkeiten.

IDEEN ZUM WEITERLESEN

Bücher

Was jeder Mann über Sexualität und sexuelle Probleme wissen will – Ein Ratgeber für Männer und ihre Partnerinnen.
Von Steffen Fliegel und Andreas Veith. Hogrefe Verlag, 2010. Kostenpunkt: 10,99 Euro als E-Book, 12,95 Euro als Taschenbuch. ISBN 978-3801721480

Sexuelle Störungen – 100 Fragen, 100 Antworten. Ursachen, Symptomatik, Behandlung.
Von Brigitte Vetter. Huber Verlag, 2008. Kostenpunkt: 16,99 Euro als E-Book, 19,95 Euro als Taschenbuch. ISBN 978-3456845555

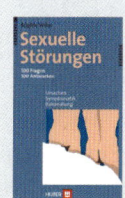

Weiblich, Sinnlich, Lustvoll – Sexualität erfüllt erleben.
Von Elia Bragagna und Rainer Prohaska. Ueberreuter Verlag, 2010. Kostenpunkt: 19,50 Euro als Taschenbuch. ISBN 978-3800075584

Online
www.impotenz-selbsthilfe.de
Umfassendes ehrenamtliches Informations- und Beratungsportal der Selbsthilfegruppe Erektile Dysfunktion.

PSYCHOLOGISCHE BETREUUNG MIT GEZIELTEM BLICK AUF DEN DIABETES

Eine chronische Erkrankung wie Diabetes kann Betroffene und ihre Angehörigen im Alltag auf vielerlei Weise emotional stark belasten. Für sie gibt es Psychologinnen und Psychologen, die sich auf die Behandlung von Menschen mit Diabetes sowie ihren Angehörigen spezialisiert haben.

Menschen mit Diabetes haben ein erhöhtes Risiko, an einer Depression zu erkranken. Und auch ihre Angehörigen sind stärker gefährdet als andere. Immerhin erfordert der Diabetes tagein tagaus viel Aufmerksamkeit. Regelmäßige Blutzuckerkontrollen, Medikamenteneinnahme oder Insulinspritzen, schwankende Zuckerwerte, regelmäßige Arzttermine, Angst vor Unterzuckerungen, Streit in der Familie, Sorge wegen Folgeerkrankungen – und vor jedem Essen ist erst einmal Kopfrechnen angesagt…

Eigentlich kein Wunder, dass die Erkrankung vielen über den Kopf wächst und auf die Psyche schlägt. Nimmt der Diabetes-Stress überhand, kann er in einem Diabetes-Burnout oder einer Depression münden. Tatsächlich gilt Diabetes als unabhängiger Risikofaktor für eine Depression. Betroffene fühlen sich müde, entnervt und ausgebrannt. Wenn sie über einen längeren Zeitraum keinen Weg finden, um sich zu erholen und neue Kräfte zu tanken, sollten sie sich nicht scheuen, psychologische Hilfe in Anspruch zu nehmen. Dies gilt für Menschen mit Diabetes ebenso wie für Sie als ihre Familienangehörigen!

Weil diabetesspezifische psychische Probleme so häufig sind, gibt es eine ganze Reihe von Psychologinnen und Psychologen sowie Psychotherapeutinnen und Psychotherapeuten, die sich explizit auf die Behandlung dieses Personenkreises spezialisiert haben. Sie nennen sich je nach Art ihrer Weiterbildung oder Zertifizierung Fachpsychologe/Fachpsychologin DDG oder Psychodiabetologe/Psychodiabetologin. Diese Expertinnen und Experten können Betroffene und ihre Angehörigen gezielt dabei unterstützen, den Dia-

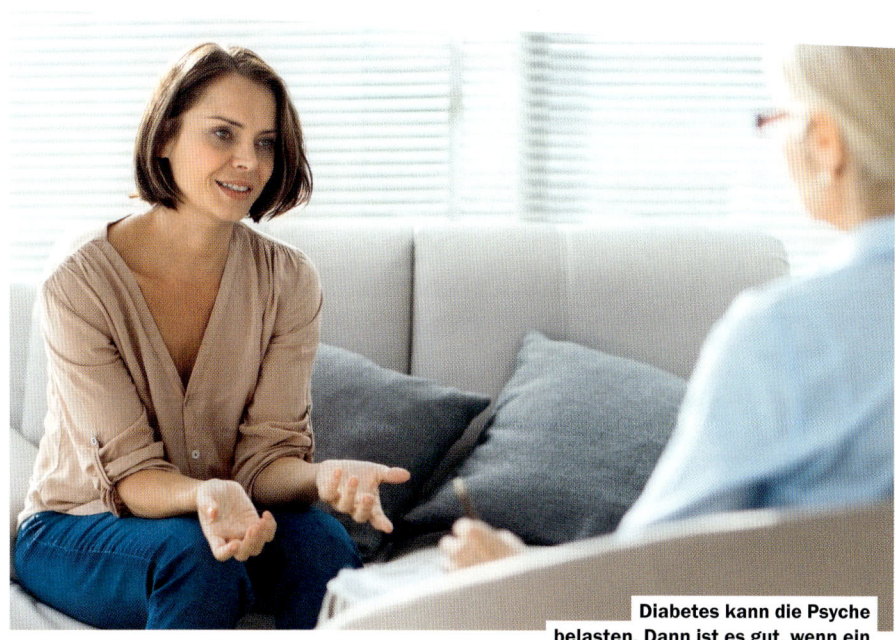

Diabetes kann die Psyche belasten. Dann ist es gut, wenn ein Psychologe oder Psychotherapeut die Erkrankung im Blick hat.

betes besser zu akzeptieren und zu bewältigen, sich zum täglichen Diabetesmanagement zu motivieren, konstruktive Kommunikationstechniken zu trainieren und ungünstige Verhaltensweisen zu verändern. Eine diabetesspezifische Verhaltenstherapie kann unter anderem dabei helfen, Übergewicht zu reduzieren, die regelmäßige Glukosekontrolle sicher im Tagesablauf zu verankern, übermäßige Ängste vor Folgeschäden abzubauen oder die Angst vor Spritzen zu überwinden.

HILFE FINDEN

Wie findet man Fachpsychologen/innen DDG oder Psychodiabetologen/innen?

www.diabetes-psychologie.de
Auf der Internetseite der AG Diabetes und Psychologie der Deutschen Diabetes Gesellschaft (DDG) gibt es unter dem Reiter „Psychotherapeutensuche" eine Suchmaske, in der man gezielt nach Expertinnen und Experten im eigenen Postleitzahlbereich suchen kann.

UNTERZUCKERUNG UND ÜBERZUCKERUNG – WAS KÖNNEN ANGEHÖRIGE IM NOTFALL TUN?

Schon ein kleiner Fehler beim Berechnen oder Schätzen der Kohlenhydrate kann dazu führen, dass der Blutzuckerwert steil nach oben schießt oder ebenso dramatisch nach unten rauscht. Nicht jede Unter- oder Überzuckerung ist bedrohlich, und meist gelingt es Menschen mit Diabetes allein, mit Insulin oder schnell wirksamen Kohlenhydraten gegenzusteuern. Doch was können Sie als Angehörige tun, wenn die Lage brenzlig wird?

Wenn es Menschen mit Diabetes gelingt, ihren Blutzuckerspiegel im Bereich zwischen 70 und 180 mg/dl (3,9 bis 10,0 mmol/l) zu halten, ist alles in Butter. Sinkt der Glukosewert einmal auf 60 mg/dl (3,3 mmol/l) ab, droht noch keine unmittelbare Gefahr – sofern schnelle Kohlenhydrate eingenommen werden, die den Zuckerwert wieder ansteigen lassen. Und auch gelegentliche Ausreißer nach dem Essen, die über einen Wert von 200 mg/dl (11,1 mmol/l) hinausgehen und sich im Alltag kaum ganz vermeiden lassen, sind noch kein Grund zur Beunruhigung.

Was tun bei einer Unterzuckerung?

Kritisch wird es, wenn die Marke von 60 mg/dl (3,3 mmol/l) unterschritten wird – ab diesem Wert spricht man im medizinischen Sinn von einer Unterzuckerung (Hypoglykämie), die unbedingt behandelt werden muss. Meist spüren Menschen mit Diabetes schon vorher sehr genau, wenn der Zuckerspiegel sinkt. Sie fühlen sich flau im Magen, bekommen weiche Knie, fangen an zu schwitzen, und ihre Konzentrations- und Koordinationsfähigkeit lässt nach. Viele haben bei niedrigen Zuckerwerten Heißhungerattacken, manche werden blass um die Nase und einige reagieren unruhig und gereizt auf ihre Umwelt. Angehörige können eine drohende Unterzuckerung häufig schon bei den ersten Anzeichen erkennen – viele bemerken sie sogar deutlich früher als die Betroffenen selbst.

Unbehandelt drohen bei einer Hypoglykämie Bewusstlosigkeit und Krampfanfälle, die durch eine Mangelversorgung des Gehirns entstehen. Daher ist schnelles Handeln angesagt. Gegen eine Unterzuckerung helfen nur schnell wirksame Kohlenhydrate, wie sie in Traubenzucker, Cola, Apfelsaft, Sportgels oder Süßigkeiten wie Gummibärchen enthalten sind. Solange ein Diabetiker mit einer Hypoglykämie bei Bewusstsein ist, sollten Sie ihm daher einen „Hypohelfer" dieser Art anbieten. Ein Glas Cola oder vier Blättchen Traubenzucker dürften im Normalfall ausreichen, damit der Zucker innerhalb der nächsten Viertelstunde wieder auf einen unkritischen Wert ansteigt. Bis dahin sorgen Sie bitte dafür, dass der Diabetiker sich ausruht und sich nicht in Gefahr bringt.

Wenn Sie in der Vergangenheit die Erfahrung gemacht haben, dass der Diabetiker im unterzuckerten Zustand bockig reagiert und Hilfe nicht annehmen mag, können gemeinsame Absprachen helfen. Zum Beispiel: „Wenn ich bemerke, dass du unterzuckerst, dann bringe ich dir ohne große Worte einfach ein Glas Saft. Du versprichst mir, dass du den Saft dann trinkst. Dafür verspreche ich dir, dass ich dir keine Vorwürfe wegen des niedrigen Zuckerwerts mache."

Wichtig! Versuchen Sie bitte niemals, einem bewusstlosen Menschen Getränke oder Essen einzuflößen. Denn bei Bewusstlosigkeit ist der Schluckreflex außer Kraft gesetzt, sodass der Betroffene an den gutgemeinten Hypohelfern ersticken könnte. Sofern Sie eine Spritze mit Glukagon (siehe Seite 132) im Haus haben und wissen, wie man damit umgeht, spritzen Sie dem Diabetiker im Falle einer schweren Hypoglykämie mit Bewusstlosigkeit bitte Glukagon, bevor Sie den Notarzt verständigen. Andernfalls wählen Sie bitte gleich die Notrufnummer 112.

Was tun bei einer Überzuckerung?

Nach oben gilt ein Blutzuckerwert von 220 mg/dl (12,2 mmol/l) als Grenze für eine behandlungsbedürftige Überzuckerung. Eine Überzuckerung (Hyperglykämie) ist für den Betroffenen nicht immer sofort und so deutlich spürbar wie eine Unterzuckerung. Doch bei Anzeichen wie unerklärlicher Müdigkeit, trockenem Mund, starkem Durst und Harndrang oder einem süßlichen Atem, der nach Azeton riecht, sollte man misstrauisch werden. Bei sehr hohen Glukosewerten können auch Übelkeit und Bauchschmerzen sowie schnelle, flache Atmung und ein Gefühl wie bei einem Muskelkater hinzukommen.

Eine schwere Überzuckerung wird durch einen ausgeprägten Insulinman-

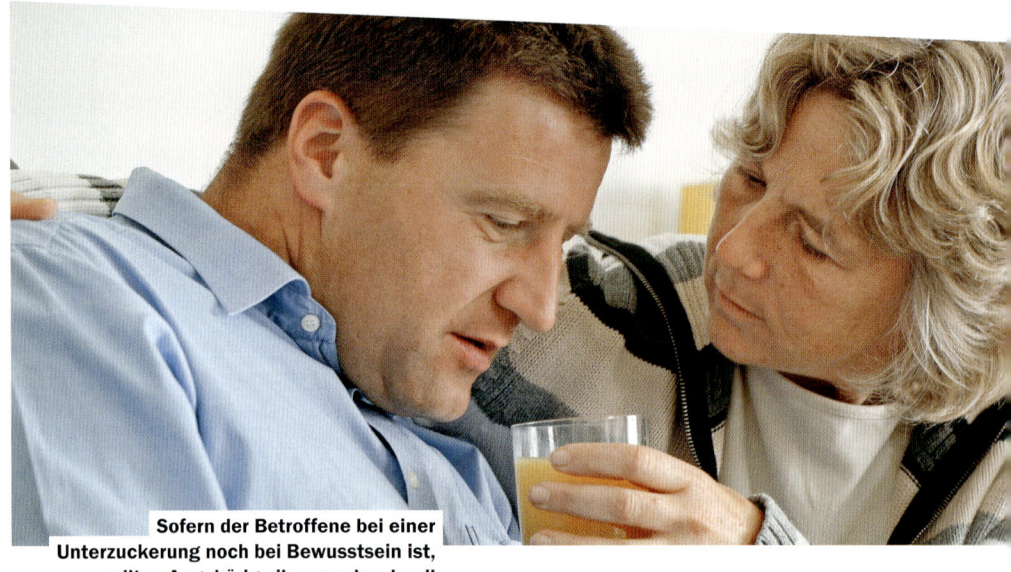

Sofern der Betroffene bei einer Unterzuckerung noch bei Bewusstsein ist, sollten Angehörige ihm rasch schnell wirksame Kohlenhydrate einflößen.

gel ausgelöst – zum Beispiel, wenn einmal (bei einer Therapie mit dem Insulinpen) das Basalinsulin vergessen wurde oder (bei einer Insulinpumpen-Therapie) der Katheter der Insulinpumpe verstopft oder abgeknickt ist und kein Insulin mehr durchlässt. Auch bei fieberhaften Infekten kann es zu schweren Überzuckerungen kommen, denn der Körper benötigt im kranken Zustand in der Regel deutlich mehr Insulin als sonst.

Weil ohne ausreichende Mengen Insulin nicht genug lebenswichtige Glukose in die Zellen gelangt, erkennt das Gehirn eine Mangelversorgung und fordert Glukose aus den körpereigenen Speichern in der Muskulatur und in der Leber an. Der Blutzuckerspiegel steigt auf diese Weise immer weiter, bis das Blut am Ende übersäuert und der Stoffwechsel entgleist. Eine solche sogenannte Ketoazidose kann ins diabetische Koma und zu lebensbedrohlichem Kreislaufversagen führen. In diesem Fall muss der Patient sofort in eine Klinik, wo ihm eine Insulininfusion gelegt werden kann.

Sofern der Diabetiker bei Bewusstsein ist und trinken kann, bringen Sie ihn bei einer schweren Überzuckerung bitte unbedingt dazu, den Blutzucker zu testen. Außerdem sollten Sie den Urin oder das Blut auf Ketonkörper (Azeton) untersuchen. Die Teststreifen hierfür sind in der Apotheke erhältlich, können aber auch in der Diabetespraxis verschrieben werden. Sie dürfen einen Diabetiker mit einer Ketoazidose auf keinen Fall alleinlassen. Er sollte außerdem viel trinken, sich nicht körperlich anstrengen und auf keinen Fall einschlafen. Das Wichtigste aber ist, dass die hohen Blutzuckerspiegel mit Insulin korrigiert werden – und zwar in deutlich höheren Dosen als bei normalen Korrekturen.

Als Faustregel gilt bei einer Ketoazidose (Blutzucker höher als 250 mg/dl und Azeton im Urin bzw. Blut (++ oder +++): Erst einmal 20 Prozent des gesamten Insulin-Tagesbedarfs in Form von

134

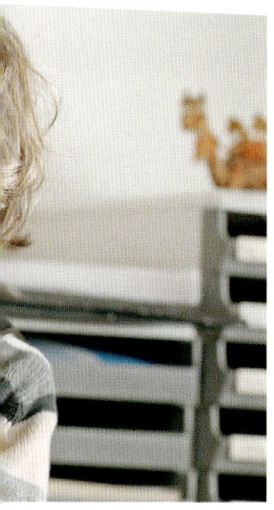

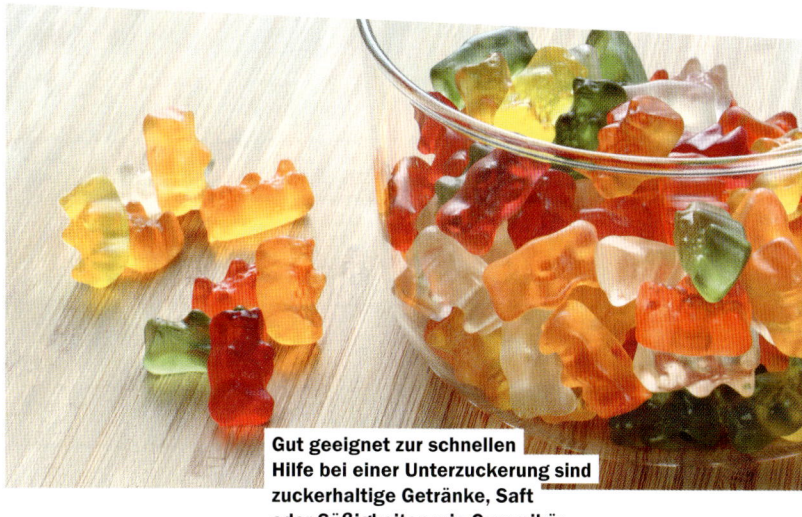

Gut geeignet zur schnellen Hilfe bei einer Unterzuckerung sind zuckerhaltige Getränke, Saft oder Süßigkeiten wie Gummibärchen.

kurzwirksamem Insulin spritzen und den Glukoseverlauf während der folgenden Stunden engmaschig kontrollieren. Bleibt der Zuckerwert weiterhin erhöht (bis 250 mg/dl oder 13,9 mmol/l) und zeigt der Ketontest weiterhin erhöhte Ketonwerte an, sollte noch einmal mit 10 Prozent des gesamten Insulin-Tagesbedarfs korrigiert werden. Sobald der Blutzucker sinkt und das Azeton mit dem Urin ausgeschwemmt ist, unbedingt weiter trinken und auch rechtzeitig wieder essen, um eine Unterzuckerung zu vermeiden. Das genaue Korrekturschema für den Fall einer Ketoazidose besprechen Sie am besten mit der Diabetespraxis. Wenn Sie sich unsicher sind, verständigen Sie bitte umgehend den Notarzt (Notrufnummer 112).

TIPP

Speichern Sie die Telefonnummer der Diabetespraxis Ihres Angehörigen, aber auch der nächstgelegenen Klinik in Ihr Mobiltelefon ein, damit Sie im Notfall auch hier schnell Kontakt aufnehmen können. Menschen mit Diabetes sollten eine Liste mit den wichtigsten Notfallnummern bei sich tragen und unbedingt auch in der Schule, im Kindergarten, am Arbeitsplatz oder beim Sportverein hinterlegen, damit andere im Notfall schnell Hilfe holen können.

SCHULUNGEN IN DER DIABETESPRAXIS: WELCHE ANGEBOTE GIBT ES FÜR ANGEHÖRIGE?

In einer Diabetesschulung lernen Menschen mit Diabetes den routinierten Umgang mit ihrer Erkrankung. Dieses Wissen ist eigentlich auch für Angehörige unverzichtbar. Doch die von den gesetzlichen Krankenkassen finanzierten Schulungsprogramme sehen bislang maximal einzelne Sitzungen vor, an denen auch Familienmitglieder teilnehmen können.

Wenn ein Kind die Diagnose Typ-1-Diabetes erhält, steht den Eltern eine Schulung zu, bei der sie den Umgang mit der Erkrankung erlernen. Auch die Angehörigen von pflegebedürftigen Menschen mit Diabetes haben Anspruch auf Schulungen. Bei erwachsenen Patientinnen und Patienten, die ihren Diabetes eigenverantwortlich und selbstständig managen, sind es nur die Menschen mit Diabetes selbst, die umfassend geschult werden.

In Schulungen vermitteln Diabetesberaterinnen allgemeines Wissen über den Diabetes und erklären, welche Lebensmittel sich auf den Blutzuckerspiegel auswirken und wie man diese korrekt berechnet. Sie geben Tipps zum eigenverantwortlichen Diabetesmanagement und zum Umgang mit gefährlich hohen oder niedrigen Zuckerwerten. Gemeinsam mit den Schulungsteilnehmenden üben sie schmerzarme Spritztechniken und Blutzuckermessungen. Und natürlich beantworten sie Fragen, die im Zuge der Schulung auftauchen.

Auch Angehörige von Menschen mit Diabetes haben viele Fragen, fühlen sich überfordert und erleben Verunsicherung. Deshalb wären auch für sie Schulungen wünschenswert, doch nur etwa ein Viertel von ihnen erhielt bislang die Gelegenheit hierzu, wie die DAWN2-Studie (siehe Seite 110) gezeigt hat. Glücklicherweise sind hier mittlerweile ein paar Dinge in Bewegung geraten: Ab Mai 2018 bietet der Verband der Diabetes-Beratungs- und Schulungsberufe Deutschland (VDBD) ein Schulungsprogramm an, das auf den spezifischen Bedarf von Angehörigen von Menschen mit Diabetes zugeschnitten ist. Nähere Informationen: www.vdbd.de

SCHULUNGSPROGRAMME
(VORRANGIG FÜR MENSCHEN MIT DIABETES)

PRIMAS

PRIMAS Schulung für Menschen mit Typ-1-Diabetes: Das Modul „Diabetes und Partnerschaft" soll Betroffenen und ihren Angehörigen dabei helfen, über den Stellenwert der Diabetes in der Partnerschaft zu sprechen und ihre jeweiligen Wünsche und Erwartungen offener zu artikulieren.
Weitere Infos: www.primas-schulungsprogramm.de

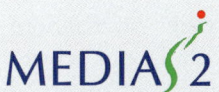

MEDIAS2 Schulungsprogramme für Menschen mit Typ-2-Diabetes, die mit unterschiedlichen Therapieformen (mit oder ohne Insulin) behandelt werden. Hier sind jeweils einzelne Einheiten für die Schulung von Angehörigen vorgesehen.
Weitere Infos: www.medias2.de

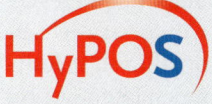

HyPOS Schulungsprogramm zur besseren Wahrnehmung von Unterzuckerungen für Menschen mit Diabetes, die Hypoglykämien nicht zuverlässig selbst spüren. Auch hier sind einzelne Schulungsabschnitte für Angehörige vorgesehen.
Weitere Infos: www.hypos.de

DELFIN

DELFIN Schulungsprogramm für Eltern von Kindern mit Typ-1-Diabetes.
Weitere Infos: www.kirchheim-shop.de (für Patienten und Interessierte, Typ-1-Diabetes, Schulungsunterlagen)

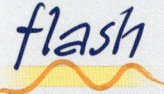 Spectrum

SPECTRUM Schulungsprogramm zur kontinuierlichen Glukosemessung (CGM) für Menschen mit Typ-1-Diabetes aller Altersgruppen. SPECTRUM ist verfügbar in einer Version für Erwachsene, einer Version für Eltern mit Kleinkindern und einer Version für Jugendliche.
Weitere Infos: www.diabetes-technologie.de/glukosemonitoring/spectrum

flash

Flash Neues Schulungsprogramm zur Flash-Glukosemessung (FGM) für Menschen mit Typ-1- oder Typ-2-Diabetes, die eine ICT- oder Insulinpumpentherapie anwenden.
Weitere Infos: www.diabetes-schulungsprogramme.de

SCREENING-PROGRAMME ZUR FRÜHERKENNUNG VON DIABETES

Das statistische Risiko, dass Menschen mit Diabetes ihre Stoffwechselerkrankung an ihre Kinder vererben, ist höher als das entsprechende Risiko in der Durchschnittsbevölkerung. Für Typ-2-Diabetes gibt es noch keine Möglichkeiten des Screenings, doch für Typ-1-Diabetes existieren Programme zur Früherkennung in der breiten Bevölkerung und bei Kindern, die nahe Verwandte mit Typ-1-Diabetes haben.

„Bitte lass meine Kinder vom Diabetes verschont bleiben" – diesen Wunsch hegen sicherlich auch Sie, ebenso wie alle anderen Familien, in denen ein Elternteil oder sogar beide mit Typ-1- oder Typ-2-Diabetes leben. Tatsächlich ist bei beiden Diabetestypen das genetische Risiko erhöht, und damit auch das Risiko für den Nachwuchs, ebenfalls an Diabetes zu erkranken.

Beim Typ-2-Diabetes spielen die Gene eine größere Rolle als beim Typ-1-Diabetes. Mittlerweile haben Wissenschaftler über 100 Gene identifiziert, die mit einem Typ-2-Diabetes in Zusammenhang gebracht werden. Doch eindeutige Marker, anhand derer man das individuelle Risiko zuverlässig vorhersagen könnte, gibt es bis dato nicht. Daher existieren keine Screening-Programme im Kindesalter, und auch eine statistische Angabe zum durchschnittlichen Erkrankungsrisiko bei Kindern von Typ-2-Diabetikern ist nur schwer möglich.

Wenn Sie als Elternteil selbst an Typ-2-Diabetes erkrankt sind, sollten Sie sich darüber im Klaren sein, dass Ihre Kinder bei ungesunder Ernährung, Übergewicht und Bewegungsmangel stärker gefährdet sind als andere Kinder. Doch sofern Sie im Kindesalter auf einen gesunden Lebensstil achten, können Sie das Risiko für Ihre Kinder deutlich verringern. Wenn Ihre Kinder erwachsen sind, sollten sie regelmäßig ihm Rahmen der Vorsorge untersuchen lassen, ob ihr Glukosestoffwechsel einwandfrei funktioniert.

Beim Typ-1-Diabetes sieht all dies ein wenig anders aus. Hier weiß man, dass das statistische Erkrankungsrisiko für Kinder bei 3 bis 4 Prozent liegt, wenn die Mutter Typ-1-Diabetikerin ist. Hat

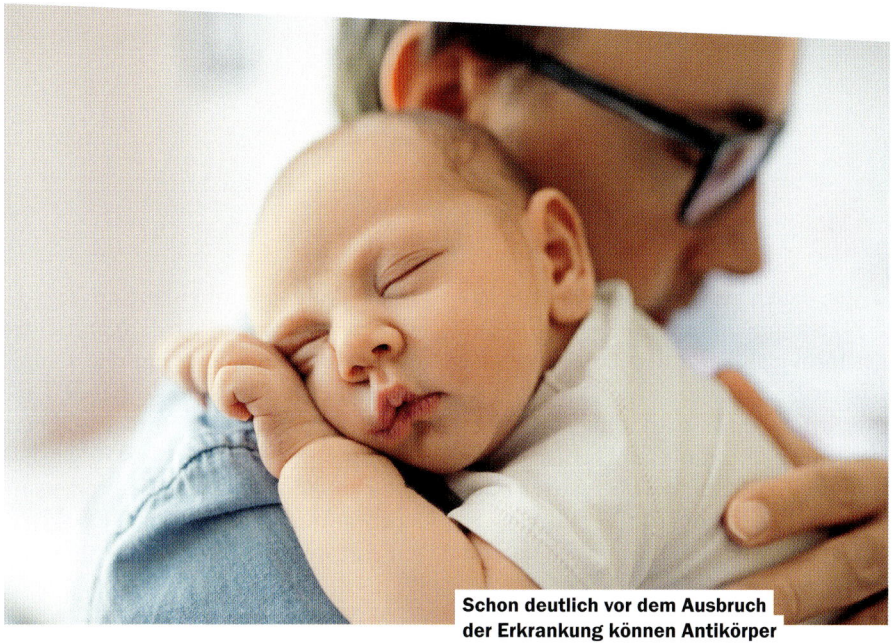

Schon deutlich vor dem Ausbruch der Erkrankung können Antikörper auf ein erhöhtes Risiko für Typ-1-Diabetes hindeuten.

der Vater Typ-1-Diabetes, liegt die Wahrscheinlichkeit bei 7 bis 8 Prozent. Haben beide Eltern Typ-1-Diabetes, ist das Diabetesrisiko ihrer Kinder mit 20 bis 30 Prozent deutlich höher. Zum Vergleich: In der Gesamtbevölkerung liegt das Risiko, an Typ-1-Diabetes zu erkranken, bei etwa 0,4 Prozent. Viele Familien, in denen ein Elternteil Typ-1-Diabetes hat, sorgen sich, ob sie ihrem Kind die entsprechenden Gene vererbt haben, die mit Typ-1-Diabetes in Verbindung stehen.

Die für den Typ-1-Diabetes verantwortlichen Autoimmunantikörper lassen sich bereits deutlich vor dem eigentlichen Ausbruch des Typ-1-Diabetes feststellen. Wer sie in sich trägt, wird mit hoher Wahrscheinlichkeit im Laufe seines Lebens einen Typ-1-Diabetes entwickeln – nur der genaue Zeitpunkt lässt sich nicht vorhersagen.

Daher versucht man seit einigen Jahren, mithilfe von Screening-Programmen die Früherkennung von Typ-1-Diabetes im Kindesalter zu verbessern. Manche Programme richten sich an Eltern, die selbst Typ-1-Diabetes haben und gern ausschließen möchten, dass ihr Kind im Laufe seines Lebens erkranken wird. Andere zielen auf ein flächendeckendes Screening, in das möglichst viele Kinder einbezogen werden. Kinder, bei denen die typischen Autoimmunantikörper festgestellt wurden, werden in regelmäßigen Abständen untersucht, sodass man einen beginnenden Typ-1-Diabetes bei ihnen deutlich früher erkennen kann als ohne Screening. Denn schon bevor typische Diabetessymptome wie Abgeschlagenheit, Gewichtsverlust, unstillbarer Durst und ständiges Wasserlassen auftreten, haben die Insulin produzierenden Betazellen

139

in der Bauchspeicheldrüse schon Schaden genommen und produzieren weniger Insulin als bei stoffwechselgesunden Kindern.

Natürlich kann man den Sinn von Screening-Programmen kritisch hinterfragen: Möchte ich als Mutter oder Vater wirklich schon im Voraus wissen, dass mein Kind irgendwann einmal mit hoher Wahrscheinlichkeit an Typ-1-Diabetes erkranken wird? Nähme das unserer Familie nicht jegliche Unbeschwertheit? Hinge die drohende Diagnose nicht wie ein Damoklesschwert über unserem Alltag?

Jede Familie wird sich diese Fragen anders beantworten. Doch erste Erfahrungen mit den Screening-Programmen

STUDIEN ZU PRÄVENTION UND FRÜHERKENNUNG

Die folgenden Programme richten sich an alle Familien, unabhängig davon, ob bereits Verwandte an Typ-1-Diabetes erkrankt sind oder nicht. Ziel ist es, Familien bereits vor der eigentlichen Diagnose im Umgang mit Diabetes zu schulen und so Stoffwechselentgleisungen und Traumatisierung zu vermeiden.

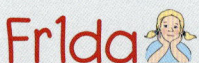

Fr1da-Studie Bayern. Fr1da steht für „Typ-1-Diabetes: Früh erkennen – Früh gut behandeln" und ist eine Bevölkerungsstudie zur Früherkennung von Typ-1-Diabetes bei Kindern zwischen 2 und 5 Jahren. **Weitere Infos: www.typ1diabetes-frueherkennung.de**

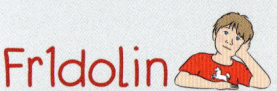

Fri1dolin-Studie Niedersachsen. Fr1dolin steht für „Früherkennung von Typ-1-Diabetes und familiärer Hypercholesterinämie" und ist eine Bevölkerungsstudie zur Früherkennung von Typ-1-Diabetes und Hypercholesterinämie. **Weitere Infos: www.fr1dolin.de**

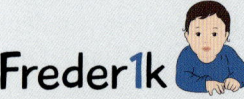

Freder1k-Studie Sachsen. Freder1k steht für „Früherkennungs-Untersuchung von Diabetes bei Neugeborenen" und ist eine Bevölkerungsstudie für Neugeborene zur

zeigen, dass Familien durch die eigentliche Diagnose Typ-1-Diabetes weniger stark traumatisiert werden, wenn sie sich über einen längeren Zeitraum und mit psychologischer Begleitung darauf vorbereiten konnten. Ihre Kinder erleiden auch nur selten eine gefährliche Stoffwechselentgleisung, wenn ihr Typ-1-Diabetes auftritt – und sie können sich unter Umständen bereits Jahre vorher an den Besuch in einem Diabeteszentrum und die typischen Untersuchungen gewöhnen.

Früherkennung von Typ-1-Diabetes.
Weitere Infos: www.gppad.org

Das folgende Programm richtet sich an Kinder mit familiärer Vorbelastung, sprich bei denen nahe Verwandte bereits Typ-1-Diabetes haben.
Natural History Study (NHS). Diese Studie richtet sich an Kinder und Erwachsene von 1 bis 45 Jahren, bei denen ein naher Verwandter (leibliche Eltern, Geschwister oder Kind) Typ-1-Diabetes hat bzw. an Kinder und Erwachsene von 1 bis 20 Jahren, wenn sie einen zweit- bis drittgradigen Verwandten (Tante, Onkel, Cousine, Cousin, Großeltern, Nichte, Neffe usw.) mit Typ-1-Diabetes haben. Für den Test wird eine kleine Blutprobe benötigt, die beim Hausarzt entnommen und zur Laboruntersuchung nach München ins Helmholtz-Zentrum geschickt wird. Dort werden sie auf Autoimmunantikörper untersucht, die als Marker für einen frühen und damit noch unauffälligen Typ-1-Diabetes gelten. Fällt der Test positiv aus, ist in den nächsten Jahren mit hoher Wahrscheinlichkeit mit einem Typ-1-Diabetes zu rechnen.

Weitere Infos:
www.helmholtz-muenchen.de/idf/
studienuebersicht
Auf der Internetseite des Helmholtz-Instituts München findet man darüber hinaus auch eine Übersicht über alle aktuellen Studien zur Prävention und Früherkennung von Typ-1-Diabetes.

WELCHE VORTEILE BRINGT EIN SCHWERBEHINDERTEN-AUSWEIS?

Nicht jeder Mensch mit Diabetes empfindet seine Erkrankung als Behinderung. Doch unter Umständen kann es sinnvoll sein, einen Schwerbehindertenausweis zu beantragen und damit – auch in der Familie – von verschiedenen Vergünstigungen zu profitieren.

Viele denken beim Stichwort „Schwerbehinderung" ausschließlich an Menschen, die zum Beispiel blind oder auf einen Rollstuhl angewiesen sind. Im Vergleich dazu scheint eine chronische Erkrankung wie Diabetes keine „echte" Behinderung zu sein. Doch als behindert gilt von Amts wegen jeder Mensch, der durch seine Erkrankung aufgrund des erforderlichen Therapieaufwands in seinem Alltag erheblich eingeschränkt ist.

Mehrfach tägliche Glukosemessungen, Anpassungen der Insulindosis und Vorsichtsmaßnahmen, um Über- und Unterzuckerungen zu vermeiden, können dabei durchaus als erhebliche Einschränkungen gewertet werden. Menschen mit Diabetes und ihre Angehörigen sollten also einmal darüber nachdenken, einen Schwerbehindertenausweis zu beantragen.

Zuständig für das Ausstellen eines Schwerbehindertenausweises ist das jeweilige Versorgungsamt Ihres Bundeslandes, das je nach Ausmaß der Beeinträchtigung bestimmte Grade der Behinderung (GdB) anerkennt. Ab einem GdB von 50 gilt man als schwerbehindert. Zur Anerkennung einer Schwerbehinderung gibt es bei den Landesversorgungsämtern keine einheitlichen Regelungen. Für die Beurteilung des Diabetes sind der Aufwand durch die Therapie und das Ausmaß der Beeinträchtigung im Alltag maßgeblich. Auch Folgeerkrankungen des Diabetes und andere Erkrankungen, die im Alltag zu einer deutlichen Behinderung führen, sind zu berücksichtigen. Im Zweifelsfall können Sie sich auch von einem Anwalt für Sozialrecht oder einer Diabetesorganisation in Sachen Schwerbehindertenausweis beraten lassen.

Dies sind einige der Vorteile eines Schwerbehindertenausweises

Im Arbeitsleben: Hier kann man – gestaffelt nach dem jeweiligen GdB – ei-

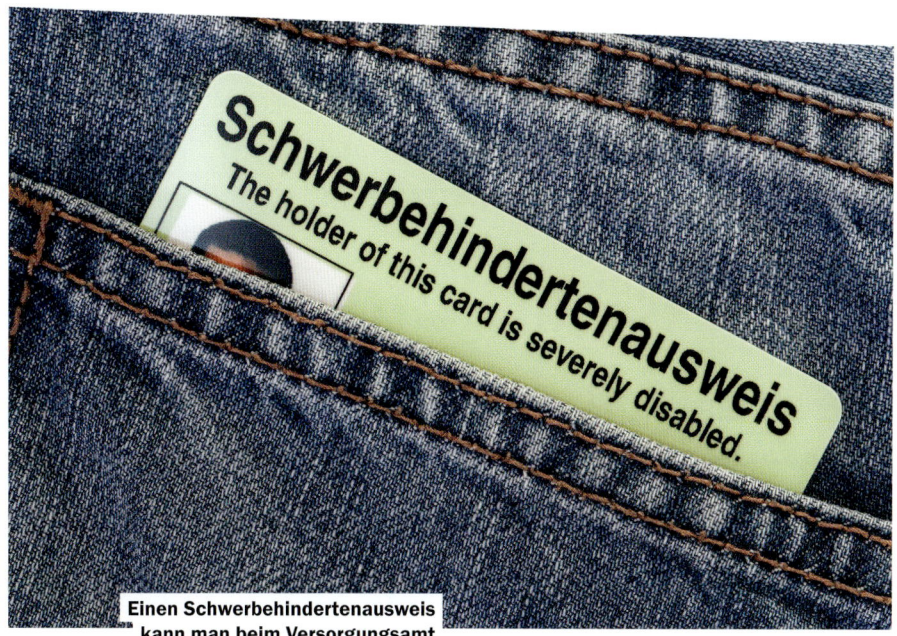

Einen Schwerbehindertenausweis
kann man beim Versorgungsamt
des jeweiligen Bundeslandes beantragen,
in dem man lebt.

nen zusätzlichen Steuerfreibetrag nutzen, der das Haushaltseinkommen entlastet. Solange ein Kind noch nicht selbst berufstätig ist und den Freibetrag beansprucht, können die Eltern den Freibetrag für das Kind mit Behinderung auf sich übertragen lassen. In Angestelltenverhältnissen gilt für Schwerbehinderte besonderer Kündigungsschutz, außerdem haben sie ein Anrecht auf zusätzliche Urlaubstage und können früher in Altersrente gehen.

Kinder mit Diabetes: Kinder mit einem GdB ab 50 erhalten bis zum 16. Lebensjahr das Kennzeichen „H" in ihrem Schwerbehindertenausweis. Das H steht für „hilflos" und berechtigt sie, kostenlos den öffentlichen Nahverkehr zu nutzen.

Begleitpersonen: Ist im Schwerbehindertenausweis das Kennzeichen „B"

eingetragen, steht dies für eine zwingend erforderliche Begleitperson. Ein Kennzeichen „B" berechtigt auch die Begleitperson zu kostenlosen Fahrten im öffentlichen Nahverkehr.

Parkausweise: Menschen mit Schwerbehinderung können, sofern sie die Voraussetzungen hierfür erfüllen, orangefarbene Parkausweise erhalten. Damit dürfen sie an Stellen parken, an denen das Parken ansonsten verboten ist. Mit einem blauen EU-Parkausweis darf man auf Behindertenparkplätzen parken, die mit einem Rollstuhl gekennzeichnet sind. Wichtig zu wissen: Nicht jeder Mensch mit Schwerbehindertenausweis darf auf Behindertenparkplätzen parken!

WEITERE INFORMATIONEN

Schwerbehindertenausweis.biz
wie Sie Ihren Antrag richtig formulieren und Ihre Ansprüche durchsetzen

www.schwerbehindertenausweis.biz
Auf dieser (privat betriebenen) Seite finden
Sie viele nützliche Informationen rund um
das Thema Schwerbehindertenausweis,
inklusive Links zu den einzelnen regionalen
Versorgungsämtern.

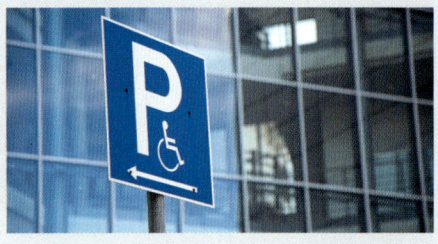

www.behindertenparkplatz.de
Wer sich genauer über Barrierefreiheit
sowie u. a. auch über die Vorschriften zur
Benutzung von Behindertenparkplätzen
informieren möchte, wird auf diesem privaten Blog fündig.

★ Familienratgeber.de

www.familienratgeber.de
Hier bietet die „Aktion Mensch" viele
Informationen für Menschen mit Behin-
derungen und ihre Angehörigen, darunter
Themen wie Rechte und Leistungen,
Selbsthilfe, Kinder mit Behinderung sowie
Kontakte und Adressen vor Ort.

IHR GUTES RECHT: UNTERSTÜTZUNG IN KITA, KINDERGARTEN UND SCHULE

Mit der Diagnose Typ-1-Diabetes bei einem Kind herrscht erst einmal Ausnahmezustand. Meist bedeutet das einen mehrwöchigen Klinikaufenthalt und damit eine Pause beim Schulbesuch bzw. der Betreuung in Kindergarten oder Kita. Doch nach einer Weile kann und muss der Alltag weitergehen. Wer also kümmert sich in Kita, Kindergarten oder Schule um das Diabetesmanagement?

Grundsätzlich gilt: Öffentliche Kindergärten und Kindertagesstätten sowie Schulen müssen auch Kinder mit Typ-1-Diabetes aufnehmen. Die betroffenen Kinder dürfen auch nicht einfach vom Sportunterricht oder von Ausflügen bzw. Klassenfahrten ausgeschlossen werden. Was auf den ersten Blick eindeutig klingt, ist in der Praxis dennoch häufig problematisch.

Es mag „gefühlt" die einfachste Lösung sein, dass die pädagogischen Fachkräfte der Einrichtung dann das Diabetesmanagement übernehmen, das zu Hause Sache der Eltern ist. Viele pädagogische Fachkräfte tun dies auch bereitwillig und sehr engagiert. Sie lassen sich von den Eltern schriftlich dazu ermächtigen, das Diabetesmanagement zu übernehmen, wenn sie das Kind betreuen. Sie erinnern Kinder an ihre Blutzuckermessungen, helfen beim Insulinspritzen und nehmen an Schulungen teil, um Blutzuckerwerte einschätzen, Insulindosen berechnen und in Zweifelsfällen möglichst gut reagieren zu können. Sie achten im Sportunterricht auf Anzeichen einer Unterzuckerung und halten Traubenzucker für Notfälle bereit.

Wenn ihnen dabei ein Fehler unterläuft, haben pädagogische Fachkräfte keine juristischen Konsequenzen zu befürchten, denn sie sind seit einer Gesetzesänderung aus dem Jahre 2014 im Schadensfall über die gesetzliche Unfallversicherung abgesichert wie bei einem Arbeitsunfall. Dennoch sind sie weiterhin nicht dazu verpflichtet, den Blutzucker zu messen, Insulin zu sprit-

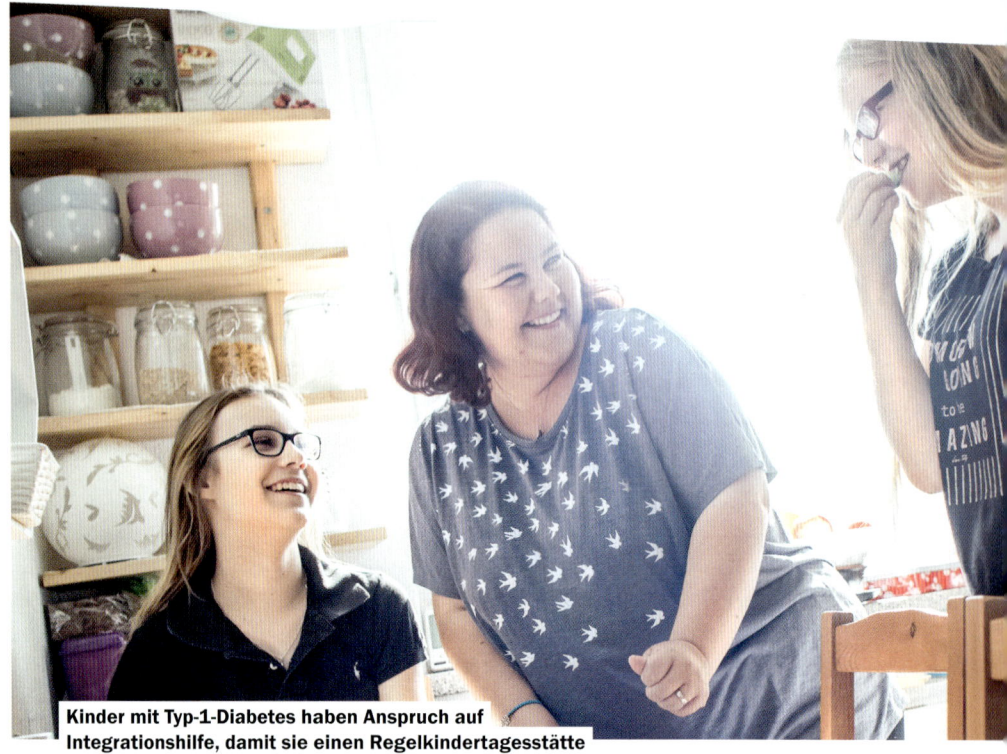

Kinder mit Typ-1-Diabetes haben Anspruch auf Integrationshilfe, damit sie einen Regelkindertagesstätte oder -schule besuchen können – und damit ihre Eltern weiterhin erwerbstätig sein können.

zen oder das Kind permanent zu beaufsichtigen. Pädagogische Fachkräfte müssen im Notfall Erste Hilfe leisten und bei Bedarf einen Notarzt verständigen. Alles Weitere ist eine rein freiwillige Leistung.

Was können Sie also tun, wenn die pädagogischen Fachkräfte in der Betreuungseinrichtung Ihres Kindes das Diabetesmanagement nicht übernehmen möchten? Müssen Sie dann beruflich zurückstecken und mehrmals am Tag in den Kindergarten bzw. in die Kita oder die Schule kommen und sich um das Diabetesmanagement Ihres Kindes kümmern? Kann Ihr Kind dann nur noch auf eine Integrationsschule gehen oder einen Integrationskindergarten besuchen, wo man auf verschiedene Behinderungen, zu denen letztlich

auch der Diabetes zählt, besser eingerichtet ist?

Die Antwort auf alle diese Fragen lautet ganz klar: nein. Kinder mit Typ-1-Diabetes haben einen Anspruch auf Integrationshilfe, damit sie einen normalen Regelkindergarten bzw. eine Regelkindertagesstätte oder -schule besuchen können.

Leider ist die Umsetzung dieses Anspruchs auf Länderebene unterschiedlich geregelt. Es gibt auch häufig Probleme wegen unterschiedlicher Zuständigkeiten für einzelne Leistungsarten: So gelten Blutzuckermessen und Insulinspritzen per Definition als Krankenbehandlung, deshalb ist die gesetzliche Krankenversicherung für Bewilligung und Kostenübernahme zuständig. Mit den Tätigkeiten selbst

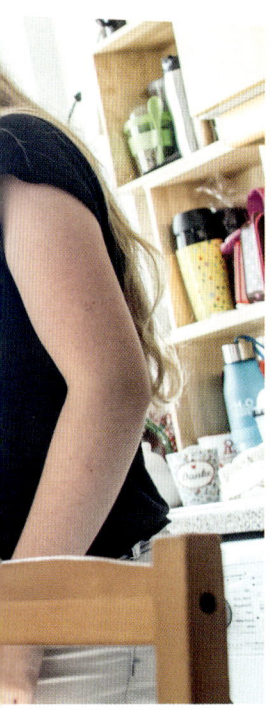

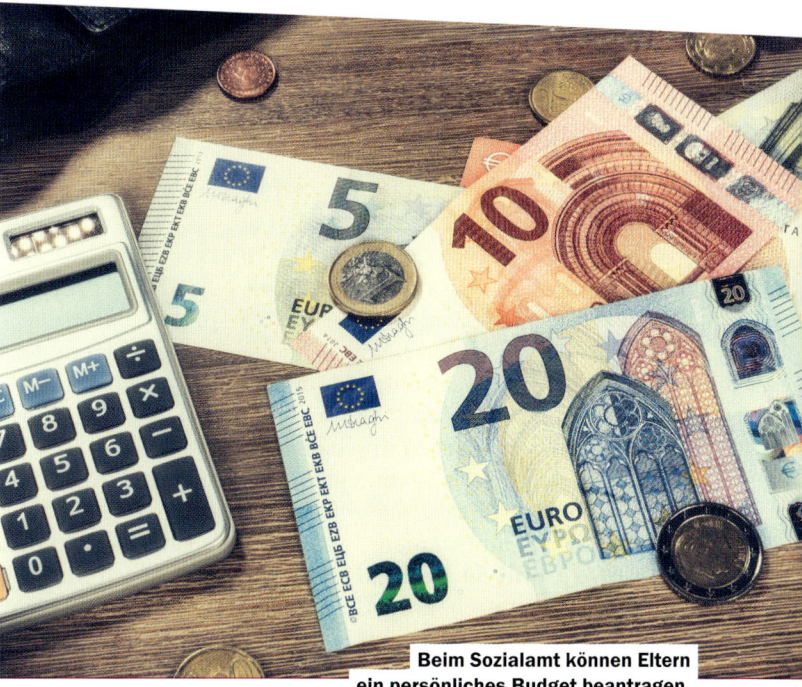

Beim Sozialamt können Eltern ein persönliches Budget beantragen, das sie nach eigenem Ermessen für die Betreuung ihrer Wahl verwenden.

wird ein Pflegedienst beauftragt, sofern das Kind sie noch nicht allein handhaben und Lehrkräfte sie nicht ausführen können oder wollen. Wenn es aber um die Begleitung im Schulalltag geht – also etwa Unterstützung beim Berechnen der Kohlenhydrate beim Essen oder Begleitung beim Schulsport, um Notfälle durch Unterzuckerungen zu vermeiden –, dann gilt das als Integrationsleistung, für die das Integrationsamt zuständig ist. Dieses kann auf Antrag eine Schulbegleitung bewilligen. Als Eltern müssen Sie also beizeiten an den richtigen Stellen die richtigen Anträge auf Hilfsleistungen stellen.

Alternativ können Sie aber auch beim Sozialamt ein persönliches Budget für Hilfeleistungen beantragen, das Sie dann nach eigenem Ermessen für die Betreuung Ihrer Wahl verwenden. Dabei muss es sich dann nicht unbedingt um eine ausgebildete Pflegekraft handeln, sondern kann zum Beispiel auch die Oma sein, die ohnehin Zeit hat und sich auf diesem Wege ein paar Euro zur Rente dazuverdient. Beim persönlichen Budget wird das eigene Einkommen nur geringfügig angerechnet, obwohl die Leistung vom Sozialamt kommt.

Sollten sich Behörden querstellen, können Sie Ihre berechtigten Ansprüche mithilfe einer Mediation oder eines Anwalts auch im Eilverfahren durchsetzen, damit Ihr Kind nicht noch länger aus dem Kita-, Kindergarten- oder Schulalltag herausgerissen wird.

Auf folgende Gesetze können Sie sich im Zusammenhang mit der Betreuung in Kita, Kindergarten oder Schule berufen: **147**

Nach **Artikel 3, Absatz 3 Grundgesetz** darf niemand wegen seines Geschlechtes, seiner Abstammung, seiner Rasse, seiner Sprache, seiner Heimat und Herkunft, seines Glaubens, seiner religiösen oder politischen Anschauungen benachteiligt oder bevorzugt werden. Niemand darf wegen seiner Behinderung benachteiligt werden.

Nach **§§ 53 und 54 SGB XII** haben Personen, die durch eine Behinderung im Sinne von § 2 Absatz 1 Satz 1 SGB IX wesentlich in ihrer Fähigkeit zur gesellschaftlichen Teilhabe eingeschränkt sind, Anspruch auf Leistungen der Eingliederungshilfe.

Nach **§ 22a Absatz 4 SGB XIII** sollen Kinder mit und ohne Behinderung in Gruppen grundsätzlich gemeinsam gefördert werden. Hierfür sollen die Träger der öffentlichen Jugendhilfe mit den Trägern der Sozialhilfe bei der Planung, konzeptionellen Ausgestaltung und Finanzierung des Angebots zusammenarbeiten.

Nach **§ 4 Absatz 3 SGB IX** sollen Leistungen für behinderte Kinder so geplant und gestaltet werden, dass die Kinder nach Möglichkeit nicht von ihrem sozialen Umfeld getrennt und gemeinsam mit nicht behinderten Kindern betreut werden können.

Nach **§§ 104 ff. SGB VII** ist eine zivilrechtliche Haftung der pädagogischen Fachkraft auf Ersatz für den entstandenen Personenschaden selbst bei fehlerhafter Medikamentengabe grundsätzlich ausgeschlossen.

WEITERE INFORMATIONEN

www.diabetes-und-recht.de
Auf der Internetseite des Rechtsanwalts Oliver Ebert, der in vielen verschiedenen Gremien von Diabetesorganisationen aktiv ist, finden sich juristische Ratschläge und Informationen zu sozialrechtlichen Themen rund um den Diabetes.

Unter **www.rechtsfragenblog.de** bloggt der Rechtsanwalt und Typ-1-Diabetiker Jan Twachtmann, der ebenfalls in vielen verschiedenen Gremien von Diabetesorganisationen aktiv ist, über Rechtsfragen zu Diabetes.

Die Deutsche Diabetes-Hilfe **www.diabetesde.org**, die Organisation Menschen mit Diabetes **www.menschen-mit-Diabetes.de**, die Deutsche Diabetes Föderation **www.ddf.de.com** und der Deutsche Diabetikerbund **www.diabetikerbund.de** bieten ihren Mitgliedern kostenlose Rechtsberatung und ggf. auch Rechtsbeistand in juristischen Fragen.

DIABETIKERWARNHUNDE: EINE FEINE NASE FÜR EXTREME GLUKOSEWERTE

Bei Menschen mit Sehbehinderungen leisten Assistenzhunde seit eh und je gute Dienste. Doch auch für Menschen mit Diabetes können speziell ausgebildete Hunde im Zusammenleben eine Hilfe sein, wenn sie mit ihrem feinen Geruchssinn Unterzuckerungen frühzeitig wahrnehmen und sich bei ihrem Herrchen oder Frauchen bemerkbar machen.

Ein Diabetikerwarnhund ist ein speziell ausgebildeter Hund, der darauf trainiert ist, bei niedrigen oder auch bei sehr hohen Blutzuckerwerten Alarm zu schlagen. In seiner Ausbildung lernt er, auf den in solchen Fällen veränderten Geruch des Schweißes seines Herrchens oder Frauchens und auf veränderte Verhaltensmuster zu reagieren. Im Falle einer unbemerkten Unter- oder Überzuckerung soll der Diabetikerwarnhund sich durch Bellen, Betätigung einer Klingel oder durch Scharren bemerkbar machen und ggf. sogar das Diabetestäschchen mit den erforderlichen Hilfsmitteln bringen.

Wenn Sie sich für die Anschaffung eines Diabetikerwarnhundes interessieren, sollten Sie sich über folgende Punkte Gedanken machen:

- Ein Assistenzhund ist ein lebendiges Wesen und kein bloßes Therapiemittel. Er braucht ausreichend Platz, Bewegung und Zuwendung. Wer kein Hundefreund ist, sollte lieber die Anschaffung eines CGM-Systems (siehe Seite 152) erwägen, das bei kritischen Blutzuckerwerten zuverlässig Alarm schlägt.

- Selbst ein gut ausgebildeter Hund ist auch einmal müde oder überreizt, seine Zuverlässigkeit bei der Glukoseüberwachung entspricht also nicht immer der eines CGM-Systems.

- Der Diabetikerwarnhund muss ständig in der Nähe seines Herrchens oder Frauchens sein – sei es bei der Arbeit, in der Freizeit oder im Urlaub. Denn nur im ständigen Kontakt kann er weiter lernen und das Erlernte üben, damit er vor unbemerkten Unter- oder Überzuckerungen warnen kann.

- Am besten gelingt die Ausbildung mit Welpen, doch auch ältere Hunde können durchaus noch als Assistenzhund trainiert werden. Es gibt zwar einige Rassen wie den Golden Retrie- **149**

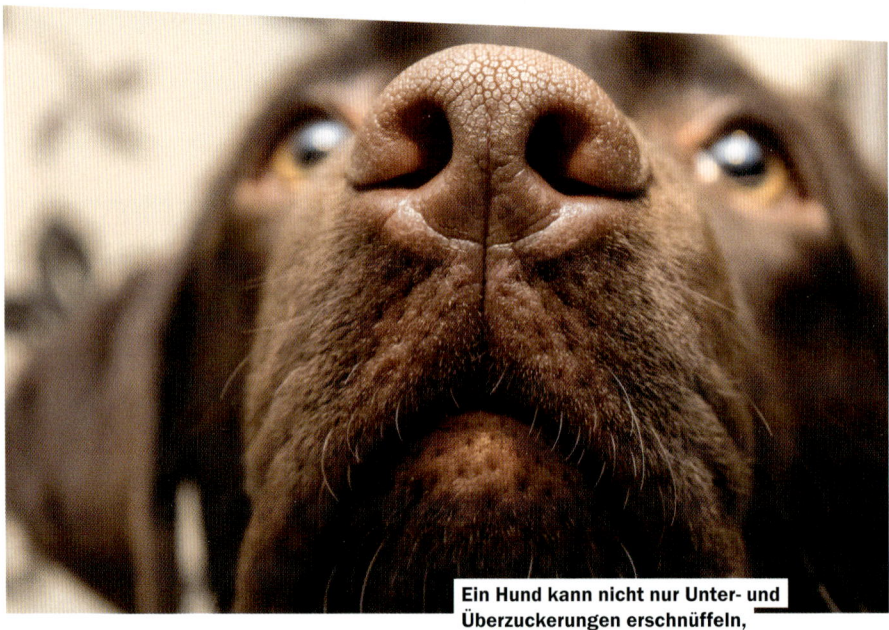

Ein Hund kann nicht nur Unter- und Überzuckerungen erschnüffeln, sondern gerade Kindern zusätzliche emotionale Stabilität vermitteln.

ver und den Collie, die sich besonders gut für die Arbeit als Assistenzhund eignen, doch prinzipiell können Hunde verschiedener Rassen ausgebildet werden.

- Gerade Kindern mit Diabetes kann ein Diabetikerwarnhund zusätzliche emotionale Stabilität vermitteln und eine positive Lebenseinstellung fördern. Sein Nutzen geht also unter Umständen über die Blutzucker-Warnfunktion deutlich hinaus.
- Eltern von Kindern mit Diabetes vermittelt ein Diabetikerwarnhund häufig zusätzliche Sicherheit, die ihnen das Loslassen erleichtert. Denn selbst wenn sie nicht bei ihrem Kind sind, gibt es jemanden, der auf die Blutzuckerwerte aufpasst.
- Die Begleitung durch einen Assistenzhund verstärkt unter Umständen die Sonderrolle von Menschen mit Diabetes, die viele eigentlich am liebsten vermeiden würden.

- Die Ausbildung eines Diabetikerwarnhundes ist aufwendig und kostspielig. Je nach Konzept und Preisgefüge des Hundetrainers können Kosten zwischen 2.000 und 20.000 Euro fällig werden.
- Es gibt auch Online-Kurse und Anleitungen in Buchform, nach denen man seinen Hund auf eigene Faust zum Diabetikerwarnhund ausbilden kann.
- Die Kosten für die Ausbildung und den Unterhalt eines Diabetikerwarnhundes werden nicht von den gesetzlichen Krankenkassen übernommen, da es bislang keine wissenschaftlichen Studien gibt, die den effektiven Nutzen von Diabetikerwarnhunden belegen.

ZUM WEITERLESEN

Bücher

Der Diabetikerwarnhund:
Das Praxishandbuch zur
Ausbildung.
Von Nina Grosser und
Viktoria Körner. Kynos
Verlag, 2014. Kostenpunkt:
29,95 Euro als gebundene Ausgabe.
ISBN 978-3954640263

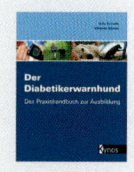

Vom Welpen zum Assistenz-
hund: Der Diabetikerwarn-
hund.
Von Luca Barrett. Kos-
tenpunkt: 12,99 Euro als
E-Book, 15,90 Euro als Taschenbuch. Assistenzhunde Verlage, 2014.
ISBN 978-3944473116

Hunde helfen Diabetikern:
Trainingshandbuch zur
Selbstausbildung eines
Diabetikerwarnhundes.
Von Michaela Saal.
Rediroma Verlag, 2013.
Kostenpunkt: 19,90 Euro als Taschenbuch.
ISBN 978-3868705485

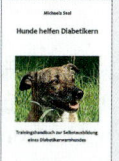

Online

www.diabetikerwarnhund-netzwerk.de
Hier finden Interessierte allgemeine Informationen über (Diabetiker-)Warnhunde und
viele Erfahrungsberichte. Darüber hinaus
kann man nach Hundetrainern im eigenen
PLZ-Bereich suchen.

www.assistenzhunde-zentrum.de/index.
php/assistenzhunde/diabetikerwarnhund
Das Deutsche Assistenzhunde-Zentrum
T.A.R.S.Q. stellt Informationen für Hundebe-
sitzer bereit, die ihren Hund ausbilden oder
selbst zum Trainer werden wollen.

www.mein-assistenz-hund.de
Hier informiert der Verein Mein Assistenzhund e. V. über die Möglichkeiten der
hundeunterstützten Therapie und über die
Ausbildung geeigneter Hunde sowie deren
Hundeführer. Der Verein konzentriert sich
auf die Region Oberfranken.

www.ausbildung-diabetikerwarnhund.de
Die Autorin dieser Website ist selbst Diabetikerin, besitzt einen Diabetikerwarnhund
und bietet (z. T. kostenloses) Online-Materi-
al zur Ausbildung dieser Hunde an.

TECHNISCHE HELFER, DIE DEN ALLTAG MIT DIABETES ERLEICHTERN

Beim Management des Diabetes dreht sich vieles um Daten: Wie war der letzte Blutzuckerwert? War der Glukoseverlauf in der Nacht stabil? Wie viele Kohlenhydrate hat die nächste Mahlzeit? Welche Dosis Insulin muss dafür gespritzt werden? Ist mein Kind gerade unbemerkt unterzuckert? Viele dieser Fragen lassen sich heutzutage mithilfe technischer Anwendungen und Apps leichter beantworten. Das kann Menschen mit Diabetes und ihre Familien entscheidend entlasten.

Es ist noch gar nicht so lange her, da gab es für Menschen mit Diabetes keine Möglichkeiten, zu Hause selbst ihren Blutzucker zu bestimmen. Allenfalls Urinzuckerkontrollen konnte man daheim durchführen – mit Sammelurin, verschiedenen Chemikalien und ordentlich Sauerei in der Küche.

Für ihre Insulin-Injektionen verwendeten Menschen mit Diabetes Glasspritzen, die auf dem Herd ausgekocht werden mussten. Erst Jahre später konnten sie – einmal im Quartal – in der Arztpraxis den aktuellen Blutzuckerwert sowie den Langzeitwert (HbA_{1c}-Wert) bestimmen lassen, der zumindest ein Gradmesser dafür ist, ob man seinen Diabetes gut im Griff hat oder nicht.

Gegessen wurde nach einem festen Plan, mit vorgeschriebenen Kohlenhydratmengen zu ganz bestimmten Zeiten am Tag, denn mit dem schwerfälligen Mischinsulin konnten Blutzuckerspitzen nach dem Essen nicht abgefangen werden. Wenn Sie einmal einen schlechten Tag haben und sich über den Diabetes ärgern, dann denken Sie auch einmal daran, um wie viel schwieriger es noch vor 20 oder 30 Jahren war, den Alltag mit Diabetes zu bewältigen.

Heute können Menschen mit Diabetes beinahe ganz normal leben: Sie essen, was sie mögen und wenn sie Hunger haben – und nicht, was ein Essensplan ihnen vorschreibt. Sie behalten ihre Glukosewerte selbst im Blick, insulinpflichtige Menschen mit Diabetes passen auch ihre Insulinmengen selbstständig an die Erfordernisse ihres Alltags an. Ein Riesenfortschritt für die Therapieergebnisse und nicht zuletzt auch die Lebensqualität der Betroffenen und damit auch ihrer Angehörigen!

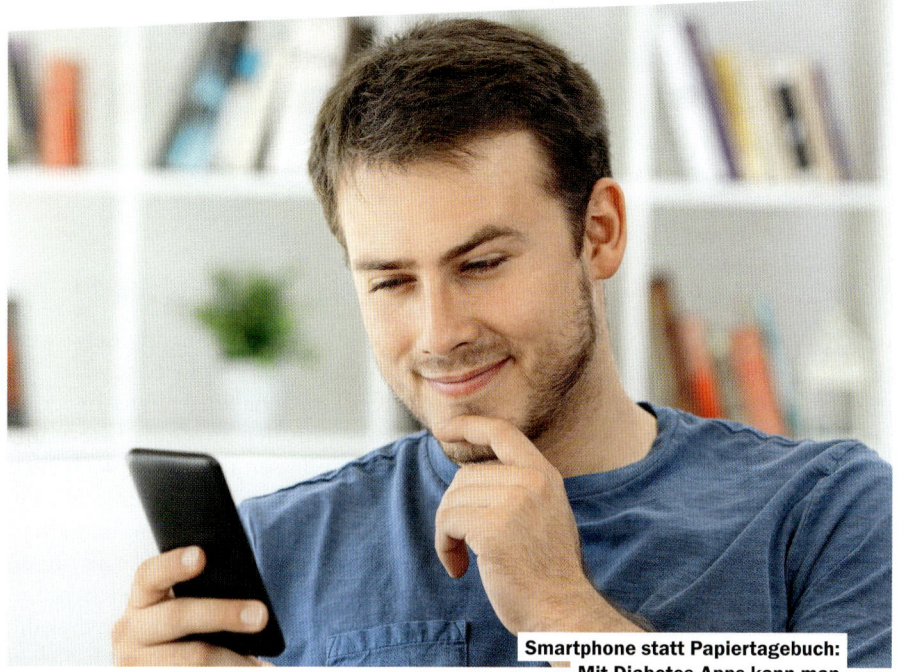

Allerdings setzt das selbstständige Diabetesmanagement auch viel Wissen und ständiges Lernen voraus. Damit Menschen mit Diabetes und Ihnen als ihren Angehörigen dieses komplexe Management leichter von der Hand geht, gibt es viele technische Helfer, die einen näheren Blick lohnen – und eine Reihe von Innovationen, die in naher Zukunft Einzug in die Diabeteswelt halten dürften.

Blutzucker-Apps

Das gute alte Blutzuckertagebuch in Papierform erfreut sich zwar nach wie vor großer Beliebtheit, doch es geht auch einfacher – und zwar per Smartphone-App! Vorteil gegenüber dem Papierheftchen: Man kann die eingetragenen Daten am Rechner selbst auswerten und für den Quartalstermin in der Dia-betespraxis übersichtliche Berichte erstellen. Immer mehr Apps lassen sich per Bluetooth direkt mit dem Blutzuckermessgerät verbinden, sodass das lästige Eintragen per Hand entfällt. Je nach App können zum Teil auch Fotos von Mahlzeiten, Bewegungsdaten und persönliche Notizen integriert werden. Manche Apps helfen außerdem mit Spielen oder Wettkämpfen der Motivation auf die Sprünge, außerdem lassen sich per App dokumentierte Daten leichter mit anderen Menschen teilen.

Ein paar Beispiele für gute Diabetes-Apps: mySugr (www.mysugr.com, hier gibt es u.a. auch zusätzliche Anwendungen wie die mySugr-Junior-App für Kinder und ihre Eltern sowie eine Diabetes-Akademie für Menschen mit Typ-2-Diabetes), SiDiary (www.sidiary. de, zur Online-Synchronisation aller relevanten Diabetesdaten aus verschiedenen Gerätequellen, verbunden mit besonders umfassenden Auswertungsmöglichkeiten), Laborwerte-App (www.laborwerte-app.de, zur integrierten Erfassung der relevanten Labordaten für viele Erkrankungen, darunter Diabetes, Rheuma und Nierenerkrankungen), meinDiabetes (die Smartphone-App für Menschen mit Diabetes aus dem Kirchheim-Verlag, mit Tagebuch, integrierter Lebensmittel-Datenbank, Diabetespass, BE- bzw. KE-Schätzspiel und Kliniksuche des Verbands Klinischer Diabeteseinrichtungen) oder DiabetesPlus (www.Diabetesplus.info mit Erfassung aller relevanten Diabetesdaten und anschauliche Auswertungen direkt auf dem Smartphone, z. B. in Form von Tortendiagrammen, in denen die Zeit im Zielbereich dargestellt wird).

Derzeit arbeiten verschiedene Diabetes-Organisationen daran, Blutzucker-Apps zu zertifizieren, damit Anwenderinnen und Anwender sich anhand eines Gütesiegels vergewissern können, ob eine bestimmte App bestimmte Qualitätskriterien erfüllt. Informationen hierzu gibt es unter www.diadigital.de.

Bolusrechner

Insulinpflichtige Menschen mit Diabetes müssen vor jeder Insulingabe die korrekte Insulinmenge genau berechnen. Dummerweise kann der Insulinbedarf im Tagesverlauf sehr variieren, sodass je nach Uhrzeit andere Faktoren für die Berechnung angesetzt werden müssen. Das ist insbesondere für ein Kind mit Diabetes eine schwierige Aufgabe, mit der Sie es als Eltern ungern allein lassen möchten. Doch auch viele Erwachsene haben wenig Freude am ständigen Kopfrechnen, und ältere Menschen mit Demenzerkrankungen haben das Kopfrechnen vielleicht schon wieder verlernt. Kein Wunder, dass die korrekte Berechnung der erforderlichen Insulindosis als eine der Hauptfehlerquellen im Diabetesmanagement bei insulinpflichtigen Menschen mit Diabetes gilt.

Viele Blutzuckermessgeräte, Diabetes-Apps, Insulinpumpen und Systeme zur kontinuierlichen Glukosemessung (CGM) haben daher sogenannte Bolusrechner integriert, die je nach Uhrzeit, aktuellem Glukosewert und angegebener Kohlenhydratmenge auf Knopfdruck die erforderliche Insulinmenge berechnen. Bolusrechner können Sie als Eltern entlasten, denn Sie müssen Ihr Kind mit Diabetes nicht auf Schritt und Tritt begleiten, um einen ggf. erforderlichen Bolus zu berechnen. Gleiches gilt, wenn Sie einen Angehörigen mit Diabetes pflegen oder ihn einer Einrichtung bzw. Pflegeperson anvertrauen.

Kontinuierliche Glukosemessung

Bei der kontinuierlichen Glukosemessung (abgekürzt CGM genannt) trägt der Diabetiker bzw. die Diabetikerin einen

Sensor auf der Haut, dessen Messfaden ins Unterhautfettgewebe eingebracht wird und dort kontinuierlich die Glukosewerte im Zwischenzellwasser misst. Diese Messung ist prinzipiell ebenso zuverlässig wie die Blutzuckermessung. Allerdings sollten Sie bei der Interpretation der Messwerte berücksichtigen, dass die Glukose das Zwischenzellwasser erst später erreicht als den Blutkreislauf. Bei stabiler Stoffwechsellage ist dies nicht relevant. Doch zwischen einem Blutzuckerwert und einem Glukosewert aus dem Zwischenzellwasser liegt in der Regel eine Zeitdifferenz von etwa zehn Minuten, die sich besonders bei steigenden oder fallenden Werten deutlich bemerkbar machen kann.

Der entscheidende Vorteil der kontinuierlichen Glukosemessung gegenüber der Blutzuckermessung liegt in den lückenlosen Glukoseverläufen gegenüber einzelnen Blutzuckerwerten, die lediglich eine punktuelle Momentaufnahme darstellen. Trendpfeile, die anzeigen, ob der Glukosewert gerade steigt oder sinkt, erleichtern die Interpretation der Werte und damit auch die Therapieanpassung. Bei den verfügbaren Systemen zur kontinuierlichen Glukosemessung unterscheidet man zwischen rtCGM- und iscCGM(FGM)-Systemen.

rtCGM-System. Der Begriff steht für „real time Continuous Glucose Monitoring", sprich: die kontinuierliche Glukosemessung in Echtzeit. Der auf der Haut angebrachte Sensor mit sei-

nem Messfaden sendet die Messwerte automatisch über einen Transmitter an das Empfangsgerät (dieses ist entweder ein separates Gerät, eine Insulinpumpe oder ein Smartphone mit entsprechender App). Verlässt der Glukosewert einen zuvor definierten Zielbereich, gibt das Empfangsgerät automatisch einen Alarm ab. Diese Funktion ist besonders hilfreich für die Eltern von Kindern mit Diabetes: Sie können das Empfangsgerät z. B. nachts neben Ihr Bett legen und werden von ihm geweckt, wenn eine Unter- oder Überzuckerung droht. Gleiches gilt natürlich auch, wenn Sie sich um einen älteren oder pflegebedürftigen Menschen mit Diabetes kümmern. Derzeit sind auf dem deutschen Markt drei rtCGM-Systeme verfügbar: Dexcom von Firma Nintamed (www. nintamed.eu), Enlite von Firma Medtronic (www.medtronic-Diabetes.de) und der unter die Haut implantierbare Glukosesensor Eversense von Firma Senseonics bzw. Roche Diabetes Care (www.eversense.de). Praktisch für Sie als Angehörige: Über eine zusätzliche App-Funktion können Sie zum Teil via Smartphone den in der Cloud gespeicherten Glukoseverläufen in Echtzeit folgen, selbst wenn Sie sich ganz woanders aufhalten. Sie können sich sicher vorstellen, welche Freiheitsgrade sich hierdurch für Sie und Ihre Familie eröffnen: Als Eltern etwa können Sie die Glukoseverläufe Ihrer Kinder verfolgen, während diese in der Schule, bei Freunden oder beim Sport sind – und bei Bedarf kurz anrufen und Anweisungen zur Korrektur von Werten außerhalb des Zielbereichs geben. Wichtig: Seit einem Beschluss des Gemeinsamen Bundesausschuss (G-BA) von Juni 2016 zählen rt-CGM-Systeme zum Leistungskatalog der gesetzlichen Krankenkassen und können bei entsprechender Indikation von Diabetespraxen verordnet werden.

iscCGM(FGM)-System. Die Abkürzung „isc" steht für „intermittierendes Scannen", das gebräuchlichere Kürzel FGM steht für „Flash Glucose Monitoring", sprich: die kontinuierliche Glukosemessung per Scan. Auch bei diesem System misst der auf der Haut angebrachte Sensor mit seinem Messfaden kontinuierlich die Glukosewerte im Zwischenzellwasser. Doch er sendet die Messwerte nicht automatisch an ein Empfangsgerät, sondern überträgt sie nur, wenn aktiv mit dem Empfangsgerät über den Sensor gestrichen wird. Auch hier kann man entweder ein separates Gerät oder das Smartphone mit entsprechender App als Empfangsgerät nutzen. Weil man die Messwerte aktiv abrufen muss, kann das System nicht automatisch warnen, sollte der Glukosewert den Zielbereich verlassen. Für Menschen mit Diabetes, deren Glukosewerte stark schwanken und die Unter- bzw. Überzuckerungen selbst nicht zuverlässig spüren, ist ein FGM-System aufgrund der fehlenden Alarmfunktion daher weniger gut geeignet.

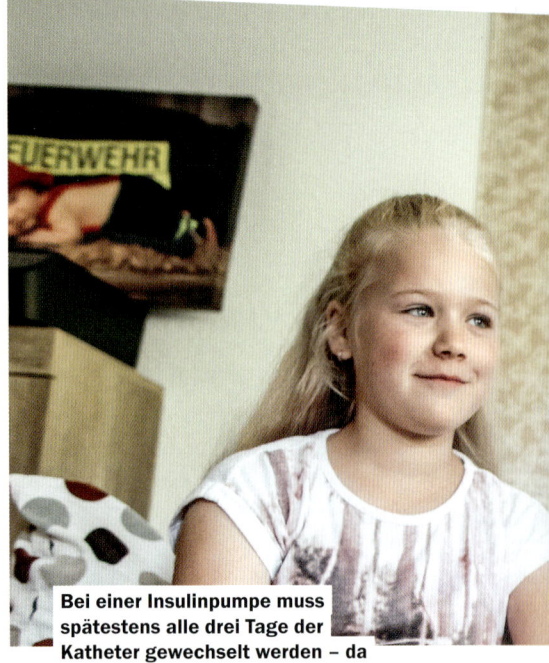

Bei einer Insulinpumpe muss spätestens alle drei Tage der Katheter gewechselt werden – da ist es gut, wenn beide Eltern mit der Handhabung vertraut sind.

Derzeit zählt das FGM-System nicht zum Leistungskatalog der gesetzlichen Krankenkassen. Doch weil es kostengünstiger als rtCGM-Systeme ist, erstatten viele Krankenkassen die Kosten bei entsprechender Indikation im Rahmen von Versorgungsverträgen oder als Satzungsleistung. Das bislang einzige auf dem Markt verfügbare FGM-System stammt von Firma Abbott Diabetes Care (www.freestylelibre.de).

Insulinpumpe. Bei starken Blutzuckerschwankungen oder schwankendem Insulinbedarf kann es sinnvoll sein, das benötigte Insulin nicht mit einem Insulinpen, sondern mit einer Insulinpumpe zuzuführen. Hierfür wird ein Katheter gesetzt, der kontinuierlich geringe Mengen Insulin ins Unterhautfettgewebe abgibt und damit die natürliche Insulinausschüttung des Körpers besser nachempfindet. Auch das Mahlzeiteninsulin wird über den Katheter abge-

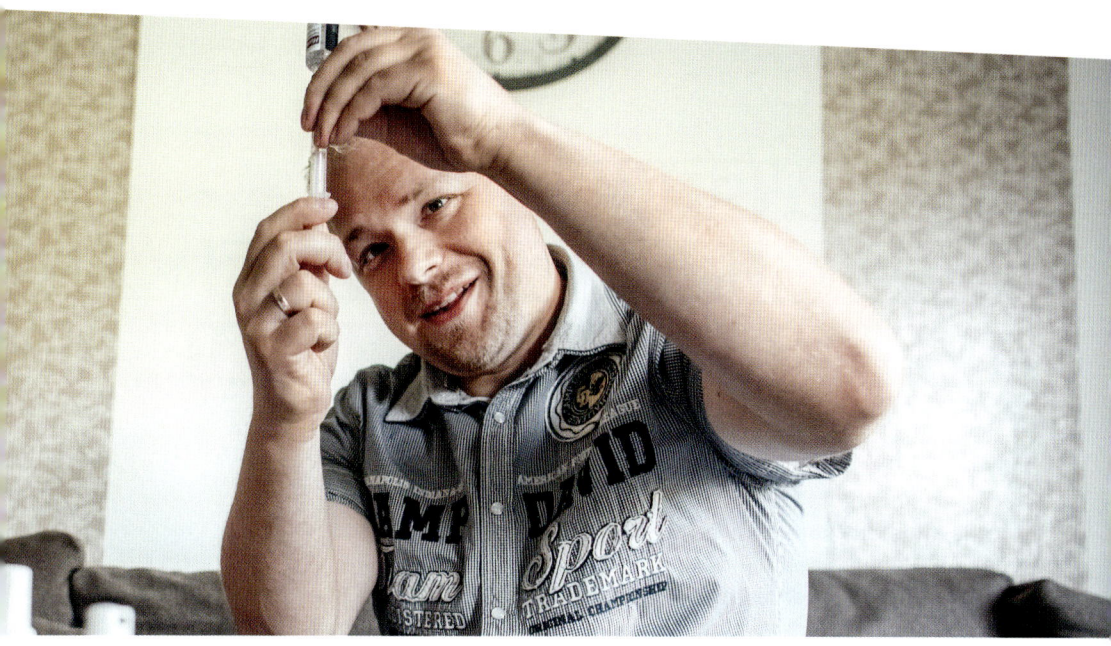

geben. Die meisten Insulinpumpen sind über einen Schlauch mit dem Katheter verbunden, es gibt aber auch schlauchlose Modelle.

Künstliche Bauchspeicheldrüse. Ein Gerät, das ohne weiteres Zutun den Zuckerspiegel überwacht und automatisch die erforderlichen Insulinmengen verabreicht, ist vermutlich der Traum eines jeden insulinpflichtigen Menschen mit Diabetes. Und tatsächlich sind wir heute gar nicht mehr so weit entfernt von einem solchen System, das in der Diabeteswelt „Closed Loop" (sprich: geschlossener Kreislauf) genannt wird. Es gibt auf dem deutschen Markt bereits eine Insulinpumpe (Minimed 640G von Firma Medtronic), die bei entsprechender Koppelung mit einem rtCGM-System die Insulinzufuhr abstellt, wenn der Glukosewert zu tief sinkt. Das Nachfolgemodell (Minimed 670G, mit Stand April 2018 noch nicht auf dem deutschen Markt erhältlich) reagiert auch mit zusätzlicher Insulingabe auf Glukosewerte oberhalb des Zielbereichs. Mit einem Closed-Loop-System wird es Menschen mit Diabetes noch einmal besser gelingen, ihre Glukosewerte im Zielbereich zu halten. Einer ganzen Reihe von Menschen mit Diabetes bzw. ihren Angehörigen geht diese Entwicklung allerdings nicht schnell genug. Sie wollen nicht länger warten (#wearenotwaiting), haben sich vernetzt, zusammen an Algorithmen getüftelt und mit verfügbaren Insulinpumpen sowie CGM-Systemen schon heute praxistaugliche Closed-Loop-Systeme entwickelt. Mit ihrer Plattform OpenAPS (www.openaps.org, dieses Kürzel steht für „Open Artificial Pancreas", sprich: ein offenes System für eine künstliche Bauchspeicheldrüse) unterstützen sie Interessierte, die einen Closed Loop Marke Eigenbau verwenden möchten. **157**

NETZWERKE UND AUSTAUSCH: RAUS AUS DEM SCHNECKENHAUS!

Hat es Ihnen gefallen, im ersten Teil dieses Buches die Porträts anderer Paare und Familien zu lesen, die mit Diabetes leben? Haben Ihnen die Geschichten und Gedanken anderer Betroffener Mut gemacht oder Gedanken angestoßen, wie Sie die Stoffwechselerkrankung besser in Ihren ganz persönlichen Alltag integrieren können? Damit muss es nicht vorbei sein, sobald Sie dieses Buch zuklappen!

Denn es gibt vielfältige Möglichkeiten, sich mit anderen Menschen mit Diabetes sowie ihren Familien und Lebenspartnerinnen bzw. Lebenspartnern auszutauschen. Selbsthilfegruppen mögen ein etwas verstaubtes Image haben, doch sie sind für viele Menschen nach wie vor eine gute Anlaufstelle, um mit Gleichgesinnten ins Gespräch zu kommen. Wer online in den sozialen Medien unterwegs ist, findet auf Facebook & Co. schnell regionale oder überregionale Gruppen für den Austausch über die verschiedenen Aspekte des Lebens mit Diabetes.

In etlichen Städten haben sich auch Diabetes-Stammtische gebildet, die sich regelmäßig in Restaurants und Kneipen treffen. Nicht bei allen Angeboten ist explizit vermerkt, dass auch Lebenspartnerinnen bzw. Lebenspartner und Angehörige angesprochen sind –

doch in der Regel sind Familienmitglieder herzlich willkommen. Im Zweifelsfall einfach vorab nachfragen.

Egal welche Form des Austauschs Sie wählen – es tut ganz einfach gut, mit anderen Menschen zu kommunizieren, die Ähnliches erleben, denn:

… Sie hören, sehen, lesen und spüren in diesen realen und digitalen Gruppen, dass Sie nicht allein mit Ihrem Schicksal sind. Es gibt viele andere Menschen, die ebenfalls mit dem Diabetes hadern, sich mal mehr und mal weniger motiviert seinen Herausforderungen stellen, die wegen des Diabetes streiten und sich wieder versöhnen, die eine eigene Diabetessprache sprechen und einen ganz speziellen Diabeteshumor entwickelt haben. Denn auch wenn man Diabetes hat, leidet man ja nicht rund um die Uhr darunter. Sie sind

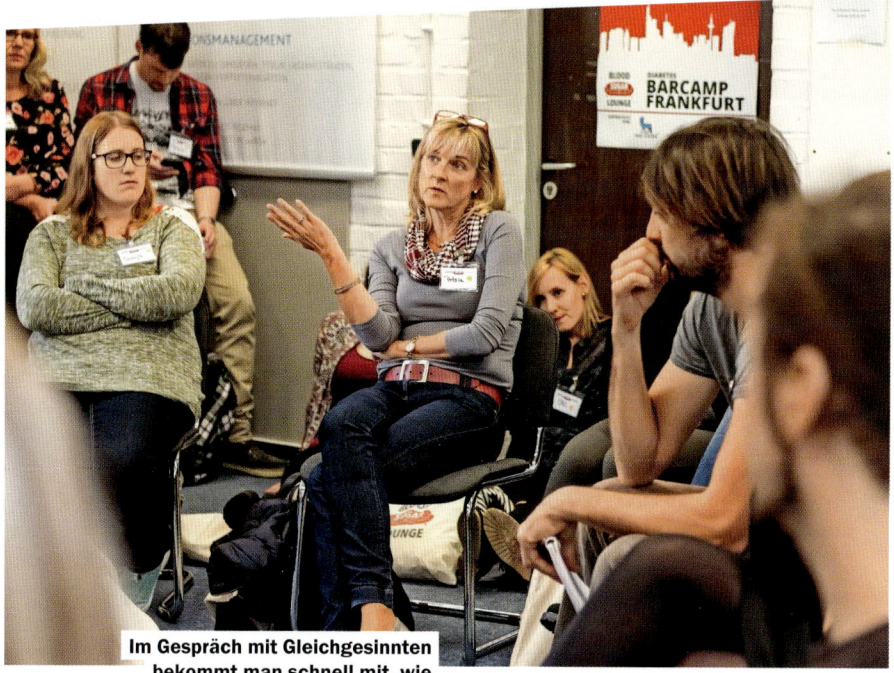

Im Gespräch mit Gleichgesinnten bekommt man schnell mit, wie andere Betroffene im Alltag mit der Herausforderung Diabetes umgehen.

nun wohl oder übel Teil dieses eigenen Universums – also lernen Sie doch am besten seine anderen Bewohner ein wenig kennen!

… Für viele Menschen mit Diabetes und ihre Angehörigen entstehen in diesen Gruppen und Netzwerken Freundschaften, die über die gemeinsame Bewältigung der Erkrankung weit hinausgehen. Keine Sorge: Bei einem Diabetes-Stammtisch wird nicht den ganzen Abend über Diabetes und Blutzuckerwerte geredet, sondern auch einmal über aktuelle Tagespolitik, den neuen Job, aktuellen Kindergarten-Ärger, einen heißen Flirt oder den letzten Urlaub. Man führt schließlich ein Leben jenseits des Diabetesmanagements.

… Sie werden schnell sehen, dass es nicht den einen wahren Weg gibt, Diabetes in den Alltag zu inte-grieren. Andere Familien und Paare begegnen der Herausforderung vielleicht ganz anders als Sie. Über manches werden Sie möglicherweise den Kopf schütteln, andere Dinge könnten Sie hingegen inspirieren, Ihren eigenen Umgang noch einmal zu überdenken, zum Beispiel: „Nun hat mir auch ein anderer Diabetiker erzählt, dass er es nicht mag, wenn ihm beim Blutzuckermessen neugierig über die Schulter geschaut wird – da ist mein Partner also gar keine Ausnahme! Ich habe jetzt ein bisschen besser verstanden, warum er das als Eingriff in seine Privatsphäre empfindet!"

… Im Zusammensein mit anderen Menschen mit Diabetes und ihren Familien ist der Diabetes auf einmal die Norm – und nicht mit Vorurteilen oder schiefen Blicken behaftet. Wenn an der Kaffeetafel, am Grillbuffet, bei einer Wochenendfreizeit oder im Restaurant auf einmal ganz viele Menschen ihre Blutzuckermessgeräte, Insulinpens oder Insulinpumpen aus der Tasche holen, schwindet die Scheu, sich öffentlich zu der Erkrankung zu bekennen – das stärkt das Selbstbewusstsein und erleichtert den unbefangenen Umgang mit Diabetes für alle Beteiligten.

… Wer sich regelmäßig mit anderen Menschen mit Diabetes und ihren Angehörigen austauscht, erfährt häufig schneller, wenn neue Produkte oder Technologien auf den Markt kommen, die das Leben mit Diabetes erleichtern. Da gibt es ein neues Blutzuckermessgerät, ein mit der Insulinpumpe koppelbares CGM-System oder ein neues Medikament, das die Zuckerwerte senkt und dabei beim Abnehmen hilft? In Gruppen und Netzwerken finden sich immer Menschen, die diese Neuheiten schon ausprobiert haben und von ihren Erfahrungen damit berichten können.

… Gruppen und Netzwerke sind häufig gute Quellen für Tipps und Ratschläge, wenn die eigene Diabetespraxis gerade keine Sprechstunde hat. Zwar kann der Austausch mit anderen Betroffenen weder den Quartalstermin noch die qualifizierte Beratung in der Diabetespraxis ersetzen – doch immerhin sind Menschen, die tagein tagaus mit Diabetes leben, in vielen Punkten die besseren Expertinnen und Experten des Alltags.

… Zuguterletzt können Sie in Gruppen und Netzwerken auch Ihre eigenen Erfahrungen und Erlebnisse beisteuern! Denn auch Ihre Geschichte hat ganz sicher viele Facetten, die anderen Betroffenen Trost spenden oder Inspiration sein können. Und das fühlt sich ebenfalls sehr gut an.

NETZWERKE, GRUPPEN, TREFFPUNKTE UND VEREINE

Die folgende Liste erhebt keinen Anspruch auf Vollständigkeit. Aber unter anderem finden Sie hier Möglichkeiten, sich zu informieren, zu vernetzen und auszutauschen:

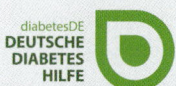 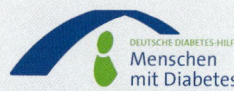

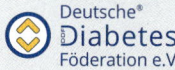 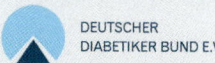

Informationen über Ferienfreizeiten, Kuren und Treffen für Erwachsene und Kinder mit Diabetes mit oder ohne ihre Familien findet man zum Beispiel auf den Internetseiten der Deutschen Diabetes-Hilfe **www.diabetesde.org**, der Organisation Menschen mit Diabetes **www.menschen-mit-diabetes.de**, der Deutschen Diabetes Föderation **www.ddf.de.com** und des Deutschen Diabetikerbunds **www.diabetikerbund.de**.

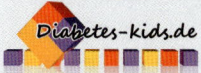

Auf der privat betriebenen Seite **www.diabetes-kids.de** und auf dem Blog **www.kinder-mit-typ1-diabetes.net** gibt es ebenfalls viele Tipps für regionale Treffs und Veranstaltungen.

facebook

In der Facebook-Gruppe „Diabetes Typ F" tauschen sich insbesondere die Angehörigen von Menschen mit Diabetes (Typ-1 ebenso wie Typ-2) über ihre Erfahrungen aus: **www.facebook.com/groups/TypeF**

Für die Eltern von Kindern mit Diabetes gibt es auf Facebook unzählige verschiedene Gruppen, die hier nicht alle einzeln aufgeführt werden können. Einfach oben in der Suchmaske die **Stichworte „Eltern Typ-1-Diabetes"** eingeben, dann erscheinen viele verschiedene z. T. auch regionale Gruppen, in denen Erfahrungen ausgetauscht und persönliche Treffen sowie gemeinsamen Aktivitäten organisiert werden.

T1DAY

Beim jährlichen T1Day, der Ende Januar im Anschluss an den Fachkongress Diatec in Berlin stattfindet, treffen sich Menschen mit Typ-1-Diabetes und ihre Angehörigen zu einem bunten Programm aus Vorträgen, Workshops, Podiumsdiskussionen und persönlichem Austausch: **www.t1day.de**

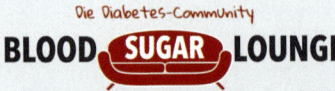

Die Meetups bringen die Diabetes-Community auch im wahren Leben zusammen! Hier können geschlossene oder öffentliche Veranstaltungen und Treffen organisiert und bekanntgegeben werden.
www.blood-sugar-lounge.de

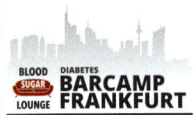 Neu: jährliches Diabetes-Barcamp der Blood Sugar Lounge

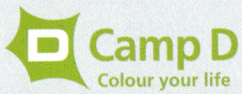

Bei dem vom Insulinhersteller Novo Nordisk organisierten „Camp D", das alle vier Jahre in Bad Segeberg stattfindet, treffen sich junge Menschen mit Typ-1-Diabetes zu einem mehrtägigen Camp, bei dem sie sich in verschiedenen Sportarten ausprobieren, Prominente mit Typ-1-Diabetes kennenlernen und mit vielen anderen Betroffenen austauschen können. **www.campd.info**

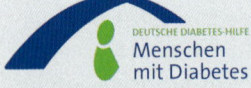

Eine Liste der vielen verschiedenen regionalen Selbsthilfegruppen für Menschen mit Diabetes (und ihre Angehörigen!) findet man auf der Internetseite der Deutschen Diabetes-Hilfe unter **www.menschen-mit-diabetes.de.**

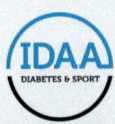

In der IDAA (International Diabetes Athletes' Association) haben sich sportbegeisterte Menschen mit Diabetes zusammengeschlossen. Hier trifft man erfahrene Sportlerinnen und Sportler mit Diabetes, die zum Beispiel hilfreiche Tipps zur Blutzuckeranpassung beim Sport geben können. Außerdem treten IDAA-Mitglieder regelmäßig gemeinsam bei verschiedenen sportlichen Wettkämpfen an und vernetzen sich auch im realen Leben. Auch Angehörige von Menschen mit Diabetes können Mitglied werden! **www.idaa.de**

Und dann wären da noch die vielen Diabetes-Blogs im Internet, auf denen Betroffene im Tagebuch-Stil über ihr Leben mit Diabetes schreiben. Blogs vermitteln ganz persönliche Innenansichten und bieten einen guten Einblick in die Höhen und Tiefen des Diabetesalltags. Vielleicht haben Sie nach der Lektüre von ein paar Blogbeiträgen ja auch Lust, der online-vernetzten Diabetes-Gemeinde von Ihren eigenen Erfahrungen zu berichten? Man muss kein IT-Experte sein, um auf Portalen wie Wordpress (**www.wordpress.de**) oder Blogger (**www.blogger.com**) ein eigenes Blog zu starten!

DIABETES-BLOGS: AUTHENTISCHE BERICHTE AUS DEM ALLTAG

Auch diese Liste erhebt keinen Anspruch auf Vollständigkeit. Doch folgende Diabetes-Blogs lohnt es anzuklicken (in alphabetischer Reihenfolge):

- „Beate putzt" von Beate Kerber unter **www.beateputzt.wordpress.com**
- Diabetes-Community, in der Menschen über ihr Leben mit Diabetes schreiben unter **www.blood-sugar-lounge.de**
- „Dia-beat-this" von Sarah Franke unter **www.dia-beat-this.de**
- „Diafeelings" von Saskia Kaup unter **www.diafeelings.com**
- „Diabetes-Leben" von Steffanie Blockus unter **www.diabetes-leben.com**
- „Diapolitan" von Maggy Tugend **www.diapolitan.com**
- „Dolce Vita mit Typ 1" von Stefan Becker unter **www.dolce-vita-mit-typ1.de**
- „Happycarb" von Bettina Meiselbach unter **www.happycarb.de**
- „I can eat everything" von Martina Trommer unter **www.icaneateverything.com**
- „Insulea" von Lea Raak unter **www.insulea.de**
- „Insulinjunkie" von Matthias Ismail unter **www.insulinjunkie.de**
- „I Shinne" von Marcel Courtial unter **www.ishinne-Diabetes.de**
- „Lisabetes" von Lisa Schütte unter **www.lisabetes.de**
- „Mein Diabetes-Blog" von Ilka Gdanietz und Finn Köster unter **www.mein-Diabetes-blog.com**
- „Pepmeup" von Stephanie Haack unter **www.pepmeup.org**
- „Sport mit Diabetes" von Katharina Schudmann unter **www.sport-mit-Diabetes.de**
- „Süß, happy und fit" von Antje Thiel unter **www.suesshappyfit.blog**
- „Sugartweaks" von Sascha Stiefeling unter **www.sugartweaks.de**
- „T1D mit 41?" von René Voß unter **www.t1d41.wordpress.com**
- „Zuckerfrei" von Svenja (Diabetesberaterin) unter **www.mitohnezucker.wordpress.com**
- „Zucker im Gepäck" von Susanne Löw unter **www.zucker-im-gepaeck.de**
- „Zuckerleben" von Carolin Sandt und Janis Kruse **www.zuckerleben.de**

GLOSSAR UND ALLGEMEINE INFORMATIONSQUELLEN

An dieser Stelle ein kurzer Überblick über einige wichtige Begriffe, die einem im Umgang mit Diabetes regelmäßig über den Weg laufen und die z.T. auch in diesem Buch auftauchen.

Basalinsulin: Basalinsuline sind langwirksame Insuline, die den Grundbedarf des Körpers an Insulin abdecken. Sie werden ein- bis mehrmals täglich unabhängig von den Mahlzeiten und den verzehrten Kohlenhydraten mit einem Insulinpen/einer Insulinspritze gespritzt. Ihre Wirkung tritt verhältnismäßig langsam ein, dafür wirken sie dann – je nach Substanz, Gesamtdosis und persönlicher Konstitution – über einen Zeitraum von etwa 6 bis 36 Stunden.

Bewegung: Bei körperlicher Bewegung verbrauchen die Muskeln im Körper mehr Glukose, gleichzeitig reagieren die Muskelzellen empfindlicher auf Insulin. Bewegung ist deshalb ein gutes Mittel, um den Blutzucker ohne zusätzliche Medikamente oder Insulin effektiv zu senken. Allerdings müssen insulinbehandelte Menschen mit Diabetes darauf achten, beim Sport für den Fall schnell sinkender Blutzuckerwerte immer ausreichende Mengen schnell wirksamer Kohlenhydrate bei sich zu haben. Dies gilt auch für Kinder mit Diabetes, wenn sie draußen herumtollen und toben!

Blutzuckermessung: Um den aktuellen Blutzucker zu messen, benötigt man in der Regel eine Lanzette (ein sehr kleines scharfes Messer zur Gewinnung eines Blutstropfens aus der Fingerkuppe), einen Teststreifen und ein elektronisches Blutzuckermessgerät, das aus bestimmten Parametern des Blutstropfens seinen Glukosegehalt berechnen kann. Blutzuckermessgeräte sind Hilfsmittel, die Teststreifen gelten als Arzneimittel. Beide Produkte sind in Apotheken oder im Online-Fachhandel erhältlich. Bei insulinbehandelten Menschen mit Diabetes übernimmt die gesetzliche Krankenversicherung die Kosten für mehrmals tägliche Messungen, für Menschen mit → Typ-2-Diabetes, die kein Insulin spritzen, werden derzeit nur gelegentliche Tagesprofile zur Stoffwechselkontrolle von den Kassen finanziert.

Bolusinsulin: Bolusinsuline sind schnell wirksame Insuline, die zu den Mahlzeiten gespritzt werden, damit die im Essen enthaltenen Kohlenhydrate vom Körper verwertet werden können und der Blutzuckerspiegel nicht zu stark ansteigt. Je nachdem, wie viele Kohlenhydrate eine Mahlzeit enthält, muss die Dosis angepasst werden. Die Wirkung von Bolusinsulin setzt verhältnismäßig rasch ein und hält – je nach Substanz, Gesamtdosis und persönlicher Konstitution – über einen Zeitraum von etwa 2 bis 6 Stunden an.

CGM-System: CGM steht für Continuous Glucose Monitoring (sprich: kontinuierliche Glukoseüberwachung). Ein CGM-System bezeichnet ein Gerät, bei dem der Diabetiker bzw. die Diabetikerin einen Sensor auf der Haut trägt, dessen Messfaden ins Unterhautfettgewebe eingebracht wird und dort kontinuierlich die Glukosewerte im Zwischenzellwasser misst. Diese Messung ist vom Grundsatz her ebenso zuverlässig wie die Blutzuckermessung. Allerdings erreicht die Glukose das Zwischenzellwasser erst später als den Blutkreislauf. Bei stabiler Stoffwechsellage ist dies nicht relevant. Doch bei steigenden oder fallenden Werten liegt zwischen einem Blutzuckerwert und einem Glukosewert aus dem Zwischenzellwasser in der Regel eine Zeitdifferenz von mehreren Minuten. Anders als die Blutzuckermessung, die eine punktuelle Momentaufnahme liefert, zeigt ein CGM-System lückenlose Glukoseverläufe inklusive Trendpfeile, die anzeigen, ob der Glukosewert gerade steigt oder sinkt. Ein anderer, häufig verwendeter Begriff ist rtCGM-System. In Deutschland sind rtCGM-Systeme, die

über eine Alarmfunktion verfügen und in Echtzeit („realtime") vor Glukosewerten außerhalb des Zielbereichs warnen, seit Juni 2016 verordnungsfähig und werden für insulinpflichtige Menschen mit Diabetes – sofern die Voraussetzungen für eine Verordnung erfüllt sind – von den gesetzlichen Krankenkassen bezahlt.

Diabetes mellitus: Der Name der Erkrankung stammt aus dem Griechischen und bedeutet wörtlich übersetzt „honigsüßer Durchfluss". Bereits im Altertum hatte man nämlich beobachtet, dass bei Diabetikern Zucker über den Urin ausgeschieden und nicht im Körper verwertet wird. Man unterscheidet zwischen Typ-1-Diabetes und Typ-2-Diabetes (sowie einigen weiteren, selteneren Typen), die zwar in ihren Ursachen und Verläufen sehr unterschiedlich sind, sich aber beide durch einen gestörten Glukosestoffwechsel auszeichnen. Typische Symptome, die auf einen Diabetes mellitus hinweisen, sind starker Durst, häufiges Wasserlassen, Gewichtsverlust sowie Krankheits- und Schwächegefühl.

FGM-System: Ebenso wie ein CGM-System handelt es sich bei einem FGM-System (in der Wissenschaft auch iscCGM genannt) um ein Gerät, bei dem der Diabetiker bzw. die Diabetikerin einen Sensor auf der Haut trägt, dessen Messfaden ins Unterhautfettgewebe eingebracht wird und dort kontinuierlich die Glukosewerte im Zwischenzellwasser misst. Anders als ein rtCGM-System verfügt ein FGM-System nicht über eine Warnfunktion. Die Glukosemessung mit einem FGM-System ist zwar noch keine reguläre GKV-Leistung, wird aber dennoch von vielen gesetzlichen Krankenkassen finanziert.

Folgeerkrankungen: Ein dauerhaft erhöhter Blutzuckerspiegel sowie stark schwankende Blutzuckerwerte sind Risikofaktoren für eine ganze Reihe von Folgeerkrankungen. Hierzu zählen Schäden an den kleinen und großen Blutgefäßen (Mikro- und Makroangiopathie), z. B. Beeinträchtigungen an der Netzhaut der Augen (diabetische Retinopathie) bis hin zur Erblindung, Nervenschäden (diabetische Neuropathie), schlechtere Wundheilung, diabetisches Geschwür (Ulkus), Amputation von Zehen oder des ganzen Fußes, Nierenschäden bis hin zu Nierenversagen, sexuelle Funktionsstörungen sowie Herzinfarkt oder Schlaganfall. Ob Folgeerkrankungen auftreten, hängt von der Blutzuckereinstellung ab, aber auch die körperliche Grundkonstitution und die genetische Veranlagung spielen eine Rolle. Doch mit einer guten Blutzuckereinstellung haben auch Menschen mit Diabetes gute Chancen auf ein langes Leben ohne Folgeerkrankungen.

Glukagon: Glukagon ist ein Hormon und der entscheidende Gegenspieler von Insulin. Während Insulin den Blutzuckerspiegel senkt, sorgt Glukagon dafür, dass bei niedrigem Blutzuckerspiegel Glukose aus den Glykogenspeichern in Leber- und Muskelzellen freigesetzt wird. Manche insulinbehandelte Menschen mit Diabetes tragen eine Notfallspritze mit Glukagon bei sich, mit der Ersthelfer ihnen im Falle einer schweren Unterzuckerung helfen können, den Blutzuckerspiegel rasch wieder zu stabilisieren.

Glukose: Glukose ist ein Einfachzucker (Monosaccharid, oft auch einfach „Traubenzucker" genannt) und damit ein zentraler Baustein von Kohlenhydraten. Glukose ist Brennstoff für alle Zellen des menschlichen Körpers. Um Glukose in die Zellen zu schleusen, wird Insulin benötigt; nur wenige Organe wie das Gehirn und die Leber werden insulinunabhängig mit Glukose versorgt. Mit Glukose werden auch die Glykogenspeicher in den Muskeln und in der Leber aufgefüllt. Aus diesen Speichern versorgt sich der Organismus z. B. in der Nacht oder während anderer Zeiten, in denen ihm keine Nahrung zugeführt wird. Der Glukosegehalt in Körperflüssigkeiten wird in den Einheiten mg/dl oder in mmol/l angegeben.

HbA_{1c}: Das HbA_{1c} ist ein Laborwert, der in Prozent und in mmol/mol angegeben wird und in der Regel einmal pro Quartal in der Diabetespraxis bestimmt wird. Er wird auch als „Langzeit-Zuckerwert" bezeichnet und zeigt an, wie hoch der Blutzuckerwert in den vergangenen acht bis zwölf Wochen im Durchschnitt war. Bei stoffwechselgesunden Menschen liegt das HbA_{1c} in der Regel zwischen 4,5 und 6,0 Prozent bzw. 26 und 42 mmol/mol. Um bei Menschen mit Diabetes das Risiko für Unterzuckerungen möglichst gering zu halten, strebt man bei ihnen meist HbA_{1c}-Werte zwischen 6,5 und 7,0 Prozent bzw. 48 und 53 mmol/mol an. Je nach Therapieziel, Lebensalter und Begleiterkrankungen kann das Behandlungsteam aber auch abweichende HbA_{1c}-Werte mit dem Patienten bzw. der Patientin vereinbaren.

Hyperglykämie: siehe Überzuckerung

Hypoglykämie: siehe Unterzuckerung

Insulin: Insulin ist ein lebenswichtiges Hormon und wird in den Betazellen der Bauchspeicheldrüse (Pankreas) gebildet. Es wird bei steigendem Blutzuckerspiegel ausgeschüttet und fungiert als der Botenstoff, der den Brennstoff Zucker (Glukose) in die Körperzellen schleust und auf diese Weise den Blutzuckerspiegel senkt. Die meisten Organe sind für ihre Funktion zwingend auf Insulin angewiesen.

Insulinpen: Nur noch wenige Menschen mit Diabetes spritzen sich ihr Insulin mit Einweg-Spritzen. Sie nutzen stattdessen Insulinpens, die ähnlich wie ein Tintenfüller aussehen, aber statt einer Tintenpatrone eine Ampulle mit Insulin enthalten. Die jeweilige Insulindosis lässt sich mit einem kleinen Rädchen am Ende des Insulinpens einstellen. Zu einem Insulinpen gehören Einweg-Penkanülen, die in verschiedenen Längen und Stärken erhältlich sind. Damit wird das Insulin in das Unterhautfettgewebe gespritzt, in der Regel in den Bauch oder in den Oberschenkel.

Insulinpumpe: Eine Insulinpumpe ist ein kleines elektronisches Gerät, das über einen am Körper fixierten Katheter kontinuierlich voreingestellte Mengen schnell wirksames Insulin in das Unterhautfettgewebe abgibt. Damit ist die Basisversorgung gesichert. Zu den Mahlzeiten kann der Pumpenträger je nach Bedarf einen einfachen, einen verzögerten oder einen gesplitteten Bolus abgeben. Dank der Insulinpumpe entfallen die mehrmals täglichen Injektionen mit dem Insulinpen. Eine Insulinpumpentherapie ist vor allem dann sinnvoll, wenn der Insulinbedarf im Tagesverlauf sehr stark schwankt und eine gute Blutzuckereinstellung mit Insulinpens nicht gelingt.

Ketoazidose: Eine Ketoazidose ist eine gefährliche und manchmal sogar lebensbedrohliche Stoffwechselentgleisung. Zu ihr kommt es, wenn aufgrund eines ausgeprägten Insulinmangels (etwa weil gar kein Insulin gespritzt wurde oder weil Insulinpumpe oder Katheter defekt sind) keine Glukose in die Zellen gelangt und der Blutzuckerspiegel dramatisch ansteigt. Um die gestörte Energieversorgung des Körpers zu kompensieren, wird in der Leber vermehrt Fett abgebaut. Deshalb zirkulieren immer mehr organische Säuren im Blut. Menschen mit Diabetes riechen bei einer Ketoazidose infolge dieser Übersäuerung häufig stark nach Azeton (Nagellackentferner), haben unerträglichen Durst, erbrechen sich und sind im schlimmsten Fall nicht mehr ansprechbar. Unbehandelt führt eine Ketoazidose ins diabetische Koma und letztlich zum Tod. Um eine solche Stoffwechselentgleisung zu behandeln, sind wesentlich höhere Insulindosen als normal notwendig (siehe Seite 132).

Kohlenhydrate: Wer Diabetes hat, kommt nicht umhin, sich mit seiner Ernährung auseinanderzusetzen – insbesondere mit dem Kohlenhydratgehalt seiner Nahrung. Kohlenhydrate sind chemisch gesehen Saccharide, sprich Zuckerverbindungen (siehe Glukose). Sie sind aber nicht nur in zuckerhaltigen Lebensmitteln (zum Beispiel Süßigkeiten, Kuchen, Limonaden, Säften oder Obst) enthalten, sondern in allen stärkehaltigen Lebensmitteln (in erster Linie also in Getreideprodukten, Nudeln, Reis und Kartoffeln, aber zu einem geringeren Anteil auch in Gemüsesorten wie Möhren, Kürbis, Pastinaken oder Hülsenfrüchten) und in vielen Milchprodukten. Menschen mit Diabetes berechnen den Kohlenhy-dratgehalt ihrer Nahrung entweder in Kohlenhydrateinheiten (KE) oder Broteinheiten (BE), wobei 1 KE/BE 10 bis 12 Gramm Kohlenhydraten entspricht; zunehmend werden die KE verwendet mit 10 Gramm Kohlenhydraten pro 1 KE. Nicht alle Kohlenhydrate werden gleich schnell verstoffwechselt; manche benötigen bis zu einer bestimmten Menge kein Insulin.

Orale Antidiabetika (OAD): Hierunter versteht man alle Diabetesmedikamente, die oral in Tablettenform eingenommen werden. Sie werden in erster Linie zur Behandlung des Typ-2-Diabetes eingesetzt und zwar dann, wenn eine Ernährungsumstellung und Gewichtsabnahme noch nicht den gewünschten Effekt auf die Blutzuckereinstellung hatten. Meist verschreiben Ärzte zu Beginn der medikamentösen Therapie des Typ-2-Diabetes Metformin. Sollte dieses Medikament nicht mehr ausreichen, kann es mit weiteren oralen Antidiabetika, einem zu spritzenden Antidiabetikum oder mit Insulin kombiniert bzw. von ihnen abgelöst werden.

rtCGM-System: siehe CGM-System.

Typ-1-Diabetes: Typ-1-Diabetes ist eine Autoimmunerkrankung, deren genaue Ursache unklar ist. Wie aus heiterem Himmel wird im Immunsystem ein „Schalter" umgelegt, sodass die insulinproduzierenden Betazellen der Bauchspeicheldrüse (Pankreas) als Fremdkörper angesehen und zerstört werden. Innerhalb meist recht kurzer Zeit produziert der Körper nicht mehr ausreichend eigenes Insulin, der Blutzuckerspiegel steigt stark an. Deshalb müssen Typ-1-Diabetiker mehrmals täglich Insulin von außen zuführen. Meist erkranken Menschen bereits im Kindes- und Jugendalter an Typ-1-Diabetes, doch grundsätzlich kann man in jedem Lebensalter die Diagnose Typ-1-Diabetes erhalten.

Typ-2-Diabetes: Typ-2-Diabetes wurde lange Zeit „Altersdiabetes" genannt, mittlerweile erkranken aber auch immer mehr jüngere Menschen daran. Ursache der Erkrankung ist eine genetische Veranlagung, die durch einen ungünstigen Lebensstil mit ungesunder Ernährung und zu wenig Bewegung begünstigt wird. Die Bauchspeicheldrüse eines Typ-2-Diabetikers produziert zunächst noch Insulin, doch die Körperzellen reagieren nicht mehr ausreichend auf das Hormon (Insulinresistenz) und nehmen folglich die Glukose aus dem Blut nur unzureichend auf, woraufhin der Blutzuckerspiegel steigt. Dieser Insulinresistenz kann man mit einer Ernährungsumstellung, Gewichtsabnahme und Bewegung begegnen, im nächsten Schritt dann mit Medikamenten (orale Antidiabetika, OAD). Reichen Tabletten und zu spritzende Antidiabetika zur Therapie nicht mehr aus, ist auch für Typ-2-Diabetiker eine Insulin-

therapie sinnvoll. Wird ein Typ-2-Diabetes frühzeitig erkannt, muss es aber nicht so weit kommen: Wer seine Ernährung rechtzeitig umstellt und sich ausreichend bewegt, schont seine Betazellen und kann möglicherweise für einen langen Zeitraum um Medikamente und Insulinspritzen herumkommen.

Überzuckerung: Wenn der Blutzuckerspiegel über die kritische Grenze von etwa 180 mg/dl bzw. 10,0 mmol/l ansteigt, spricht man von einer Überzuckerung (Hyperglykämie). Bei stoffwechselgesunden Menschen steigt der Blutzuckerspiegel in der Regel kaum über diese Grenze, denn ihr Körper schüttet rechtzeitig Insulin in ausreichender Menge aus, um einer Überzuckerung vorzubeugen. Menschen mit Diabetes, die Insulin spritzen, erarbeiten zusammen mit ihren Diabetesteams Korrekturschemata, mit deren Hilfe sie Hyperglykämien mit Insulin wieder absenken. Langfristig hohe Blutzuckerwerte können das Risiko für Folgeerkrankungen deutlich erhöhen und sollten daher unbedingt vermieden werden.

Unterzuckerung: Wenn der Blutzuckerspiegel unter die kritische Grenze von etwa 60 mg/dl bzw. 3,3 mmol/l sinkt, spricht man von einer Unterzuckerung (Hypoglykämie). Bei den meisten Menschen machen sich niedrige oder stark fallende Blutzuckerwerte durch Schweißausbrüche und Zittern bemerkbar. Dann **169**

hilft es, schnell wirksame Kohlenhydrate (etwa in Form von Limonade, Fruchtsaft oder Traubenzucker) zu sich zu nehmen. Bei Diabetikern kann die Wahrnehmung einer Hypoglykämie gestört sein, sie spüren dann keine Symptome mehr („Hypo-Wahrnehmungsstörung"). Vor allem, wenn noch eine Insulindosis wirkt, die den Blutzuckerspiegel weiter senkt, kann das gefährlich werden. Eine schwere Hypoglykämie kann zu Bewusstseinsstörungen bis hin zum Koma führen, unbehandelt auch zum Tod.

Ausführliche Informationsquellen

Auf der Internetseite des **Diabetes-informationsdienstes München** finden sich viele wissenschaftlich fundierte Informationen in allgemeinverständlicher Sprache rund um das Thema Diabetes. www.Diabetes-informationsdienst-muenchen.de
Wer nach einem ausführlichen **Online-Lehrbuch** zum Thema Diabetes sucht, dem sei zum Beispiel die Seite www.Diabetesinfo.de empfohlen, die von Jörg Möller (Krankenpfleger und selbst Typ-1-Diabtiker) betreut wird und fundierte, gut verständliche Informationen für Einsteiger, Fortgeschrittene sowie Profis bietet.
In folgenden **Zeitschriften** finden Sie aktuelle Informationen, Tipps und Veranstaltungshinweise für Menschen mit Diabetes und ihre Angehörigen: Diabetes-Journal und Diabetes-Eltern-Journal (Kirchheim-Verlag, erhältlich unter www.kirchheim-shop.de, das Diabetes-Journal auch im Zeitschriftenhandel), Focus Diabetes (Burda-Verlag, erhältlich im Zeitschriftenhandel oder unter www.focus-magazin.de/focus-diabetes), Diabetes Living (BT-Verlag, erhältlich im Zeitschriftenhandel oder unter diabetes-living.de), Diabetes Ratgeber (Wort & Bild Verlag, erhältlich über Apotheken und weiterführende Informationen unter www.diabetes-ratgeber.net).
Auf der Internetseite von **diabetes-DE – Deutsche Diabetes-Hilfe** finden sich viele Informationen über aktuelle Kampagnen, gesundheitspolitische Positionen und Veranstaltungen der Dachorganisation, die Menschen mit Diabetes und ihre Angehörigen mit der wissenschaftlichen Fachwelt vernetzt. www.diabetesde.org
Die **Blood-Sugar-Lounge** des Kirchheim-Verlags ist eine Community, in der Menschen mit Typ-1- und Typ-2-Diabetes sowie ihre Angehörigen bloggen. Außerdem: Infos über regionale Treffen für Betroffene. www.blood-sugar-lounge.de
Viele Informationen über **Diabetes und seine Therapie** findet man auch auf den Internetseiten der Deutschen Diabetes-Hilfe – Menschen mit Diabetes www.menschen-mit-Diabetes.de, der Deutschen Diabetes Föderation www.ddf.de.com und des Deutschen Diabetiker Bunds www.diabetikerbund.de.

DANKSAGUNG

Ich danke den vielen wunderbaren Familien und Paaren, die ich für dieses Buch interviewen durfte, von ganzem Herzen. Sie haben mir vertrauensvoll Einblick in ihr ganz privates Zusammenleben gewährt und dadurch dieses Buch erst möglich gemacht.

Dankbar bin ich auch Dr. Jens Kröger und Prof. Bernd Kulzer, die dieses Buchprojekt mit ihrem Expertenrat begleitet haben. Meinem Diabetologen Dr. Thomas Kröplin danke ich für die tolle Hilfe bei der Suche nach passenden Familien und Paaren für die Interviews.

Dem Kirchheim-Verlag gebührt großer Dank für seine Geduld – denn ich hatte den Arbeitsaufwand für dieses Buch zunächst gewaltig unterschätzt und konnte das Manuskript erst später liefern als ursprünglich gedacht. Ebenso danke ich dem Fotografen Marko Priske, der alle interviewten Familien und Paare ebenfalls besucht und ihren gemeinsamen Alltag in wunderbaren und authentischen Fotos eingefangen hat.

Ganz besonders aber danke ich meiner eigenen Familie und insbesondere meinem Ehemann Christoph dafür, dass sie mich und meinen Diabetes in unserem persönlichen Alltag mit genau der richtigen Mischung aus Besorgnis, Anteilnahme, Motivation und Humor begleiten und mich immer wieder ermutigt haben, dieses Buch zu schreiben.

Antje Thiel

Regelmäßige Infos für ein aktives

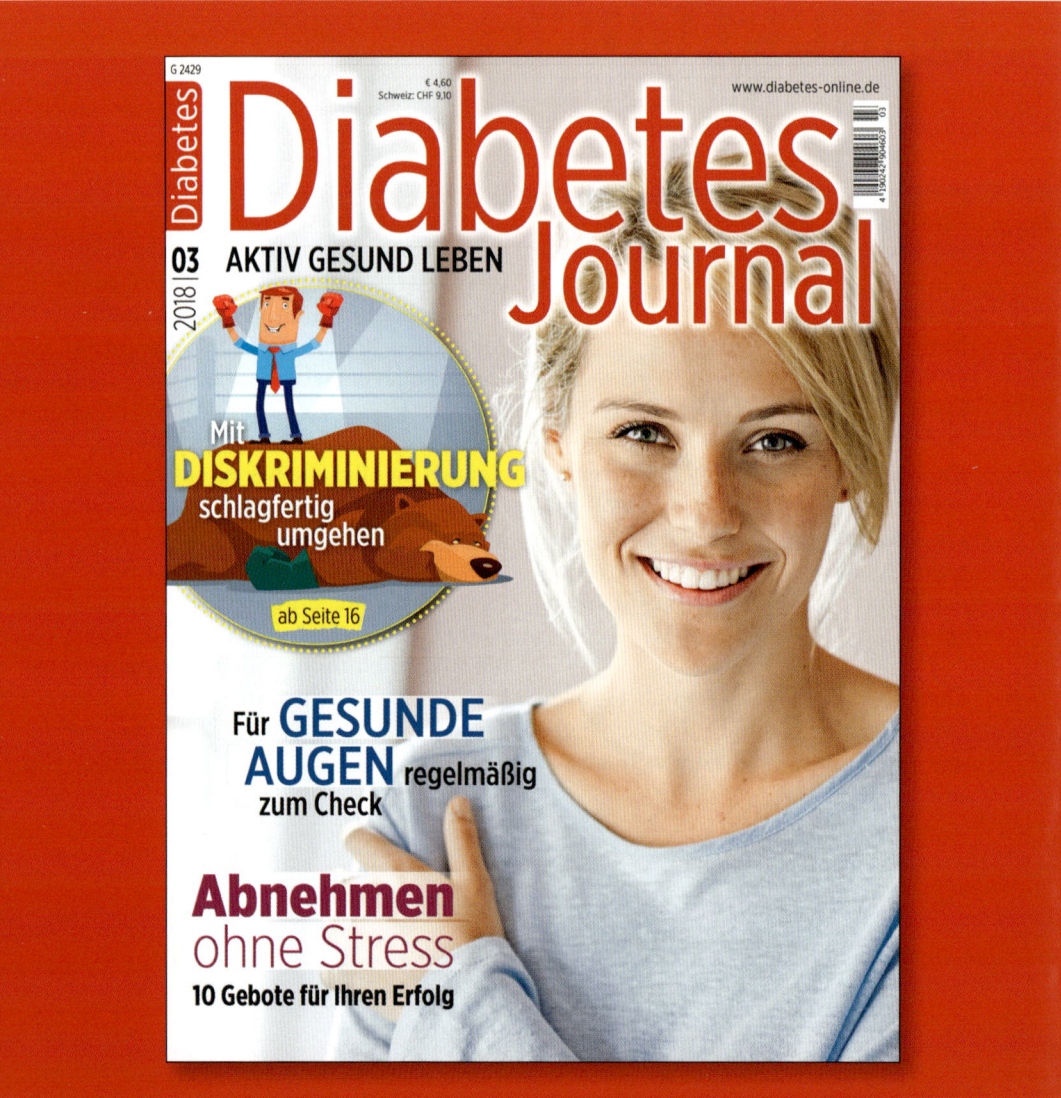

und gesundes Leben mit Diabetes:

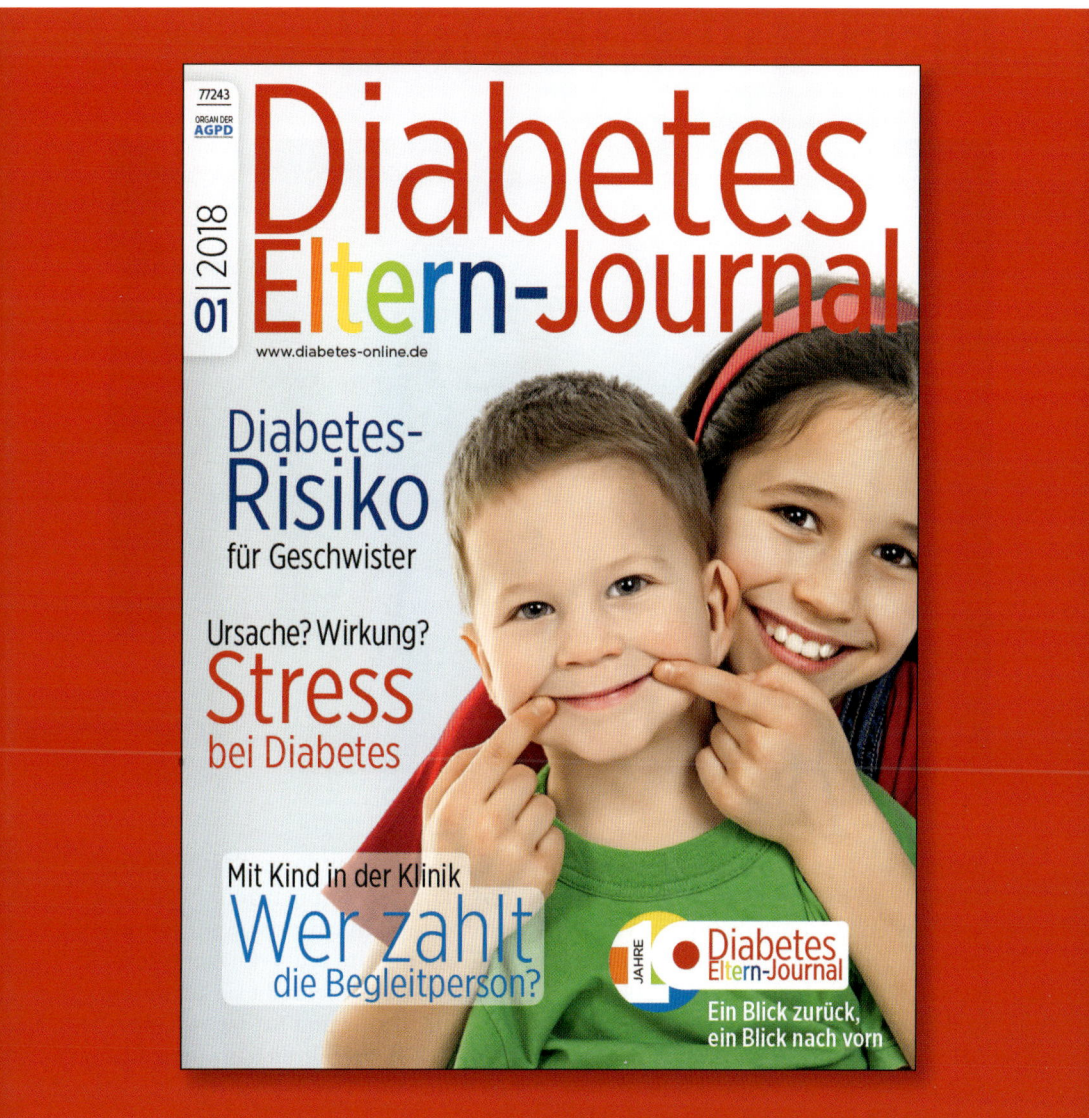

oder www.kirchheim-shop.de

ÜBER DIE AUTORIN

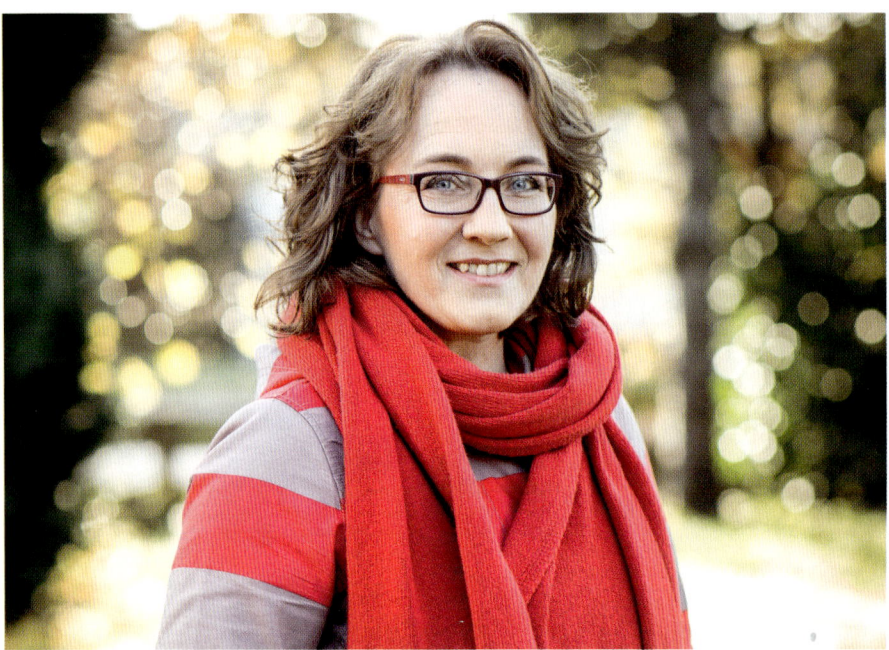

Antje Thiel, Jahrgang 1970, ist verheiratet und hat ein Kind. Nach ihrem Studium, einem journalistischen Volontariat und ein paar Jahren in einer Verlagsredaktion arbeitet sie seit 2003 als freiberufliche Medizinjournalistin, seit 2012 mit Sitz in Elmshorn.

Seit 2005 schreibt Antje Thiel (neben anderen Themen aus dem Bereich Medizin und Gesundheitspolitik) auch über verschiedene Facetten des Diabetes mellitus. In Fach- und Publikumszeitschriften sowie Online-Medien berichtet sie von Kongressen, informiert über Innovationen, schildert die Widrigkeiten des Alltags mit dieser Stoffwechselerkrankung in Reportagen, Features und Porträts. Im Alter von 40 Jahren wurde bei ihr ein Typ-1-Diabetes festgestellt. Seit 2014 schreibt sie auf ihrem Blog „Süß, happy und fit" (suesshappy-fit.blog) auch über ihren ganz persönlichen Alltag mit Typ-1-Diabetes.